# 呼吸与危重症医学
# 专科医师培训精要

主　编　徐凯峰　田欣伦

副主编　赵　静　黄　慧　孙雪峰

人民卫生出版社

图书在版编目（CIP）数据

呼吸与危重症医学专科医师培训精要 / 徐凯峰，田欣伦主编 . —北京：人民卫生出版社，2020

ISBN 978-7-117-30159-6

Ⅰ. ①呼… Ⅱ. ①徐… ②田… Ⅲ. ①呼吸系统疾病 - 险症 - 诊疗 - 岗位培训 - 教材 Ⅳ. ①R56

中国版本图书馆 CIP 数据核字（2020）第 112536 号

| 人卫智网 | www.ipmph.com | 医学教育、学术、考试、健康，购书智慧智能综合服务平台 |
| 人卫官网 | www.pmph.com | 人卫官方资讯发布平台 |

**呼吸与危重症医学专科医师培训精要**

主　　编：徐凯峰　田欣伦
出版发行：人民卫生出版社（中继线 010-59780011）
地　　址：北京市朝阳区潘家园南里 19 号
邮　　编：100021
E - mail：pmph @ pmph.com
购书热线：010-59787592　010-59787584　010-65264830
印　　刷：北京铭成印刷有限公司
经　　销：新华书店
开　　本：850×1168　1/32　印张：18
字　　数：467 千字
版　　次：2020 年 8 月第 1 版　2025 年 5 月第 1 版第 5 次印刷
标准书号：ISBN 978-7-117-30159-6
定　　价：78.00 元

打击盗版举报电话：010-59787491　E-mail：WQ @ pmph.com
质量问题联系电话：010-59787234　E-mail：zhiliang @ pmph.com

# 编　者（以姓氏笔画为序）

王　平　中国医学科学院北京协和医院
王汉萍　中国医学科学院北京协和医院
王京岚　中国医学科学院北京协和医院
王孟昭　中国医学科学院北京协和医院
王春耀　中国医学科学院北京协和医院
叶秋月　中国医学科学院北京协和医院
田　庄　中国医学科学院北京协和医院
田欣伦　中国医学科学院北京协和医院
宁晓红　中国医学科学院北京协和医院
江　伟　中国医学科学院北京协和医院
孙雪峰　中国医学科学院北京协和医院
杨燕丽　中国医学科学院北京协和医院
汪劭婷　中国医学科学院北京协和医院
张　弘　中国医学科学院北京协和医院
张　婷　中国医学科学院北京协和医院
张　稷　南京医科大学附属无锡人民医院
陈闽江　中国医学科学院北京协和医院
邵　池　中国医学科学院北京协和医院
范俊平　中国医学科学院北京协和医院
罗金梅　中国医学科学院北京协和医院
赵　静　中国医学科学院北京协和医院
柳　涛　中国医学科学院北京协和医院
侯小萌　中国医学科学院北京协和医院
徐　燕　中国医学科学院北京协和医院
徐凯峰　中国医学科学院北京协和医院
留永健　中国医学科学院北京协和医院
郭小贝　中国医学科学院北京协和医院
黄　慧　中国医学科学院北京协和医院
彭　敏　中国医学科学院北京协和医院
斯晓燕　中国医学科学院北京协和医院

**审稿人员**（以姓氏笔画为序）

| | |
|---|---|
| 王京岚 | 中国医学科学院北京协和医院 |
| 王孟昭 | 中国医学科学院北京协和医院 |
| 肖　毅 | 中国医学科学院北京协和医院 |
| 周　翔 | 中国医学科学院北京协和医院 |
| 施举红 | 中国医学科学院北京协和医院 |
| 徐作军 | 中国医学科学院北京协和医院 |
| 徐凯峰 | 中国医学科学院北京协和医院 |
| 高金明 | 中国医学科学院北京协和医院 |

# 序　一

我应邀为《呼吸与危重症医学专科医师培训精要》一书写几句话作为序言，此书读者对象为接受专科医师规范化培训的呼吸与危重症科医师，包括高年资住院医师和低年资呼吸与危重症医学专科医师这一特定群体。我很清楚此项工作是目前医疗卫生改革中的重要环节，是培养未来国家呼吸与危重症专业人才的重要举措。所谓大战在即，粮草先行。我稍加考虑后，欣然同意。

因为，其一，此书要求与平常的教科书不同，要少而精，要准确、实用，内容取舍需要把握得当。它能帮助年轻医师作出正确的诊断，给出恰当的医嘱，回答上级医师和患者的询问，让患者得到正确的治疗。其二，作者名单中有我科身处临床第一线的青年才俊，他们对专科医师成长有切身的体会。即使已经在超负荷工作，还能挤出自己休息或极有限的与家人共处的时间，写出亲身经验和体会。他们写出他们认为读者最需要的和他们自己最看重的认识和经验。其三，本书内容涵盖了呼吸领域最常见到的疾病的诊断和治疗要点以及操作要点，但没有追求包罗万象，应当是读者的手边引导类参考书，遇到困难拿出来就能帮上忙，可以抓住呼吸与危重症专科必须掌握的内容要点。

呼吸与危重症医学专科医师的培养显然不是一本小书可以胜任的。年轻医师需要具有深厚的大内科培训基础、广博的知识储备和临床技能、深切的关爱患者之心。呼吸与危重症医学专科医师尤其需要博览群书，深入了解呼吸学科的基础知识和最新前沿动态，勤于实践，以不断提高自己的医疗技术水平为荣，为我国医疗卫生事业作出贡献。

这本书的不足之处是由于知识在更新，对疾病的认识也随之更新，甚至大家都认为是正确的，过些日子发现不对了，更有甚者，我们每天面对的疾病本身也可能变化，因此，不但作者要不断学习提高，也盼望读者指出我们的不足与错误，希望在读者和出版社的帮助下将会有新版继续。

朱元珏

中国医学科学院北京协和医院呼吸与危重症医学科

2019 年 12 月

# 序　二

呼吸疾病对我国国民的身心健康危害巨大，慢性阻塞性肺疾病、肺癌、肺部感染、肺结核、呼吸衰竭不仅发病率高，而且死亡率高，从事呼吸与危重症医学（pulmonary and critical care medicine，PCCM）专业的人员却严重缺乏。调查显示，各级医疗机构中以呼吸为主要专业方向的医师为11.6万，从事专业类别为呼吸内科专业的执业（助理）医师为3.37万，中级职称以上并有5年呼吸专业工作经历的执业医师仅为1.62万，远不能满足严峻的呼吸疾病防治形势之需求。建立全国规范化专科医师培训制度和体系、培养更多优秀的PCCM专业人才，是非常紧迫的任务。2016年12月30日，PCCM与神经外科、心血管病学科一起成为我国专科医师规范化培训制度首批试点专科。目前全国已经认证了79家PCCM专科培训基地，PCCM在培学员600多人。

2018年呼吸学界明确提出"三驾马车"的发展方略，即人才培养、科室建设以及行业发展。人才培养关乎PCCM学科的未来。继住院医师规范化培训全面展开之后，专科医师规范化培训也已经在我国全面展开，成为优秀专科医师成长的必经之路。PCCM专科医师培训计划旨在统一培训标准与要求，通过规范化的培训体系打造我国PCCM的专业骨干人才队伍，建成

PCCM 人才梯队,以满足我国对 PCCM 专科医师的需求。

这本《呼吸与危重症医学专科医师培训精要》,对正在进行的 PCCM 专科医师培训项目来说是一本非常及时的参考书,不但为学员提供了简明精要的培训内容,也有助于细化专科医师培训的具体标准。此书分为 3 篇,共 62 章,较为全面地概括了 PCCM 专业医师所需掌握的知识点,层次清晰、重点突出,简明实用。作者队伍主要来自中国医学科学院北京协和医院呼吸与危重症医学科,有着丰富的临床经验,而且深谙住院医师和专科医师培养之道。我相信所有读过此书的各级医师一定能从中受益匪浅。

我期待本书的出版对 PCCM 专科医师培训起到推动作用。

中国工程院院士

中国医学科学院北京协和医学院院校长

2019 年 12 月

# 前　言

　　为呼吸与危重症医学（PCCM）专科医师培训编写一本简明实用的参考书是我们的目标，也是一个挑战。现有 PCCM 的参考书主要是大型著作或者手册类，但介于两者之间的精要类综合参考书比较缺乏。受美国胸科协会 *ATS Review for the Pulmonary Board* 一书的启发，我们组织编写了这本《呼吸与危重症医学专科医师培训精要》。编者团队于 2015 年 6 月 23 日成立，均为临床一线的 PCCM 专科青年骨干医师，他们对从内科住院医师到成长为独立工作的 PCCM 专科医师的过程有着切身的体会。经历了 4 年半的漫长编写过程，也见证了专科医师规范化培训从试点到正式实施的过程，本书的编写目标也更加明确具体，即把 PCCM 专科医师培训所需的最重要的临床诊治要点和临床经验总结呈现出来。

　　PCCM 学科发展迅速，涉及的相关学科非常多，各类操作和技术也相当丰富。本书在内容上精选了 62 章，涵盖呼吸系统疾病常用检查方法、呼吸系统常见疾病、重症监护及危重症等，希望对读者有所帮助。本书的读者不限于专科培训医师,想了解PCCM 学科的各级医生均可从本书获益。

感谢科室王孟昭主任及各位专家对本书编写的重视和支持,感谢赵静、黄慧、孙雪峰三位副主编和各位编者对本书付出的巨大努力,感谢陈珂琪和郭乃昕对本书部分图片的精心绘制。

PCCM 专科医师培训已经进入实施阶段,这也是检验这本书的最佳时机。它将为读者提供简明精要的专科疾病诊治关键信息,帮助年轻的专科医师迅速成长。望读者不吝赐教,以便我们在未来有更好的版本呈现。

徐凯峰　田欣伦

中国医学科学院北京协和医院呼吸与危重症医学科

2019 年 12 月

# 目　录

## 第3篇　重症监护及危重症

# 第 1 篇

# 呼吸系统疾病常用检查方法

# 第1章

# 动脉血气分析

**培训目标：**

（1）掌握动脉血气分析标本采集技术。
（2）掌握动脉血气分析结果判读。

## 一、动脉血气分析的意义

动脉血气分析（以下简称血气分析）是检测血液中氧分压（$PaO_2$）、二氧化碳分压（$PaCO_2$）、酸碱度（pH）、含氧血红蛋白饱和度（$SaO_2$）和碳酸氢盐（$HCO_3^-$）浓度的检查，同时也可检测高铁血红蛋白、碳氧血红蛋白和血红蛋白、电解质、乳酸等水平。当诊治危重症、呼吸系统疾病或代谢性疾病患者时，血气分析的结果有助于判断呼吸与危重症疾病的病因、调整呼吸支持方案及早期识别休克等。

## 二、标本采集及送检注意事项

采集动脉血气样本时，国际标准化比值（INR）≥3和/或活化部分凝血活酶时间≥100秒时避免重复动脉针穿刺，而血小板计数≤$30 \times 10^9$/L或改良Allen试验结果异常的患者也应避免动脉穿刺。对不合作或脉搏难以辨识的患者进行动脉穿刺时，医师可借助超声定位。

常见穿刺部位包括桡动脉、股动脉、肱动脉等。穿刺部位经无菌消毒后，推荐用手指轻柔地触诊动脉，并放在穿刺部位的近端，另一只手持针，以相对皮肤30°~45°的入针角度（桡动脉、肱动脉）或 90° 的入针角度（股动脉）穿刺动脉,取样完成后需在穿刺部位进行较长时间的压迫止血,凝血功能正常患者通常需要 5 分钟。推荐将动脉血样本 15 分钟内送检并分析。如样品中混有超过血量 1%~2% 的气泡,可引起假性高 $PaO_2$ 和假性低 $PaCO_2$。

### 三、动脉血气结果判读

#### （一）动脉血气常用指标

动脉血气常用指标及其正常值见表 1-1。

表 1-1　动脉血气常用指标及其正常值

| 指标 | 正常值 |
| --- | --- |
| pH | 7.35~7.45 |
| $PaO_2$ | 80~100mmHg |
| $PaCO_2$ | 35~45mmHg |
| $HCO_3^-$（标准碳酸氢盐 SB 和实际碳酸氢盐 AB） | 22~27mmol/L |
| 碱剩余（BE） | -3~+3mmol/L |

#### （二）氧合状态

一般认为 $PaO_2<80mmHg$ 为低氧血症,低氧血症的原因包括通气不足、通气与血流灌注比例失衡、右向左分流、吸入氧分压减少及弥散功能障碍等。临床上也可采取肺泡-动脉血氧分压差（$P_{A-a}O_2$）和 $PaO_2/FiO_2$ 评估氧合状态。

1. $P_{A-a}O_2$　$PaO_2$ 通过动脉血气进行测量,而 $PAO_2=[FiO_2 \times (Patm-PH_2O)]-(PaCO_2 \div R)$。其中 $PAO_2$ 为肺泡氧分压,$FiO_2$ 是吸入氧气浓度（在室内空气为 0.21）,Patm 是大气压（在海平面为 760mmHg）,$PH_2O$ 是水分压（在 37 ℃时为 47mmHg）,$PaCO_2$ 是动脉二氧化碳分压,R 是呼吸商（一般情况下 R 约为 0.8）。因此,一般状况下,$PAO_2=150-1.25 \times PaCO_2$。

正常 $P_{A-a}O_2$ 随年龄而变化,假定患者呼吸室内空气,理论上

$P_{A-a}O_2=2.5+0.21\times$ 年龄（岁）。

2. $PaO_2/FiO_2$　正常 $PaO_2/FiO_2$ 为 300~500mmHg。$PaO_2/FiO_2$ 反映氧合状态，在急性呼吸窘迫综合征时常用来评估疾病严重程度，该值越低反映疾病严重程度越重。

**（三）酸碱平衡**

第一步：评价数值是否可靠

计算 $H^+$（nmol）=（$24\times PaCO_2$）/[$HCO_3^-$]，若算得的 $H^+$=40nmol 则 pH 应接近 7.40，否则按 $H^+$ 每改变 1nmol，pH 按反方向改变 0.01 进行估算。若算得的 pH 与实际差异较大，则考虑混合静脉血或标本处理不得当。

第二步：确定单纯性酸碱平衡紊乱（表 1-2）

表 1-2　单纯性酸碱平衡紊乱类型

| 类型 | pH | $PaCO_2$ | $HCO_3^-$ |
|------|----|----------|-----------|
| 呼吸性碱中毒 | ↑ | ↓ | 正常 |
| 呼吸性酸中毒 | ↓ | ↑ | 正常 |
| 代谢性碱中毒 | ↑ | 正常 | ↑ |
| 代谢性酸中毒 | ↓ | 正常 | ↓ |

第三步：评价代偿反应（表 1-3）

表 1-3　酸碱平衡紊乱时代偿公式

| 类型 | 代偿公式 |
|------|----------|
| 代谢性酸中毒 | $PaCO_2=1.5\times$[$HCO_3^-$]+8（±2） |
| 代谢性碱中毒 | $PaCO_2=0.7\times$（[$HCO_3^-$]-24）+40（±2） |
| 呼吸性酸中毒 | $PaCO_2$ 每升高 10mmHg，$HCO_3^-$ 升高 1（急性）或 4（慢性） |
| 呼吸性碱中毒 | $PaCO_2$ 每下降 10mmHg，$HCO_3^-$ 下降 2（急性）或 4（慢性） |

注：代偿应使 pH 趋于正常，以上公式帮助判断是否为单纯性或混合其他酸碱平衡紊乱，若代偿方向相反或超过上述计算的代偿范围，则考虑合并其他类型的酸碱平衡紊乱

第四步：计算阴离子间隙（AG）

$AG=Na^+-HCO_3^--Cl^-$，AG 正常范围为（$12\pm2$）mmol/L。

白蛋白低时，需使用校正 AG=AG 测定值 +0.25×［45- 白蛋白（g/L）］。

高 AG 代谢性酸中毒常见原因：酮症酸中毒、乳酸酸中毒、终末期肾脏疾病、毒物或药物等。

正常 AG 代谢性酸中毒常见原因：腹泻、等张溶液输注、噻嗪类利尿剂、肾小管性酸中毒等。

第五步：计算阴离子间隙偏离值与碳酸氢根偏离值之差（$\Delta-\Delta$）。

计算公式：

酮症酸中毒：$\Delta-\Delta=\Delta AG-\Delta HCO_3^-=（AG-12）-（24-HCO_3^-）$

乳酸酸中毒：$\Delta-\Delta=\Delta0.6AG-\Delta HCO_3^-$

判断：

$\Delta-\Delta=-5\sim5$mmol/L：只有高 AG 代谢性酸中毒。

$\Delta-\Delta>5$mmol/L：高 AG 代谢性酸中毒和代谢性碱中毒。

$\Delta-\Delta<-5$mmol/L：高 AG 代谢性酸中毒和正常 AG 代谢性酸中毒。

**（汪劲婷）**

## 参考文献

［1］Tao L, Sandeep K, Susan P, et al. ATS Review for the Pulmonary Boards［M］. New York：American Thoracic Society, 2015：352-354.

［2］赵久良, 冯云路. 协和内科住院医师临床手册［M］. 2 版. 北京：中国协和医科大学出版社, 2014：241-248.

［3］Arthur CT, Scott M, Geraldine F. Arterial blood gases ［EB/OL］.［2020-01-31］. https://www.uptodate.com/contents/zh-Hans/arterial-blood-gases?search=auterial%20blood%20

gases&source=search_result&selectedTitle=1~150&usage_
type=default&display_rank=1.

[4] Berend K, de Vries AP, Gans RO. Physiological approach
to assessment of acid-base disturbance[J]. New Engl J Med,
2014, 371 (15): 1434-1445.

# 肺 功 能

**培训目标：**

（1）掌握肺功能检查的注意事项与禁忌证。

（2）掌握肺功能检查的结果判读。

（3）掌握容积－时间曲线和流量－容积曲线的意义和解读。

（4）掌握肺通气功能障碍的类型与诊断标准。

（5）掌握肺弥散功能的校正。

（6）掌握支气管激发试验的数据解读。

（7）掌握支气管舒张试验的数据解读。

## 一、肺功能检查注意事项

### （一）肺功能检查的绝对禁忌证

1. 近 3 个月急性心肌梗死、休克及脑卒中者。

2. 近 4 周内严重心功能不全、严重心律失常、不稳定型心绞痛、大咯血、癫痫大发作者。

3. 未控制的高血压（收缩压 >200mmHg，舒张压 >100mmHg）。

4. 主动脉瘤患者、严重甲状腺功能亢进者。

### （二）肺功能检查的相对禁忌证

1. 心率 >120 次 /min。

2. 气胸、巨大肺大疱。

3. 妊娠期患者。

4. 近 4 周严重呼吸道感染或其他未控制的呼吸道传染性

疾病（如结核、流行性感冒）等。

## 二、通气功能检查（肺量计检查）

### （一）用力肺活量

用力肺活量（forced vital capacity, FVC）是指最大吸气至肺总量（total lung capacity, TLC）位后，做最大努力，以最快速度呼气，直至残气量（residual volume, RV）位所呼出的气量。用力呼气时，单位时间内呼出的气量又称为时间肺活量。

FVC 检查所得测试曲线和指标：

（1）容积 - 时间曲线（V-T 曲线）：是呼气时间与容积变化的关系曲线（图 2-1）。

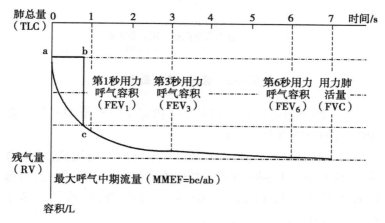

图 2-1　容积 - 时间曲线

（2）流量 - 容积曲线（F-V 曲线）：是呼出气体流量随肺容积变化的关系曲线（图 2-2）。

（3）V-T 曲线和 F-V 曲线上的常用指标

1）FVC：即用力肺活量，概念见本页上部分内容。

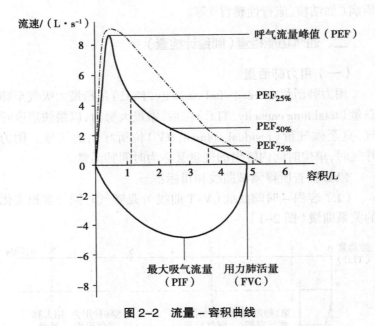

流速/（L·s⁻¹）

呼气流量峰值（PEF）

PEF₂₅%

PEF₅₀%

PEF₇₅%

容积/L

最大吸气流量（PIF）　用力肺活量（FVC）

**图2-2　流量-容积曲线**

2）t秒用力呼气容积（$FEV_t$）：指完全吸气至TLC位后在t秒以内的快速用力呼气量。

3）一秒率（$FEV_1/FVC$）：是$FEV_1$与FVC的比值，常用百分数（%）表示，是判断气流阻塞的主要指标。在严重气流阻塞的情况下，推荐以$FEV_1/VC$（肺活量）、$FEV_1/FEV_6$取代一秒率来评价气流阻塞。

4）最大呼气中期流量（maximal mid-expiratory flow，MMEF）：是指用力呼出气量为25%~75%肺活量间的平均呼气流量，亦可表示为$FEF_{25\%\sim75\%}$。

5）呼气流量峰值（peak expiratory flow，PEF）：亦称最大呼气流量（MEF），是指用力呼气时的最高气体流量，是反映气道通畅性及呼吸肌肉力量的一个重要指标。

6）用力呼出x%肺活量的呼气流量（$FEF_{x\%}$）：根据呼出肺

活量的百分率不同,可衍生出 $FEF_{25\%}$、$FEF_{50\%}$、$FEF_{75\%}$,分别表示用力呼出 25%、50%、75% 肺活量时的最大瞬间呼气流量,单位是 L/s。

### (二)最大自主通气量

最大自主通气量(maximal voluntary ventilation, MVV)是指 1 分钟内以尽可能快的速度和尽可能深的幅度重复最大自主努力呼吸所得到的通气量,即潮气量与呼吸频率的乘积。

1. MVV 检查的程序 平静呼吸 4~5 次,待呼气容量基本平稳后,以最大呼吸幅度、最快呼吸速度持续重复呼吸 12 秒或 15 秒。休息 5~10 分钟后重复第 2 次检查。

2. MVV 检查结果的选择 选择呼吸幅度基本一致、呼吸速度均匀的曲线。将 12 秒或 15 秒的通气量乘以 5 或 4,即为 MVV。重复测试应当选取 MVV 的最大值进行报告。

MVV 与 $FEV_1$ 呈良好的线性关系,故临床上可用 $FEV_1$ 换算 MVV。常用的公式有: $MVV(L/min) = FEV_1(L) \times 35$。

### (三)肺量计检查结果的评价

1. 肺通气功能障碍类型 依通气功能损害的性质可以分为阻塞性、限制性及混合性通气障碍,各类型通气功能障碍的判断及鉴别见表 2-1,F-V 曲线如图 2-3 所示。

表 2-1 各种类型通气功能障碍的判断和鉴别

| 障碍类型 | FVC | $FEV_1$ | $FEV_1/FVC$ | RV | TLC |
|---|---|---|---|---|---|
| 阻塞性 | 正常/下降 | 下降 | 下降 | 升高 | 升高 |
| 限制性 | 下降 | 下降/正常 | 正常 | 下降/正常 | 下降 |
| 混合性 | 下降 | 明显下降 | 下降 | 不明 | 不明 |

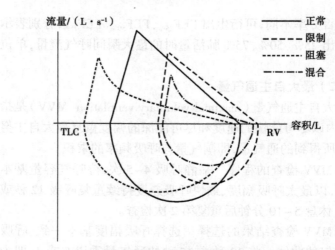

流量/（L·s⁻¹）

正常

限制

阻塞

混合

TLC

容积/L

RV

**图 2-3　各种类型通气功能障碍的 F-V 曲线特征**

2. 通气功能障碍的程度分级见表 2-2。

**表 2-2　通气功能障碍的程度分级**

| 严重程度 | $FEV_1$ 占预计值的百分比 |
| --- | --- |
| 轻度 | ≥70%，<LLN |
| 中度 | ≥60%，<70% |
| 中重度 | ≥50%，<60% |
| 重度 | ≥35%，<50% |
| 极重度 | <35% |

注：LLN 表示正常值下限

3. 小气道功能障碍　当 MMEF、$FEF_{50\%}$、$FEF_{75\%}$，该 3 项指标中有 2 项低于正常值下限（LLN）时，可判断为小气道功能障碍。

4. 上气道阻塞

（1）可变胸外型上气道阻塞：F-V 曲线表现为吸气相平台样改变，如图 2-4A 所示。

（2）可变胸内型上气道阻塞：F-V 曲线表现为呼气相平台

样改变,如图 2-4B 所示。

(3)固定型上气道阻塞:F-V 曲线吸气、呼气流量均显著受限而呈平台样改变,如图 2-4C 所示。

(4)单侧主支气管不完全阻塞:F-V 曲线呈双蝶样改变,如图 2-4D 所示。

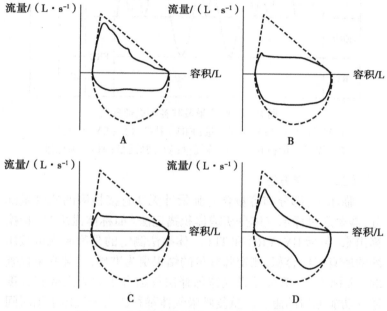

图 2-4 各种类型气道梗阻 F-V 曲线示意图

## 三、肺容量检查

### (一)检查指标

肺容量指标包括 4 个基础容积,即潮气量(tidal volume, VT)、补吸气量(inspiratory reserve volume, IRV)、补呼气量(expiratory reserve volume, ERV)和残气量(RV)。基础肺容积的组合则构成 4 个常用的肺容量,即深吸气量、肺活量、功能残气量和肺总量,详见图 2-5 所示。

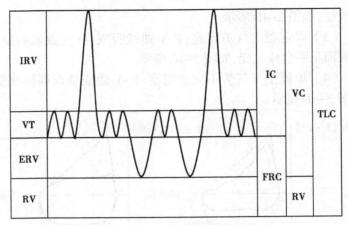

**图 2-5 肺容量及其各构成部分**

IRV：补吸气量；VT：潮气量；ERV：补呼气量；RV：残气量；
IC：深吸气量；FRC：功能残气量；VC：肺活量；TLC：肺总量

**（二）检查方法**

临床上，部分肺容量含有肺量计无法直接检测的残气量部分，需要通过标示气体分析或体积描记法（简称体描法）间接换算出来，包括 RV、FRC 和 TLC。体描法测定的是胸腔内可被压缩的所有气体容积，测定肺容量的结果更为准确，是肺容量检查的"金标准"。单次呼吸气体稀释法仅适合于健康人或有轻度通气功能障碍的患者。重复呼吸气体稀释法由于气体平衡时间较长，其测定值较单次呼吸气体稀释法更为准确，但不适合有严重阻塞通气功能障碍患者。

**（三）检查结果评析**

1. **限制性肺功能障碍** 指肺扩张和回缩受限引起的肺功能障碍。特征是 TLC 下降，$FEV_1/FVC$ 正常，通常 VC、RV 和 FRC 等肺容量指标也下降。

2. **阻塞性肺功能障碍** 指呼吸气流受限引起的肺功能障碍，最大流量的下降幅度超过呼出最大容量的下降，即 $FEV_1/FVC$ 下降。

3. 混合性肺功能障碍　同时存在限制性和阻塞性因素的肺功能障碍,即 $FEV_1/FVC$ 下降,合并 TLC 下降。

4. 非特异性肺通气功能障碍　当 $FEV_1/FVC$ 及 TLC 正常,但 $FEV_1$ 和 / 或 FVC 下降时,可判断为非特异性通气功能障碍。

### 四、肺弥散功能检查

#### （一）概况

肺弥散功能是指肺泡气通过肺泡 – 毛细血管膜（由肺泡上皮及其基底膜、肺泡毛细血管内皮及其基底膜以及两个基底膜之间的结缔组织所构成）从肺泡向毛细血管扩散到血液,并与红细胞中的血红蛋白（Hb）结合的能力。一氧化碳（CO）为测定肺弥散功能的理想气体,以一口气呼吸法肺一氧化碳弥散量（$D_LCO$ single-breath method, $D_LCO$-SB）最为常用。

#### （二）肺弥散功能检查指标

1. 肺一氧化碳弥散量（diffusion capacity of carbon monoxide of lung, $D_LCO$）　CO 在单位时间（1 分钟）及单位压力差（1mmHg）条件下从肺泡转移至肺泡毛细血管内并与血红蛋白结合的量（ml 或 mmol）,其单位是 ml/（min·mmHg）,是反映弥散功能的主要指标。

2. 肺泡通气量（alveolar ventilation, VA）　吸入气量中能达到肺泡并进行气体交换的容量,用于估算肺内 CO 能够扩散并通过肺毛细血管膜的肺容积,其单位是 L,正常受试者 VA 近似等于 TLC 减去无效腔气量。

3. $D_LCO$ 与 VA 比值（$D_LCO$/VA）　是指单位肺泡容积的弥散量或比弥散量。

4. 校正后 $D_LCO$ 值（$D_LCO_C$）　常用血红蛋白、$PiO_2$ 和碳氧血红蛋白（COHb）进行校正。

#### （三）肺弥散功能检查注意事项

1. 检测过程中先呼气至残气量位,然后快速均匀吸气。吸气不完全会影响 CO 的摄入,建议吸气容量不少于 85% 的肺活量;吸气时间不超过 2.5 秒（健康受试者）或不超过 4 秒（气道阻塞者）。吸气速度过慢会影响测试气体在肺内充分平衡和弥散而导致弥散量下降。

2. 肺总量位屏气时间通常为 10 秒。屏气时间过短使气体在肺内弥散时间不足而致弥散量下降。

3. 呼气时间应控制在 2~4 秒，建议不超过 4 秒。呼气过快或过慢会影响呼出气体的采样。

4. 屏气过程中，应无漏气，无 Muller（在声门关闭情况下用力吸气，使胸腔内负压增加）和 Valsalva 呼吸动作（在声门关闭情况下用力呼气，使胸腔内正压增加）。

5. 血红蛋白、吸入气氧分压（$PiO_2$）和 COHb 等异常可影响肺弥散功能的结果，因而需要校正，并应以 $D_LCO$ 校正值来判读正常与否。

**（四）肺弥散检查结果判读**

1. 肺弥散功能损害严重程度分级见表 2-3。

表 2-3　肺弥散功能损害严重程度分级

| 肺弥散功能检测结果 | 严重程度 |
| --- | --- |
| $D_LCO$ 占预计值 ≥80% 或 LLN | 正常 |
| 60% ≤ $D_LCO$ 占预计值 <80% 或 LLN | 轻度障碍 |
| 40% ≤ $D_LCO$ 占预计值 <60% | 中度障碍 |
| $D_LCO$ 占预计值 <40% | 重度障碍 |

2. 肺弥散功能增加的病理生理状态或疾病　久居高原、运动、平卧体位、肥胖、部分左向右分流的先天性心脏病、部分早期的左心衰竭、早期红细胞增多症及部分弥漫性肺泡出血等均可以引起 $D_LCO$ 增加。

3. 肺弥散功能减少的病理生理状态或疾病　弥散距离增加，如间质性肺疾病、肺水肿；肺泡破坏引起肺毛细血管床减少导致弥散面积减少，如肺气肿、肺叶切除术后等；肺血管壁改变，如肺动脉高压、肺血管炎、肺栓塞等；贫血等引起血红蛋白水平下降。

此外,一些肺外疾病,如糖尿病、肾功能不全、甲状腺功能亢进、化疗药物及抗心律失常药物的长期使用也会造成 $D_LCO$ 降低。

## 五、支气管激发试验

### (一)概况

支气管激发试验是通过化学、物理、生物等人工刺激,诱发气道平滑肌收缩,并借助肺功能指标的改变来判断支气管是否缩窄及其程度的方法,是检测气道高反应性最常用、最准确的临床检查。

### (二)支气管激发试验的适应证和禁忌证

1. 适应证 ①临床怀疑哮喘,特别是症状不典型者;②慢性咳嗽查因;③反复发作性胸闷、呼吸困难;④对哮喘治疗效果的评估。

2. 禁忌证

(1)绝对禁忌证:①曾有过严重哮喘发作,或近3个月内曾有因哮喘发作需要机械通气治疗者;②对吸入激发剂有明确超敏反应;③基础肺通气功能损害严重,$FEV_1$<60% 预计值,或成人 $FEV_1$<1L;④不能解释的荨麻疹;⑤有其他不适宜用力通气功能检查的禁忌证。

(2)相对禁忌证:①基础肺功能呈中度以上损害($FEV_1$ 占预计值 <70%),但如严格观察并做好充足的准备,则 $FEV_1$ 占预计值 >60% 者,仍可以考虑行支气管激发试验;②肺通气功能检查已诱发气道痉挛,在未吸入激发剂的状态下 $FEV_1$ 下降已 ≥20%;③基础肺功能检查配合不佳,不符合质量控制要求;④近期呼吸道感染(<4 周);⑤哮喘发作或急性加重期;⑥妊娠、哺乳期妇女;⑦正在使用胆碱酯酶抑制剂(治疗重症肌无力)的患者不宜行醋甲胆碱(乙酰甲胆碱)激发试验,正在使用抗组胺药物的患者不宜行组胺激发试验。

### (三)支气管激发试验的方法和流程

临床上主要有两种方式,一种是传统方法,采用高压气源射流雾化器进行,定量雾化吸入醋甲胆碱;另一种是采用 Astograph 气道反应检测仪进行支气管激发试验。

1. 传统定量雾化吸入法

第一,检测基础肺功能,指标包括 $FEV_1$、呼气流量峰值(PEF)和比气道传导率(sGaw)等,以 $FEV_1$ 最常用。受试者休息 15 分钟后取坐位,夹鼻,检测 $FEV_1$ 至少 3 次,最佳 2 次之间差异 <150ml,取高值作为基础值。

第二,吸入生理盐水重复检测肺功能,观察稀释液生理盐水能否对肺通气功能有影响,作为后面吸入激发剂的对照。若吸入生理盐水后 $FEV_1$ 下降≥10%,则其本身即可增加气道反应性,或受试者经数次深吸气诱发气道痉挛,其气道反应性较高,此时应采用最低浓度的激发剂做起始激发,但需严密观察,谨慎进行,同时在报告中注明。

第三,吸入激发剂,从低浓度开始,按不同程序吸入激发剂(表 2-4),吸入后重复肺功能,直至 $FEV_1$ 较基础值下降≥20%,或出现明显不适和临床症状,或吸入最高浓度为止。

表 2-4　定量雾化吸入醋甲胆碱的给药程序

| 步骤 | 浓度 / ( g·L$^{-1}$ ) | 常规程序 ( 2 倍递增 ) | | 简化程序 ( 4 倍递增 ) | |
| --- | --- | --- | --- | --- | --- |
| | | 单次剂量 / mg | 累积剂量 / mg | 单次剂量 / mg | 累积剂量 / mg |
| 1 | 3.125 | 0.010 | 0.010 | – | – |
| 2 | 3.125 | 0.010 | 0.020 | – | – |
| 3 | 6.25 | 0.019 | 0.039 | – | – |
| 4 | 6.25 | 0.039 | 0.078 | 0.078 | 0.078 |
| 5 | 25 | 0.078 | 0.157 | – | – |
| 6 | 25 | 0.156 | 0.313 | 0.235 | 0.313 |
| 7 | 25 | 0.312 | 0.625 | – | – |
| 8 | 50 | 0.625 | 1.250 | 0.937 | 1.250 |
| 9 | 50 | 1.250 | 2.500 | 1.250 | 2.500 |

第四,吸入支气管舒张剂,若支气管激发试验阳性且伴有明显气促、喘息,应给予支气管舒张剂以缓解受试者症状,经10~20分钟肺功能等指标恢复后终止试验。

2. Astograph气道反应检测仪 该仪器让受试者连续潮气吸入醋甲胆碱溶液,同时采用强迫振荡技术连续检测呼吸阻抗。醋甲胆碱10个递增的浓度依次为0.049、0.098、0.195、0.39、0.781、1.563、3.125、6.25、12.5、25g/L。每一浓度的吸入时间为1分钟,然后自动转入下一个浓度继续吸入,直至呼吸阻力升高2倍以上或吸至最高浓度停止,转为沙丁胺醇吸入舒张支气管。

其主要技术指标为最小诱发累积剂量($D_{min}$),它是对应于Grs(Rrs的倒数)线性下降转折点的累积剂量。$D_{min}$单位定义为,以1mg/ml的醋甲胆碱每吸入1分钟为1个浓度单位(1U)。

**(四)支气管激发试验结果判断**

1. 传统定量雾化吸入法

定性判断:在检测过程中,$FEV_1$、PEF较基础值下降≥20%或sGaw下降≥35%,即激发试验阳性,气道反应性增高。如果吸入最大剂量或最高浓度激发剂后,以上指标仍未达上述标准,则支气管激发试验阴性,气道反应性正常。

定量判断:累积激发剂量(PD)或激发浓度(PC)可用于定量判断气道反应性。$PD_{20}$-$FEV_1$是指使$FEV_1$较基线下降20%时累积吸入激发剂的剂量。$PC_{20}$-$FEV_1$是使$FEV_1$较基线下降20%的激发浓度。依据$PD_{20}$-$FEV_1$或$PC_{20}$-$FEV_1$对气道高反应性的严重程度进行分级(表2-5)。

表2-5 气道高反应性分级

| 分级 | 醋甲胆碱 | |
|------|---------------------------|------------------------------|
| | $PD_{20}$-$FEV_1$/mg | $PC_{20}$-$FEV_1$/($g \cdot L^{-1}$) |
| 重度 | <0.035 | <1.0 |
| 中度 | 0.035~0.293 | <1.0 |

续表

| 分级 | 醋甲胆碱 | |
| --- | --- | --- |
| | $PD_{20}\text{-}FEV_1/mg$ | $PC_{20}\text{-}FEV_1/(g \cdot L^{-1})$ |
| 轻度 | 0.294~1.075 | 1.0~4.0 |
| 可疑或极轻度 | 1.076~2.500 | 4.0~16.0 |
| 正常 | >2.500 | >16.0 |

2. Astograph 气道反应检测仪　关于 $D_{min}$ 诊断哮喘的临界值有一定争议。90% 哮喘患者 $D_{min}<1$,80% 咳嗽变异性哮喘患者 $D_{min}<3$。如果 $D_{min} \geqslant 7$,哮喘可能性不大。

### 六、支气管舒张试验

#### (一)概况

给予支气管舒张药物后,观察阻塞气道舒张反应的方法,称为支气管舒张试验。

#### (二)支气管舒张试验的适应证和禁忌证

1. 适应证

(1)有合并气道阻塞的疾病,如支气管哮喘、慢性阻塞性肺疾病、过敏性肺泡炎、闭塞性细支气管炎、弥漫性泛细支气管炎等。

(2)有气道阻塞,需排除非可逆性气道阻塞。

2. 禁忌证

(1)对已知支气管舒张剂过敏,禁用该类舒张剂。

(2)有严重心功能不全者慎用 $\beta_2$ 受体激动剂;有青光眼、前列腺肥大排尿困难者慎用胆碱能受体拮抗剂。

(3)有肺量计检查禁忌证。

#### (三)支气管舒张试验流程

先测定基础肺功能,然后吸入支气管舒张剂,再复查用药后的肺功能。

### （四）支气管舒张试验结果判断

1. 阳性判断标准　$FEV_1$用药后较用药前增加≥12%,且绝对值增加≥200ml,则为支气管舒张试验阳性。

2. 阴性结果分析

（1）轻度气流阻塞者,因其肺功能接近正常,用药后气道舒张的程度较小。

（2）气道内有较多的分泌物堵塞气道,如重症哮喘患者支气管腔内常有大量黏液栓,影响吸入药物在气道的沉积和作用。

（3）药物吸入方法不当,致使药物作用不佳。为保证药物的吸入,采用定量气雾剂吸入时可辅助用储雾罐,或可采用雾化吸入方法。

（4）使用药物剂量不足。为了保证支气管的充分舒张,常用较大剂量的支气管舒张剂,如 400μg 沙丁胺醇。

（5）气道对该种支气管舒张剂不敏感,但并不一定对所有的舒张剂都不敏感,此时可考虑改用其他舒张剂再做检查,如由沙丁胺醇转为异丙托溴铵。

（6）试验前数小时内已使用了支气管舒张剂,气道舒张反应已达到极限,故此时再应用支气管舒张剂效果不佳,但不等于气道对舒张剂不起反应。

（7）一次支气管舒张试验出现阴性结果时,并不表示气流阻塞一定是不可逆的或者支气管舒张剂治疗无效,需仔细分析原因,必要时重复检查。另外,可强化临床治疗,如口服糖皮质激素 1~2 周或规律使用长效支气管舒张剂 2~4 周后再复查肺功能,如 $FEV_1$ 增加 ≥12% 且绝对值增加 ≥200ml,仍可以认为支气管舒张试验阳性。

（赵　静）

**参考文献**

［1］中华医学会呼吸病学分会肺功能专业组．肺功能检查

指南（第一部分）——概述及一般要求［J］.中华结核和呼吸杂志，2014，37（6）：402-405.

［2］中华医学会呼吸病学分会肺功能专业组.肺功能检查指南（第二部分）——肺量计检查［J］.中华结核和呼吸杂志，2014，37（7）：481-486.

［3］中华医学会呼吸病学分会肺功能专业组.肺功能检查指南（第三部分）——组织胺和乙酰甲胆碱支气管激发试验［J］.中华结核和呼吸杂志，2014，37（8）：566-571.

［4］中华医学会呼吸病学分会肺功能专业组.肺功能检查指南（第四部分）——支气管舒张试验［J］.中华结核和呼吸杂志，2014，37（9）：655-658.

［5］中华医学会呼吸病学分会肺功能专业组.肺功能检查指南——肺弥散功能检查［J］.中华结核和呼吸杂志，2015，38（3）：164-169.

［6］中华医学会呼吸病学分会肺功能专业组.肺功能检查指南——肺容量检查［J］.中华结核和呼吸杂志，2015，38（4）：255-260.

［7］中华医学会呼吸病学分会肺功能专业组.肺功能检查指南——体积描记法肺容量和气道阻力检查［J］.中华结核和呼吸杂志，2015，38（5）：342-347.

［8］高怡.肺活量和通气功能测定的技术规范和质量控制［J］.中华结核和呼吸杂志，2012，35（8）：630-632.

# 第3章

# 呼出气一氧化氮检测

**培训目标：**

　　掌握呼出气一氧化氮在哮喘、慢性咳嗽等疾病中的评估价值。

　　呼出气一氧化氮（exhaled nitric oxide，FeNO）是一种反映气道炎症水平的标志物，其具有简便、无创及可重复性好等优点。

## 一、呼出气一氧化氮的形成

　　FeNO产生于气道上皮细胞。正常成人上呼吸道和鼻窦内的FeNO水平高于下呼吸道10倍。在排除了鼻部NO的影响后，呼吸道中NO主要起源于下呼吸道。目前认为FeNO主要来源于呼吸道上皮细胞在炎性细胞因子诱导下表达NO合酶（NOS），而产生NO。大部分学者认为呼吸道NO与嗜酸性粒细胞浸润有密切关系，是反映嗜酸性粒细胞炎症的指标，可用来诊断典型哮喘、嗜酸性粒细胞性支气管炎等嗜酸性粒细胞性呼吸道疾病，且NOS呈激素敏感，在使用激素（包括吸入及全身激素）后FeNO水平会下降。

## 二、呼出气一氧化氮的检测方法

　　采用标准化的测量仪器，受试者检查前1小时内禁止进食、吸烟、喝酒及剧烈运动，测定时取坐位，一手握住测定仪，一手捏鼻，呼气将肺内气体排尽，吸入无NO气体至肺总容量，并以 50ml/s 的恒定气流呼气,使呼出气到达一个稳定的平台期,得到测量结果。需要重复测量 3 次,3 次的测量结果要达到基本一致,取其平均值。

### 三、正常成人及哮喘患者呼出气一氧化氮的参考值

正常成人及哮喘患者 FeNO 的参考值及临床意义见表 3-1。

表 3-1 FeNO 参考值及临床意义

| FeNO 值 /ppb* | 临床意义 |
| --- | --- |
| <5 | 吸烟者 |
| 5~25 | 正常,或中性粒细胞哮喘、焦虑 / 过度通气、声带功能不全、鼻窦炎、胃食管反流、心源性疾病等 |
| 25~50 | 嗜酸性粒细胞性支气管炎 |
| >50 | 哮喘(结合病史或 $FEV_1$<80%)、嗜酸性粒细胞性支气管炎、嗜酸性肉芽肿性多血管炎(EGPA) |

注:*, FeNO 数值单位为 ppb; ppb, part per billion, 十亿分比浓度

### 四、呼出气一氧化氮的影响因素

1. 儿童患者 FeNO 水平随年龄而增加,女性患者 FeNO 水平较低。

2. FeNO 水平可以受呼吸方式、气道阻塞程度、含硝酸盐的食物和饮料、传染病、药物(如类固醇)、吸烟和锻炼的影响(吸烟能够降低 FeNO 水平)。

3. FeNO 水平个体差异明显,不同疾病也会对 FeNO 产生影响。①引起 FeNO 水平上升的疾病,如哮喘和病毒感染;②导致 FeNO 水平显著降低的疾病,如囊性纤维化和纤毛运动障碍综合征。

4. 临床测定中影响 FeNO 值的因素也比较多,如软腭闭合和无效腔气体。

5. 醋甲胆碱支气管激发试验可引起哮喘患者 FeNO 测定

值下降,应避免在激发试验之后进行检测。

## 五、呼出气一氧化氮的临床应用

NO 与气道嗜酸性粒细胞炎症及气道高反应性密切相关,因此,FeNO 可作为气道炎症变化的指标。目前临床应用中考虑以下几个方面时可进行 FeNO 检测:①协助确定呼吸系统疾病症状的病因;②协助识别嗜酸粒细胞性哮喘表型;③确定抗炎药物如吸入激素的有效性;④为以后哮喘的监测确立基础值;⑤在哮喘治疗升/降级及停药时,指导调整抗炎药物剂量;⑥协助评估患者使用抗炎药物的依从性;⑦协助确定哮喘控制不佳是否由气道炎症所致,尤其是在伴随鼻窦炎、焦虑、胃食管反流情况下。

## 六、呼出气一氧化氮与疾病相关性

### (一)FeNO 与哮喘

FeNO 与支气管哮喘患者的外周血、痰液、支气管肺泡灌洗液、支气管内膜中的嗜酸性粒细胞计数密切相关,测定哮喘患者 FeNO 可间接反映气道炎症水平。

另外,FeNO 可以用于评估哪些患者适于激素治疗,对于 FeNO<25ppb 的患者,即使明确诊断为哮喘,也不建议单一使用激素治疗。在哮喘治疗过程中可以通过监测 FeNO 水平来评价气道炎症的控制情况,可根据其数值变化进行药物调整。

### (二)FeNO 与慢性咳嗽

咳嗽变异性哮喘(cough variant asthma, CVA)和嗜酸性粒细胞性支气管炎(eosinophilic bronchitis, EB)是我国不明原因慢性咳嗽的主要病因,占我国慢性咳嗽病因构成的 36%~64%,两者都是嗜酸性粒细胞性气道炎症疾病。FeNO 与诱导痰嗜酸性粒细胞分类计数是目前最重要的嗜酸性粒细胞性气道炎症标志物。

FeNO ≥40ppb 为标准诊断 CVA 的敏感度为 75%,特异度为 86%,准确度为 81%。

EB 辅助诊断主要依据痰细胞学检查嗜酸性粒细胞比例 ≥2.5% 及气道反应性测定为阴性。EB 与哮喘的气道炎症病理特点相似,但其程度轻,研究发现 EB 患者 FeNO 和痰液嗜酸性粒细胞比例低于 CVA 患者,FeNO ≥31ppb 有助于 EB 的诊断。

## (三)FeNO 与慢性阻塞性肺疾病

近期的研究更着重于 FeNO 与慢性阻塞性肺疾病(chronic obstructive pulmonary disease, COPD)患者对激素的反应,研究发现当 FeNO<25ppb 时 COPD 患者对激素不敏感的预测值为 87%,当 FeNO<19ppb 时甚至高达 100%。

**(柳　涛)**

**参考文献**

[1] Lim KG, Mottram C. The use of fraction of exhaled nitric oxide in pulmonary practice[J]. Chest, 2008, 133(5): 1232-1242.

[2] Taylor DR, Pijnenburg MW, Smith AD, et a1. Exhaled nitric oxide measurements: clinical application and interpretation [J]. Thorax, 2006, 61(9): 817-827.

[3] 张永明,林江涛,苏楠,等. 呼出气一氧化氮检测在慢性咳嗽病因诊断中的价值[J]. 中华医学杂志, 2011, 91(18): 1254-1258.

[4] Dweik RA, Boggs PB, Erzurum SC, et al. An official ATS clinical practice guideline: interpretation of exhaled nitric oxide levels(FENO)for clinical application[J]. Am J Respir Crit Care Med, 2011, 184(5): 602-615.

[5] 王雯,王辰. 支气管哮喘患者呼出气一氧化氮浓度监测的临床意义[J]. 中国医刊, 2007, 42(12): 3-5.

# 第4章

# 诱导痰细胞学检查

**培训目标：**

掌握高渗盐水雾化诱导痰的采集方法及结果判读。

## 一、概述

诱导痰是一种客观反映气道炎症状态的无创检测方法,因其安全性、有效性和可重复,故在呼吸系统疾病研究中广泛应用,尤其是对哮喘、慢性咳嗽等嗜酸性粒细胞性气道炎症疾病。

## 二、作用机制

高渗盐水雾化产生痰液分泌的具体机制不明确,但考虑主要原因可能与其改变气道腔内局部渗透压,使黏膜下水分向气道腔内流动有关。此外,高渗盐水还能在一定程度上增加纤毛清除率。

## 三、检测方法

目前国际上最常用的是改良的 Pin 法,在国内,中华医学会呼吸病学分会哮喘学组发布的《咳嗽的诊断与治疗指南(2015)》中也制定了高渗盐水雾化诱导痰炎症细胞检测方法,方法如下:

### (一)试剂

高渗盐水,0.1% 二硫苏糖醇(DTT)及苏木精 – 伊红(HE)或瑞士染色液等。

**（二）检测仪器**

超声或压缩雾化器、水浴箱、旋涡或水平振荡器、光学显微镜等。

**（三）操作方法**

1. 单一浓度法　①诱导前 10 分钟让患者吸入沙丁胺醇 400μg；②10 分钟后清水漱口、擤鼻；③3% 高渗盐水雾化吸入 10 分钟，漱口、擤鼻后主动用力咳痰至培养皿；④若患者无痰或痰量不足则重复步骤 "③"，直至咳出足够量合格痰标本或雾化总时间达 30 分钟时均终止雾化。

2. 梯度浓度法　①诱导前 10 分钟让患者吸入沙丁胺醇 400μg；②10 分钟后清水漱口、擤鼻；③3% 高渗盐水雾化吸入 15 分钟，漱口、擤鼻后主动用力咳痰至培养皿；④若患者无痰或痰量不足则换用 4% 高渗盐水继续雾化 8 分钟；⑤若患者无痰或痰量不足则换用 5% 高渗盐水继续雾化 7 分钟后终止诱导程序；⑥雾化期间如患者咳出足量合格痰标本或雾化总时间达 30 分钟时均需终止雾化。

**（四）痰液处理及检测**

痰液咳出后应立即处理，4℃ 存放不超过 3 小时。及时用镊子收集痰栓或不透明痰块，加入 2~4 倍体积的 0.1% 的 DTT 充分混合，裂解 10~15 分钟，37℃ 水浴和水平温和振荡可提高裂解效果，48μm 滤纸或 300 目尼龙滤网过滤后，常温离心 10 分钟（2 500r/min），弃上清液后磷酸盐缓冲液（PBS）重悬沉淀细胞，用牛鲍氏计数板计数细胞总数，细胞悬液涂片，经 HE 染色或瑞氏染色，光镜下对 400 个以上炎症细胞进行分类。

**（五）标本合格检查**

诱导痰标本是否来自下气道、痰标本是否合格主要通过诱导痰的细胞学检查来判断。目前常用的标准是：每低倍镜视野下痰标本的白细胞数 >25 个、鳞状上皮细胞 <10 个；或者吉姆萨染色后每张涂片计数 400 个细胞，其中鳞状上皮细胞 <20% 且细胞存活率 >50% 为合格标本。

### （六）注意事项

1. 实验前检测肺功能,第 1 秒用力呼气容积(FEV$_1$)占预计值 <80% 的患者可以提前半小时吸入沙丁胺醇,并且采用梯度浓度法进行诱导痰检测。

2. 重症哮喘或哮喘急性发作患者需联合肺功能及临床症状综合判断是否适合进行高渗盐水雾化。当患者 FEV$_1$ 占预计值 <60% 或喘息症状明显时建议让患者自然咳痰或行生理盐水雾化诱导。

3. 实验室须备有哮喘急性发作等不良反应的抢救指引、设备和药物,雾化过程中密切观察患者表现,必要时监测肺功能。

4. 激素类、抗过敏药、茶碱等药物可能会对检查结果造成影响,需要停药 3 天以上,但在观察治疗随访效果时,检查期间可不停药。

5. 应该避免 48 小时内重复诱导痰检测。

### 四、诱导痰性质

健康受试者诱导痰细胞成分主要是巨噬细胞(60% 左右)和中性粒细胞(30% 左右),而国内参考值中性粒细胞比例略高;吸烟者中性粒细胞比例稍有增高,嗜酸性粒细胞、淋巴细胞、支气管上皮细胞数量较少。与自然痰相比,诱导痰白细胞总数和其中的单核细胞、淋巴细胞、中性粒细胞和嗜酸性粒细胞的绝对计数显著增加,但是细胞分类计数无差别。

儿童诱导痰细胞分类正常参考值以巨噬细胞(76% 左右)和中性粒细胞(21% 左右)为主。而嗜酸性粒细胞约 0.4%,与成人相近。

### 五、临床应用

#### （一）支气管哮喘

近年,有学者提出将哮喘分为嗜酸细胞性哮喘(eosinophilic asthma,EA)和非嗜酸细胞性哮喘(non eosinophilic asthma,NEA)

2个亚型,前者呼吸道局部以嗜酸细胞炎性反应为主,后者呼吸道局部则以非嗜酸细胞炎性反应为主。

国内正常人诱导痰嗜酸性粒细胞比例 <2.5%,因此多采用痰液嗜酸性粒细胞占所有非鳞状细胞总数≥3% 区分 EA 和 NEA,同时以痰液中性粒细胞百分比≥61% 作为中性粒细胞升高的标准。哮喘患者,痰嗜酸性粒细胞是预测激素治疗反应的独立危险因素之一,嗜酸性粒细胞比值不高则提示激素治疗反应性差。

在 NEA 部分患者痰中性粒细胞增多,并进一步发现经糖皮质激素治疗后中性粒细胞无显著变化,而且重度哮喘患者明显高于轻、中度哮喘患者。部分研究发现中性粒细胞与 $FEV_1$ 呈负相关,对于此类患者可以试验应用大环内酯类抗生素和磷酸二酯酶抑制剂。

**(二)咳嗽**

诱导痰细胞学检查是咳嗽病因诊断最重要的一种无创检查方法。诱导痰嗜酸性粒细胞增高是诊断嗜酸性粒细胞性支气管炎(eosinophilic bronchitis,EB)的主要指标,亦可用于咳嗽变异性哮喘的辅助诊断,并且有助于指导吸入性糖皮质激素应用。

EB 是慢性咳嗽的常见病因,当肺通气功能正常、无气道高反应性、呼气峰流速平均周变异率正常时,痰细胞学检查嗜酸性粒细胞比例 >2.5% 需要考虑此病诊断。

**(三)慢性阻塞性肺疾病**

研究发现,部分慢性阻塞性肺疾病(简称慢阻肺)患者急性加重期痰液中嗜酸性粒细胞增加,高达 40% 慢阻肺受试者痰中嗜酸性粒细胞 >3%。证据表明,痰嗜酸性粒细胞的增多可以预测吸入糖皮质激素疗效较好。

**(柳　涛)**

## 参考文献

［1］Pin I, Gibson PG, Kolendowicz R, et al. Use of induced sputum cell counts to investigate airway inflammation in asthma［J］. Thorax, 1992, 47（1）: 25–29.

［2］Pavord ID, Pizzichini MM, Pizzichini E, et al. The use of induced sputum to investigate airway inflammation［J］. Thorax, 1997, 52（6）: 498–501.

［3］中华医学会呼吸病学分会哮喘学组. 咳嗽的诊断与治疗指南（2015）［J］. 中华结核和呼吸杂志, 2016, 39（5）: 323–354.

# 第5章

## 心肺运动试验

**培训目标：**

熟悉心肺运动试验的常用指标与结果判读。

### 一、概述

心肺运动试验（cardiopulmonary exercise test，CPET）是一种客观评价心肺储备功能和运动耐力的无创性检测方法，综合应用呼吸气体实时监测分析技术、电子计算机和活动平板或功率踏车技术，实时检测不同负荷下机体摄氧量和二氧化碳排出量的动态变化，从而客观、定量、全面地评价心肺储备功能和运动耐力，是目前世界上使用最普遍的衡量人体呼吸和循环功能水平的心肺功能检查方法之一。

### 二、适应证及禁忌证

1. CPET 的适应证　①怀疑运动诱发支气管痉挛；②怀疑运动诱发低氧血症；③评估休息时心肺功能正常的患者出现不能解释的劳累性呼吸困难和活动耐力减低；④识别和鉴别不能解释的呼吸困难的病因；⑤疾病功能和预后的评估：包括慢性阻塞性肺疾病、间质性肺疾病、肺动脉高压、心力衰竭等；⑥术前评估；⑦制订运动训练处方。

2. CPET 的绝对禁忌证　①急性心肌梗死（3~5 天）、不稳定型心绞痛；②有症状的心律失常或血流动力学不稳定；③晕厥；④活动性感染性心内膜炎和心包炎；⑤有症状的严重的主动脉狭窄；⑥控制不佳的心力衰竭；⑦急性肺栓塞和肺梗死，下肢静脉血栓；⑧可疑主动脉夹层；⑨控制不佳的支气管哮喘；⑩肺水肿；⑪自然状态下经皮动脉血氧饱和度（$SpO_2$）<85%；⑫呼吸衰竭；⑬急性非心肺疾病（可能影响运动或运动可能加重病情，如感染、肾衰竭、甲状腺功能亢进）；⑭精神疾病不能合作。

3. CPET 的相对禁忌证　①左主干狭窄；②心脏瓣膜中度狭窄；③严重的未治疗的休息状态下的高血压（收缩压 >200mmHg，舒张压 >120mmHg）；④快速性心律失常或缓慢性心律失常；⑤高度房室传导阻滞；⑥心肌肥厚；⑦显著的肺动脉高压；⑧妊娠晚期；⑨电解质失常；⑩骨骼受损影响运动。

### 三、常用的生理指标

1. 摄氧量（oxygen uptake，$VO_2$）　氧摄取量与氧需要量和转运有关，常常随着功率上升而呈线性增加，目前被认为是最科学、最精确地反映心肺功能的重要指标。$VO_{2max}$（最大摄氧量）是指当功率继续增加时出现的 $VO_2$ 平台，反映了人体最大的有氧代谢和心肺储备能力，是评价有氧运动能力的金标准。

由于受试者往往在平台出现之前就终止运动，临床上常用 $VO_2$ 达到的最高点，即 $VO_2$ 峰值来代替 $VO_{2max}$。临床上 $VO_2$ 一般采用实测值占预计值的比值来表示。常应用 $VO_2$/kg 来进行标化，但在肥胖者需要进行校正。

2. 无氧阈（anaerobic threshold，AT）　指不需要无氧代谢补充供能时的 $VO_2$，即未出现乳酸性酸中毒时的最高 $VO_2$，用当时的 $VO_2$ 占最大摄氧量的百分比来表达。在健康人中通常在 $VO_{2max}$ 的 50%~60%，在经常锻炼的患者中可能更高。正常的 AT 是最大摄氧量的 40%~80%。

临床上确定无氧阈主要有以下几种方法：①乳酸法，是金标准，当持续监测动脉血气，出现乳酸性酸中毒时的 $VO_2$ 即为 $VO_2$，但由于是有创检查，在临床上应用受到限制；② V-slope

法,测定原理是当出现乳酸性酸中毒时,相对于 $VO_2$ 而言,$VCO_2$ 的增加加速,在 $VCO_2$-$VO_2$ 关系曲线上当线性部分的斜率 >1.0 时的拐点,此拐点对应的 $VO_2$ 即为无氧阈,此方法是目前临床应用最多的方法;③通气当量法,是氧通气当量($VE/VO_2$)开始增加而二氧化碳通气当量($VE/VCO_2$)没有相应增加时的 $VO_2$。

AT 反映组织摄氧较 $VO_{2max}$ 更敏感,且不受功率增长速度和代谢产物的影响,受患者努力程度影响很小,所以不仅能用于运动耐力下降的诊断和鉴别诊断,还可应用于治疗前后的心肺功能、运动耐力的评价和康复训练的效果评价。

3. 心率储备(heart rate reserve, HRR) 指按照年龄预计的最大心率(220- 年龄,老年人可能会低估)与运动最大心率的差值。正常人的 HRR 通常小或者无。心率和 $VO_2$ 的斜率呈线性改变。在有心血管疾病患者中,斜率增加,线性改变向左移;在经常锻炼的人中,线性改变向右移。在肺部疾病患者中,往往达不到最大心率。

4. 氧脉(oxygen pulse) 即 $VO_2$ 和心率的比值,正常值大于 80%,直接反映了心搏量。

5. 通气储备(ventilatory reserve, VR) 又称呼吸储备(BR),反映了通气需要和通气能力的关系。一般用最大自主通气量(MVV)与最大运动通气量($VE_{max}$)的差值或者 $VE_{max}$ 占 MVV 的比值来表示通气储备。健康人的 BR 应该 >11L/min,或者 $VE_{max}$ 占 MVV 的比值 <85%。

6. 二氧化碳通气当量(ventilatory equivalent for $CO_2$) 用 $EQCO_2$ 表示,即 $EQCO_2=VE/VCO_2$,指每排出 1L $CO_2$ 与所需要的通气量之间的关系,反映了肺通气血流比值。无效气体交换导致需要增加肺通气以排出体内生成的 $CO_2$,所以 $VE/VCO_2$ 增高提示存在通气血流比值不匹配或者存在右向左分流。如慢性阻塞性肺疾病、限制性肺疾病、肺血管疾病和心力衰竭的通气血流比值失调,其 $VE/VCO_2$ 一般较高。

7. 呼气末氧分压（$PetO_2$）和呼气末二氧化碳分压（$PetCO_2$）运动初期，$PetO_2$ 升高，而 $PetCO_2$ 保持稳定。如果 $VE/VCO_2$ 升高，而 $PetCO_2$ 未减少，提示可能存在无效腔。

## 四、试验结果正常值

心肺运动试验正常参考值见表 5-1。

**表 5-1　心肺运动试验正常参考值**

| 变量 | 正常值 |
|---|---|
| $VO_{2max}$ 或 $VO_{2peak}$ | >84% 预计值 |
| 无氧阈（AT） | >40% $VO_{2max}$ 预计值，40%~80% |
| 心率（HR） | 最大心率 >90% 年龄预计值 |
| 心率储备（HRR） | <15 次 /min |
| 血压 | <220/90mmHg |
| 氧脉（$VO_2/HR$） | >80% |
| 通气储备（VR 或 BR） | $MVV-V_{Emax}$>11L 或 $V_{Emax}/MVV$<85% 正常值范围：72% ± 15% |
| 呼吸频率（BF） | <60 次 /min |
| $VE/VCO_2$（AT 时） | <34 |
| VD/VT | <0.28，年龄大于 40 岁时 <0.3 |
| $PaO_2$ | >80mmHg |
| $P_{A-a}O_2$ | <35mmHg |

## 五、常见疾病的心肺运动试验表现

常见疾病的心肺运动试验表现见表 5-2。

表 5-2　常见疾病的心肺运动试验表现

| 指标 | HF | COPD | ILD | PVD | 肥胖 | 虚弱 |
|------|-----|------|-----|-----|------|------|
| $VO_{2max}$ | ↓ | ↓ | ↓ | ↓ | ↓/校正后正常 | ↓ |
| AT | ↓ | N/↓ | N/↓ | ↓ | N | N/↓ |
| HR 峰值 | N | ↓/N | ↓ | N/↓ | N/↓ | N/↓ |
| 氧脉 | ↓ | N/↓ | N/↓ | ↓ | N | ↓ |
| VE/MVV | N/↓ | ↑ | N/↑ | N | N/↑ | N |
| VE/VCO$_2$（AT 时） | N/↑ | ↑ | ↑ | ↑ | N | N |
| VD/VT | ↑ | ↑ | ↑ | ↑ | N | N |
| $PaO_2$ | N | 不确定 | ↓ | ↓ | N/↑ | N |
| $P_{A-a}O_2$ | N | 不确定/↑ | ↑ | ↑ | 可能↑ | N |

注：AT：无氧阈；COPD：慢性阻塞性肺疾病；HF：心力衰竭；HR：心率；ILD：间质性肺疾病；$PaO_2$：动脉氧分压；$P_{A-a}O_2$：肺泡－动脉氧分压差；PVD：肺血管疾病；VD/VT：无效腔气量和潮气量比值；VE/MVV：通气储备；VE/VCO$_2$：二氧化碳通气当量；$VO_{2max}$：最大氧耗量；N 表示正常；↑表示增加；↓表示减少

## 六、试验解读流程

心肺运动试验解读流程见图 5-1。

## 七、在运动耐力下降和呼吸困难中的鉴别诊断

心肺运动试验在运动耐力下降和呼吸困难中的鉴别诊断流程见图 5-2。

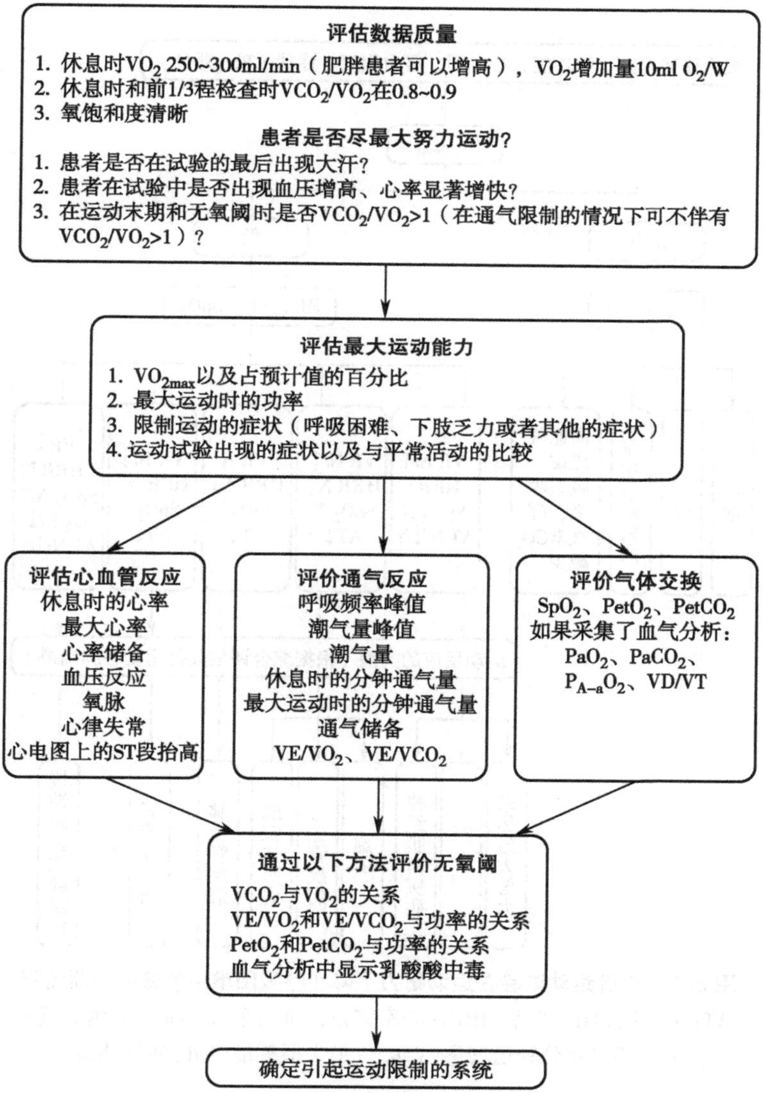

**评估数据质量**

1. 休息时$VO_2$ 250~300ml/min（肥胖患者可以增高），$VO_2$增加量10ml $O_2$/W
2. 休息时和前1/3程检查时$VCO_2$/$VO_2$在0.8~0.9
3. 氧饱和度清晰

**患者是否尽最大努力运动？**

1. 患者是否在试验的最后出现大汗？
2. 患者在试验中是否出现血压增高、心率显著增快？
3. 在运动末期和无氧阈时是否$VCO_2$/$VO_2$>1（在通气限制的情况下可不伴有$VCO_2$/$VO_2$>1）？

**评估最大运动能力**

1. $VO_{2max}$以及占预计值的百分比
2. 最大运动时的功率
3. 限制运动的症状（呼吸困难、下肢乏力或者其他的症状）
4. 运动试验出现的症状以及与平常活动的比较

**评估心血管反应**
休息时的心率
最大心率
心率储备
血压反应
氧脉
心律失常
心电图上的ST段抬高

**评价通气反应**
呼吸频率峰值
潮气量峰值
潮气量
休息时的分钟通气量
最大运动时的分钟通气量
通气储备
$VE$/$VO_2$、$VE$/$VCO_2$

**评价气体交换**
$SpO_2$、$PetO_2$、$PetCO_2$
如果采集了血气分析：
$PaO_2$、$PaCO_2$、
$P_{A-a}O_2$、$VD$/$VT$

**通过以下方法评价无氧阈**
$VCO_2$与$VO_2$的关系
$VE$/$VO_2$和$VE$/$VCO_2$与功率的关系
$PetO_2$和$PetCO_2$与功率的关系
血气分析中显示乳酸酸中毒

**确定引起运动限制的系统**

图 5-1　心肺运动试验解读流程

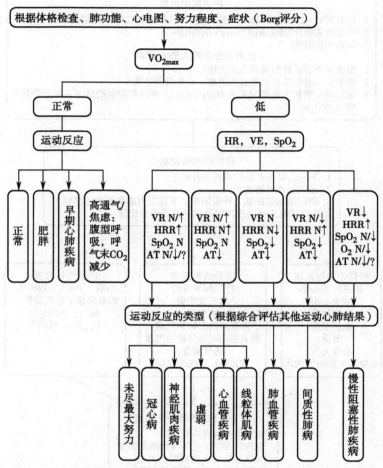

**图 5-2 心肺运动试验在运动耐力下降和呼吸困难中的鉴别诊断流程**

AT：无氧阈；HR：心率；HRR：心率储备；$SpO_2$：经皮动脉血氧饱和度；
VE：静息每分钟通气量；$VO_{2max}$：最大摄氧量；VR：通气储备

（罗金梅）

## 参考文献

［1］American Thoracic Society, American College of Chest Physicians. ATS/ACCP Statement on cardiopulmonary exercise testing［J］. Am J Respir Crit Care Med, 2003, 167（2）: 211–277.

［2］Broaddus VC, Mason RJ, Ernst JD, et al. Murray and Nadel's Textbook of Respiratory Medicine［M］. 6th ed. Philadelphia, PA: Elsevier Saunders, 2016: 436–457.

## 第6章

# 胸部影像

**培训目标：**

（1）掌握不同胸部影像检查方法的选择。

（2）掌握胸部 X 线读片要求。

（3）掌握胸部高分辨率 CT 上次级肺小叶结构。

（4）掌握典型肺部影像改变类型。

（5）掌握 PET 图片上良恶性疾病的鉴别原则。

## 第1节　胸部 X 线

### 一、阅片顺序

1. 初始检查

（1）检查胸部 X 线片（本文简称为胸片）上患者名字与日期。

（2）了解病史。

（3）与既往胸片对比。

2. 评估胸片质量

（1）吸足气后拍摄：前 6 肋、后 10 肋。

（2）曝光恰当：恰当的曝光刚好能区分胸椎椎体与椎间隙。

（3）身体无旋转：胸椎棘突至两侧锁骨头间距相等；两侧锁骨等高。

3. 确认并排列胸片

（1）寻找标识："L"为左侧，"R"为右侧，"PA"为后前位，"AP"为前后位。

（2）放置胸片：将后前位与侧位胸片放置在一起阅读。

（3）识别前后位胸片：仅用于床旁胸片；由于拍摄间距缩短，使胸片放大，不够清晰，且使心影扩大、纵隔增宽。

4. 分析影像

（1）总览胸片：按照 A（airway）、B（bone）、C（cardiac silhouette）、D（diaphragm）、E（everything else）的顺序阅片，确保不遗漏。

（2）检查是否存在其他设备，如插管、静脉置管、电极、起搏器、手术夹或引流管。

（3）检查气道（A）：是否清晰且居中，寻找隆突分叉。

（4）检查骨骼（B）：寻找骨折或其他病变。

（5）查找心脏轮廓（C）：轮廓征消失提示相邻肺组织实变；心影小于胸腔宽度的一半；烧瓶心提示心包积液。

（6）检查膈面（D）：右膈面较左膈面高；膈面扁平见于肺气肿，而膈面抬高提示可能有膈面上方气腔实变；肋膈角变钝提示胸腔积液。

（7）检查肺野：两侧对称、自上而下地观察有无密度异常区；检查肺野有无浸润、液体或支气管气像。

（8）观察肺门：左肺门较右侧为高；肺门土豆样肿大提示淋巴结肿大；肺门淋巴结钙化提示可能存在陈旧性肺结核。

## 二、肺不张

肺不张在胸片上的表现见表 6-1。其他的表现还包括：肺门和纵隔结构移位、膈面抬高、肋间隙减小及相邻肺叶代偿性过度充气。

表 6-1 肺不张在胸片上的表现

| 肺不张部位 | 正位胸片 | 侧位胸片 |
|---|---|---|
| 右上叶 | 右上肺野楔形实变;斜裂向前移位,水平裂向上移位 | 三角形实变影 |
| 左上叶 | 左肺门周围区域实变,伴左心缘轮廓征消失 | 斜裂向前移位 |
| 下叶 | 下肺野三角形实变影 | 下胸椎体处实变,后膈面消失 |
| 右中叶 | 右心缘肺实变,轮廓征消失 | 心影处线状实变或三角形实变;斜裂上移,水平裂下移 |

# 第 2 节 胸部 CT

## 一、概述

1. 胸部 CT 是根据不同组织结构在横截面上对射线吸收量不同而生成的影像。

2. 根据用途不同,可分为普通胸部 CT、胸部高分辨率 CT（high resolution CT, HRCT）、胸部低剂量 CT（low-dose CT, LDCT）、胸部增强 CT 和 CT 肺动脉造影（CT pulmonary angiography, PA）。

## 二、气管支气管树结构

1. 从气管到肺泡,气道大致可分为 23 级,但可存在较大变异。

2. 支气管壁内有软骨与腺体存在,而细支气管缺少上述结构。

3. 细支气管分为膜性细支气管（肺小叶细支气管和终末细支气管）与呼吸性细支气管。

4. "小气道"通常是指直径 <2mm 的细支气管,其在 CT 上通常对应的是位于次级肺小叶(secondary lobule)中央的肺小叶细支气管及其分支。次级肺小叶是胸部 CT 上可识别的最小肺单位。

5. 气管支气管树的血管、淋巴分布如图 6-1 所示,其结构决定了不同分布方式的影像表现。

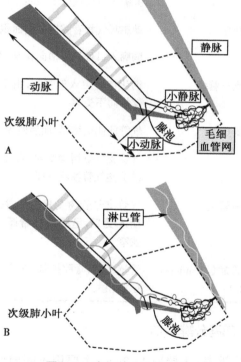

**图 6-1　次级肺小叶的结构**

A. 次级肺小叶的血流分布,动脉与支气管伴行,静脉位于小叶间隔内,两者通过毛细血管网相连;B. 次级肺小叶的淋巴分布,一套与支气管、动脉伴行,另一套与小叶间隔内的静脉伴行,两者相互独立,不相连

### 三、气管支气管疾病

胸部 CT 对于评估中央气道有较大帮助,表 6-2 罗列了不同气道疾病的 CT 表现。

表 6-2　气道支气管树疾病在胸部 CT 上的影像表现

| 异常 | CT 表现 |
| --- | --- |
| 气管狭窄 | 胸廓入口处气管 1~2cm 的狭窄 |
| 气管支气管软化 | 动态呼气相管腔横截面面积减小 >50% |
| 刀鞘样气管 | 胸廓入口处气管横向狭窄,而纵向延长 |
| 骨化性气管支气管病 | 钙化结节突入气管腔,由于后壁膜部无软骨而不受累 |
| 复发性多软骨炎 | 气管前侧壁增厚,而后侧膜部不受累 |
| 淀粉样变 | 气管支气管树均受累,表现为同心圆性/结节性气管黏膜增厚 |
| 肉芽肿性多血管炎 | 气管支气管树受累少见,往往在疾病晚期才受累,呈圆周性增厚、溃疡和管腔狭窄 |
| 巨气管支气管症(Mounier-Kuhn 综合征) | 管壁变薄,管腔扩张,气管直径 >3cm,与憩室相关 |

### 四、胸部高分辨率 CT

1. 高分辨率 CT 层厚 1~2mm,主要用于间质性肺疾病、支气管扩张等疾病。

2. 呼气相 CT 可用于发现轻微的气体陷闭和气管支气管软化。

3. 高分辨率 CT 上常见的病变类型见表 6-3。

表 6-3　胸部高分辨率 CT 上的常见病变类型

| 样式 | 描述 | 举例 | 影像 |
|---|---|---|---|
| 线条状<br>（linear） | 小叶间隔增厚 | 肺水肿<br>淋巴播散<br>结节病 | 见图 6-2 |
| 网格状<br>（reticular） | 渔网样 | 普通型间质性肺炎<br>石棉沉着病（石棉肺）<br>胶原血管疾病<br>药物毒性 | 见图 6-3 |
| 结节状<br>（nodular） | 多发圆形实变<br>直径 <1cm<br>分布可以是<br>小叶中心性<br>淋巴分布性<br>随机分布性 | 小叶中心性<br>　过敏性肺炎<br>　感染<br>淋巴分布性<br>　结节病<br>随机分布性<br>　血行播散性肺结核 | 见图 6-4 |
| 磨玻璃样<br>（GGO） | 模糊但仍可辨<br>识支气管血管影<br>代表气腔部分<br>充填 | 出血<br>肺泡细胞癌<br>肺水肿<br>耶氏肺孢子菌 | 见图 6-5 |
| 实变样<br>（consolidation） | 密度增高导致<br>支气管血管影<br>完全不可辨识<br>代表气腔完全<br>充填 | 大叶性肺炎<br>隐源性机化性肺炎 | 见图 6-6 |
| 囊状<br>（cystic） | 薄壁、边界清晰<br>的密度减低，直<br>径 <1cm | LAM<br>PLCH<br>LIP<br>BHD 综合征 | 见图 6-7 |

注：LAM，淋巴管肌瘤病；PLCH，肺朗格汉斯细胞组织细胞增生症；LIP，淋巴细胞性间质性肺炎；BHD 综合征，Birt-Högg-Dubé 综合征

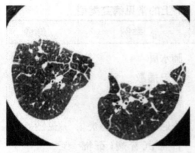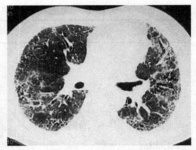

图 6-2　胸部 CT 显示线条状改变　　　图 6-3　胸部 CT 显示网格状改变

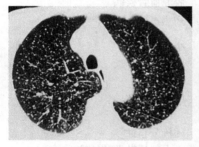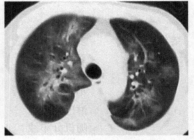

图 6-4　胸部 CT 显示结节状改变　　　图 6-5　胸部 CT 显示磨玻璃样改变

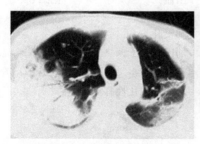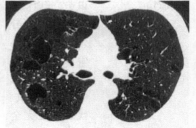

图 6-6　胸部 CT 显示实变样改变　　　图 6-7　胸部 CT 显示囊状改变

## 五、一些特征性的影像

1. 晕轮征（halo sign）　主要见于侵袭性肺曲霉病周边的出血征象（图 6-8），也可见于其他疾病中伴出血的结节或团块。

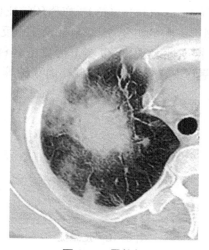

**图 6-8　晕轮征**

曲霉菌肺炎患者胸部 CT 上表现为中央实性结节与周边的磨玻璃影

2. 新月征（crescent sign）　一般见于曲霉菌肺炎（图 6-9），空洞内的曲菌球与空洞壁形成的空间显现为新月状，随体位而变化。

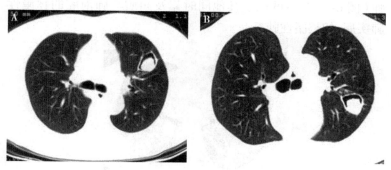

**图 6-9　新月征**

曲霉菌肺炎患者胸部 CT 上可见空洞内结节，构成新月状空洞。仰卧位时结节位于背侧（A），俯卧位时结节滚动到胸侧（B），使新月征始终位于结节上侧

3. 反晕征（reversed halo sign）　亦称环礁征（atoll sign），中央为磨玻璃，周边一圈呈实变，恰好与晕轮征相反。一度以为是机化性肺炎的特征性表现，但事实上可见于多种疾病，如结核（图 6-10）、真菌感染、结节病、淋巴瘤样肉芽肿等。

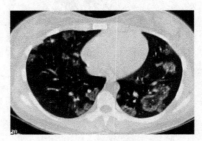

**图 6-10　反晕征**

肺结核患者胸部 CT 上表现为多发斑片影，部分斑片中央为磨玻璃，周边为实变，形成反晕征

4. 铺路石征（crazy paving）　为磨玻璃背景上重叠增厚的小叶间隔与小叶内间隔，类似碎石路。最常见于肺泡蛋白沉积症（图 6-11），亦可见于其他同时累及间质与肺泡腔的弥漫性肺疾病，如类脂性肺炎。

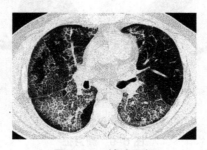

**图 6-11　铺路石征**

肺泡蛋白沉积症患者胸部 CT 上可见弥漫分布的磨玻璃影，同时伴小叶（内）间隔增宽，形成密集分布的碎石状分布

5. 树芽征（tree-in-bud） 细支气管内充填后导致广泛的小叶中心结节聚集,表现为"V"或"Y"形,类似树芽（图6-12）。最常见于结核性肺炎,但亦可见于其他病原菌引起的肺部感染,以及慢性吸入性肺炎。偶尔也可见于其他部位肿瘤的远处肺转移（癌性动脉内膜炎）。

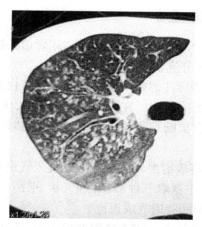

**图6-12 树芽征**

肺结核患者胸部CT上表现为多发的小叶中心结节及树芽状分布的细支气管充填,不累及胸膜

# 第3节 放射性核素扫描

## 一、正电子发射体层成像

1. 正电子发射体层成像（positron emission tomography, PET）主要用于区分病变的良恶性,亦可用于判断分期、预后及肿瘤复发。

2. 肺部病灶的标准摄取值（SUV）>2.5提示恶性病变可能,但不能以此作为判断良恶性的标准,需要综合临床和影像特征后给出诊断意见。

3. PET 对判断结节良恶性的敏感性约为 90%，特异性约为 80%，总体诊断准确率约为 91%。

4. 假阴性结果主要见于类癌、原位腺癌（即支气管肺泡细胞癌）和直径 <10mm 的小结节。

## 二、通气灌注显像

1. 适应证　主要用于辅助诊断临床疑诊的肺栓塞，亦可用于定量计算肺内分流量。

2. 灌注　静脉注射锝 –99 标记的大颗粒白蛋白，栓塞的颗粒与肺动脉血流成正比。在测量肺内分流时，大颗粒白蛋白通过肺内分流血管被脑和肾脏摄取，通过计算肺外摄取率即可得到肺内分流率。

3. 通气　将放射性气体或气雾剂吸入气道和肺泡，然后将其呼出，此过程中获取三种影像：屏气相、平衡相和洗脱相。肺内放射性的分布和肺通气成正比。

4. 肺栓塞的诊断　当血栓阻塞血管时，灌注检查时肺血管供应的肺叶、肺段或亚段灌注呈现放射性缺损改变，但相应部位通气检查正常，即表现为通气灌注不匹配。显像结果可判读为：正常、低度可能、中度可能和高度可能。"正常"可除外肺栓塞，"高度可能"可确诊肺栓塞。

（孙雪峰　留永健）

## 参考文献

Verschakelen JA, Wever WD. Computed Tomography of the Lung: A pattern Approach [M]. Berlin, Heidelberg: Springer, 2007.

# 第7章

# 支气管镜检查及相关操作

**培训目标：**

（1）掌握支气管镜检查的适应证。

（2）掌握支气管镜检查的基本操作方法。

（3）熟悉支气管镜的诊断与治疗技术。

## 一、适应证

支气管镜检查的适应证见表 7-1。

表 7-1　支气管镜检查的适应证

| 诊断方面 | 治疗方面 |
| --- | --- |
| ■ 不明原因咯血 | ■ 取出支气管异物 |
| ■ 不明原因慢性咳嗽 | ■ 清除气道内异常分泌物 |
| ■ 不明原因局限性哮鸣音 | ■ 明确出血部位后局部止血 |
| ■ 不明原因声音嘶哑 | |
| ■ 痰中发现癌细胞或可疑癌细胞 | ■ 引导气管插管 |
| ■ 影像（胸片或 CT）检查异常 | ■ 肺癌患者支气管内局部放疗或局部化疗 |
| ■ 手术前检查指导手术范围及估计预后 | |
| ■ 怀疑有胸外伤造成的气管支气管裂伤或断裂 | ■ 经纤维支气管镜对气道肿瘤行激光等治疗 |
| ■ 肺或支气管感染性疾病的病因学诊断 | |
| ■ 疑有食管 – 气管瘘 | |
| ■ 机械通气时气道管理 | |

## 二、禁忌证

1. 活动性大咯血。
2. 严重的高血压及心律失常。
3. 新近发生的心肌梗死或不稳定型心绞痛（6 周内）。
4. 严重心、肺功能障碍。
5. 不能纠正的出血倾向。
6. 严重的上腔静脉阻塞综合征。
7. 疑有主动脉瘤。
8. 全身情况极度衰竭。

## 三、术前准备

1. 签署知情同意书，检查过程须家属陪同。
2. 检查前详细询问病史，测量血压。
3. 术前须行影像学检查以确定病变部位。
4. 术前 4 小时开始禁食，术前 2 小时禁水。
5. 术前行常规检查、血常规、凝血和感染四项。
6. 60 岁以上患者常规行心电图，慢阻肺患者建议术前行肺功能检查。
7. 慢阻肺及哮喘患者术前预防性使用支气管扩张剂。
8. 脾切除、人工心脏瓣膜或有心内膜炎病史患者术前预防性使用抗生素。

## 四、诊断性操作的实施标准

1. 对于镜下所见支气管黏膜呈浸润性改变，应联合活检、刷检和冲洗。
2. 镜下所见新生物活检应至少取 6 块活检标本送检病理。
3. 弥漫性肺疾病患者，行经支气管肺活检（transbronchial

lung biopsy, TBLB)时应尽可能从一侧肺取 3~6 块标本。

4. 弥漫性肺疾病患者,支气管肺泡灌洗液灌入量以 100~300ml 为宜,分 3~6 次灌入,回收量应 >30% 灌入量,否则细胞分类结果不可靠。

### 五、超声引导下经支气管针吸活检

1. 主要用于恶性肿瘤的诊断与分期,亦可用于肉芽肿性、囊性及感染性病变的诊断,还可用于邻近气管及支气管旁的气道腔外病变的诊断。

2. 可安全穿刺 2、4、7、10、11 组淋巴结。

3. 诊断肺癌的敏感性达 90% 以上,特异性接近 100%。

4. 超声引导下经支气管针吸活检(EBUS–TBNA)的禁忌证及并发症发生率与普通支气管镜相同。

EBUS–TBNA 穿刺过程如图 7-1 所示。

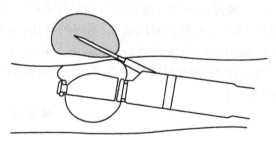

图 7-1　EBUS–TBNA 穿刺过程示意图

### 六、术后处理

1. 2 小时后才可进食、饮水。

2. TBLB 患者应在活检后留院观察至少 1 小时,必要时拍摄胸片以除外气胸。

3. 应告知 TBLB 患者,离院后仍有发生气胸可能。

4. 使用镇静剂的门诊患者,应有人陪伴回家,且应告知

24 小时内禁止驾车、签署法律文书或操作机械设备。

5. 部分患者术后出现一过性发热,一般不需特别处理,但需与术后感染相鉴别。

### 七、常用呼吸内镜治疗技术

1. 激光 目前主要使用 Nd∶YAG 激光,可用于气道肿瘤的切除,穿透组织可达 3～5mm,具有更好的凝固与气化作用,止血效果好。

2. 电凝切 设备便宜;电凝切技术作用表浅,效率低,已被氩等离子体凝固技术替代;电凝切技术切除病变速度与激光相当。

3. 氩等离子体凝固(APC) 切除气道内肿物与激光及传统高频电相当,可曲线切除角落病变;是止血效果最好的消融技术。

4. 冷冻 通过冻融法与冻切法可切除气道内良恶性肿瘤;可取出各种异物,尤其擅长取出柔软、易碎的异物;对间质性肺疾病患者行肺组织的冷冻活检(cryobiopsy),获取标本质量比 TBLB 高,创伤较电视胸腔镜外科手术(video-assisted thoracic surgery,VATS)小。

(孙雪峰 王孟昭)

### 参考文献

[1] 中华医学会呼吸病学分会. 诊断性可弯曲支气管镜应用指南(2008 年版)[J]. 中华结核和呼吸杂志,2008,31(1):14-17.

[2] Meyer KC, Raghu G, Baughman RP, et al. An official American Thoracic Society clinical practice guideline: the clinical utility of bronchoalveolar lavage cellular analysis in interstitial lung

disease［J］. Am J Respir Crit Care Med，2012，185（9）：1004-
1014.

　　［3］张杰 . 介入性呼吸内镜技术［M］. 北京：人民卫生出
版社，2012：131-227.

# 第8章

# 内科胸腔镜

**培训目标：**

（1）熟悉内科胸腔镜检查的适应证、禁忌证和操作方法。

（2）熟悉内科胸腔镜的常见并发症及其处理。

内科胸腔镜（medical thoracoscopy，又称 pleuroscopy）是一项侵入性操作技术，系应用电子支气管镜、硬质或软硬结合（半硬）胸腔镜等经胸壁及肋间插入胸膜腔，对胸腔内病变在直视下活检或治疗的方法；主要用于经无创方法不能确诊的胸腔积液和胸膜疾病以及一些胸膜相关疾病的治疗。

## 一、与外科胸腔镜的区别

相对于外科胸腔镜来说，内科胸腔镜创伤更小，对操作场所要求相对较低，麻醉方式简单，费用较低，且诊断和治疗的有效率高；但缺点在于视野局限且可活检部位有限。两者区别详见表 8-1。

## 二、适应证

1. 诊断方面　①经多种无创方法检查仍不能明确病因的胸腔积液；②肺癌或胸膜间皮瘤分期；③弥漫性肺疾病、局限性病灶以及胸壁、膈肌、纵隔病灶活检。

2. 治疗方面　①恶性或复发性胸腔积液；②早期脓胸（Ⅰ期或Ⅱ期）；③自发性顽固性气胸；④引流以及胸膜固定术（滑石粉喷洒或其他硬化剂）。

表8-1 内科胸腔镜和外科胸腔镜的区别

| 胸腔镜类型 | 操作场所 | 麻醉方式 | 视野 | 可进行的操作 | 恢复 | 费用 |
|---|---|---|---|---|---|---|
| 内科胸腔镜 | 气管镜室 | 局部麻醉,静脉麻醉 | 小 | 观察,壁层胸膜活检,粘连松解及胸膜固定术 | 快 | 低 |
| 外科胸腔镜 | 手术室 | 全身麻醉,双腔气管插管 | 大 | 探查胸腔,病灶切除,严重的粘连松解及胸膜固定术 | 相对慢 | 高 |

### 三、禁忌证

1. 绝对禁忌证 ①无胸膜空间;②晚期脓胸;③不明原因的胸膜增厚;④疑似间皮瘤(脏层胸膜与壁层胸膜粘连融合)。

2. 相对禁忌证 ①不能耐受侧卧位;②心脏和血流动力学不稳定;③严重的非氧疗不能纠正的低氧血症;④有出血倾向(患者的血小板计数应 >60×$10^9$/L,国际标准化比值应 <1.2,不满足者需先纠正);⑤严重肺动脉高压;⑥难治性咳嗽;⑦麻醉药物过敏;⑧预期生存期较短,全身状况较差。

此外,持续性咳嗽、发热、心脏状况不稳定患者应推迟胸腔镜操作。张力性气胸、严重低氧血症、心律失常及近期心肌梗死患者不宜进行内科胸腔镜检查。疑似动静脉瘘、血管瘤和棘球蚴病患者禁忌行肺活检。

### 四、操作规范

1. 设备与器械 目前使用的胸腔镜主要有硬质胸腔镜和半硬质胸腔镜两种。其中硬质胸腔镜多用于外科,内科胸腔镜多使用半硬质胸腔镜。内科胸腔镜必备设备包括:穿刺鞘管、胸腔镜、活检钳、单极电凝钳、光源、视频系统、吸引系统、切开缝合器械、胸管和引流系统,以及气管插管、监护系统和心肺复苏设备。

2. 操作环境及监测要求　内科胸腔镜可以在手术室或内镜室中进行。操作室应当配备复苏、辅助通气、心电图、血压监测、除颤仪、氧源等仪器。

3. 患者准备　术前 24 小时行胸片、CT、B 超等检查定位穿刺点；术前常规心电图、血常规、凝血、血型、感染相关检查（肝炎、梅毒、艾滋病）、心肺功能、血气分析等检查；签署知情同意书。

4. 患者麻醉　内科胸腔镜通常采用局部麻醉（简称局麻）配合适度镇静。最常用的药物是术前或术后使用丙泊酚。

5. 穿刺点定位　穿刺点选择在腋窝三角区内近腋中线的位置。该区域大块肌肉较少，较易进入胸腔，该区域前端毗邻胸大肌下缘，后方是背阔肌前缘，下方是膈肌膨隆部，尖端触及第 2 肋间。

对于不同的病变可酌情选用不同的穿刺点。例如：自发性气胸选择第 3、4 肋间，胸腔积液选择第 5、6、7 肋间，肺组织活检选择第 4、5 肋间；切口选择在患侧腋部胸壁第 4~8 肋间，常用 6~7 肋间；后胸壁的病变选择腋前线，前胸壁的病变选择腋后线。

6. 患者体位　通常患者取健侧卧位，上肢举高与身体呈一直角，下胸壁垫圆垫，使上面脊柱呈弓形，肋间隙变大。

7. 胸腔镜操作　进行胸腔镜检查前需确定有足够的胸膜腔空间。对于气胸 >100~200ml 以及大量胸腔积液者可直接进镜；对于有少量胸腔积液患者可超声引导或应用特殊的气胸针诱导气胸；无胸腔积液或气胸时可用手指或 Kelly 钳钝性分离诱导气胸。皮肤消毒（范围按外科胸腔镜），2% 利多卡因穿刺点局部浸润麻醉，切开皮肤（1~2cm 切口），钝性剥离皮下各层至胸膜，套管针垂直刺入，拔除针芯并迅速将胸腔镜经套管送入胸膜，吸引液体（吸引干净），观察胸膜腔内情况（按内、前、上、后、侧、下的顺序观察脏层、壁层、膈胸膜和切口周围胸膜，观察肺、纵隔、大血管），对可疑病灶进行胸膜活检。

为防止肺撕裂导致出血、漏气等，活检部位以壁层胸膜为主，同时应避开血管。对不明原因胸腔积液患者，应当对前胸壁、后胸壁及膈肌的微小病灶进行活检。对脏层胸膜有明显病灶的，活检需谨慎。

手术完成后退出胸腔镜及其他附属设备，留置闭式引流装置。

### 五、并发症

内科胸腔镜的病死率极低，死亡病例罕见（0.01%），但并发症可出现于术前、术中和术后。必须严格遵守胸腔镜操作规范，注意适应证和禁忌证。常见并发症及处理方法如下：

1. 空气栓塞　胸腔镜检查前行人工气胸时出现，是最为严重的并发症，发生很少（<0.1%），进行人工气胸时需要确认管尖位置，缓慢注射。

2. 疼痛　主要来自穿刺时的疼痛、广泛胸膜粘连进行剥离时的疼痛以及应用滑石粉或硬化剂等行胸膜固定导致的疼痛。注意局部麻醉的充分性并加用止痛药，对于胸腔注射者需向胸腔注入利多卡因注射液。

3. 低氧血症　由麻醉导致的呼吸抑制、操作时气胸导致的肺萎陷通气不足以及镇静过深导致通气不足引起。操作过程中患者应采取鼻导管吸氧并应进行心电、血氧饱和度监测。

4. 心律失常　偶有轻度的窦性心动过速，心律失常比较少见。

5. 低血压　因迷走神经反射或大量引流后的液体丢失导致。需注意监测出入量，对症使用阿托品来抑制血管迷走反射。

6. 出血　活检后胸膜腔内出血多数可自行停止，对于微小的持续出血可采用电凝止血。如出血原因是血管损伤（如肋间动脉），出血往往量大而凶猛，可导致死亡，需要外科或介入治疗止血。

7. 气胸和皮下气肿　胸腔镜检查后往往会出现少量气胸和切口周围皮下气肿,如确定闭式引流通畅将很快自行吸收。

8. 肿瘤种植。

（陈闽江）

## 参考文献

［1］童朝辉,王臻,王辰,等.内科胸腔镜技术及其临床应用［J］.中华结核和呼吸杂志,2007,30（3）:220-222.

［2］赵静,王孟昭,蔡柏蔷,等.2010年英国胸科协会内科胸腔镜指南解读［J］.国际呼吸杂志,2011,31（4）:241-244.

［3］中国医师协会整合医学分会呼吸专业委员会.内科胸腔镜诊疗规范［J］.中华肺部疾病杂志（电子版）,2018,11（1）:6-13.

# 第9章

# 胸腔穿刺及胸膜活检

**培训目标:**

（1）掌握胸腔穿刺术前准备、术中操作的注意事项。

（2）掌握胸膜活检的操作方法。

## 一、胸腔穿刺

### （一）适应证

1. 诊断性穿刺,以确定积液的性质(渗出液/漏出液),协助病因诊断。

2. 减轻积液或气体对肺的压迫。

3. 治疗脓胸。

4. 胸腔内注射药物。

### （二）相对禁忌证

1. 出血倾向、凝血功能障碍、应用抗凝剂者。

2. 血小板 $<50 \times 10^9/L$。

3. 一般情况差,病情危重,难以耐受操作者。

4. 穿刺局部皮肤感染或创伤。

### （三）准备工作

1. 说明穿刺目的,签署知情同意书。

2. 准备操作用物,包括帽子、口罩、无菌手套、聚维酮碘、一次性胸腔穿刺包、局麻药(利多卡因)、标本瓶、胸腔内注药所用药物及注射器、无菌敷料、中心静脉导管及引流袋(胸腔置管用)。

**（四）操作步骤**

1. 体位　直立坐位,面向椅背,两前臂平放于椅背上;不能坐起者,可取半坐位,患侧前臂上举抱头。

2. 定位

（1）积液:胸部叩诊浊音界下一肋间隙的肋骨上缘,腋后线与肩胛下角线之间。

（2）气胸:患侧锁骨中线第2肋间。

3. 消毒　穿刺点部位自内向外进行皮肤消毒,消毒范围直径约15cm,铺无菌洞巾。

4. 局麻　2%利多卡因,于肋骨上缘穿刺点垂直进针,自皮肤到壁层胸膜逐层麻醉,估计进入胸腔前,稍增加局麻药以麻醉胸膜。回抽出胸腔积液后,记录穿刺针的深度,拔除局麻针。

5. 穿刺　夹闭穿刺针后的橡皮胶管,持穿刺针沿麻醉路径缓慢进针至针尖抵抗感突然消失,表明针尖已进入胸膜腔。固定穿刺针,松开橡皮胶管,抽吸胸腔积液,计量送检。

6. 注药　如需胸腔内注药,在抽液后,将抽好药液的注射器接在穿刺针后橡胶管上,回抽少量胸腔积液稀释,缓慢注入胸腔内。

7. 术后处理　拔除穿刺针,覆盖无菌纱布,稍用力压迫穿刺部位。观察术后反应,注意并发症。

**（五）注意事项**

1. 穿刺前行B超定位,穿刺时保持与超声扫描相同的体位,并常规叩诊,确定穿刺点无误后实施操作。

2. 避免在第9肋间以下穿刺,以免穿透膈肌损伤腹腔脏器。

3. 严格无菌操作,操作中防止空气进入胸腔。

4. 穿刺过程中,叮嘱患者避免深呼吸及咳嗽,如出现咳嗽应终止操作。

5. 由肋骨上缘进针,避免损伤肋间神经和血管。抽液中固定穿刺针,避免针头摆动损伤肺组织。

6. 抽液速度应平缓,每次抽液一般不宜超过 1 000ml 以避免复张性肺水肿。

7. 穿刺中有任何不适不能坚持者,应立即停止抽液,拔除穿刺针。

8. 少量胸腔积液或包裹性胸腔积液,应根据实际情况,考虑在 B 超或 CT 引导下穿刺。

9. 积液应尽快送检,对于蛋白含量较高或血性胸腔积液,可加入少量肝素,防止积液蛋白凝结。检查瘤细胞至少需 100ml 胸腔积液,不能及时送检瘤细胞者应在胸腔积液中加入防腐剂(每 9ml 胸腔积液中加入 1ml 40% 甲醛溶液)。

**(六)并发症及处理**

1. 胸膜反应

(1)表现:穿刺过程中出现头晕、面色苍白、出汗、心悸、胸部压迫感或剧痛、血压下降、脉细、肢冷、晕厥等。

(2)处理:立即停止操作,拔除穿刺针,让患者头低位平卧,监测血压、脉搏。心动过缓者可肌内注射 1mg 阿托品,低血压者可皮下注射 1∶1 000 肾上腺素 0.3~0.5ml 或静脉注射葡萄糖。在下次操作前,应积极做患者的思想工作,消除患者的思想顾虑,也可在操作前半小时给予地西泮。

2. 血胸

(1)原因:多因操作时刺破肋间动脉、静脉所致。

(2)表现:抽出血液,应与血性胸腔积液鉴别,血性胸腔积液不凝,而误入血管血液凝固。

(3)处理:停止抽液,观察血压、脉搏、呼吸、血红蛋白变化。

3. 气胸

(1)原因:①操作时,胶管未夹闭,漏入空气所致;②穿刺时刺破脏层胸膜所致。

(2)处理:如患者无症状,可不必处理;如患者出现呼吸困难,应常规拍胸片,按气胸处理。

4. 穿刺点出血　一般为少量出血,消毒棉球按压即可止血。

5. 胸壁蜂窝织炎及脓胸

(1)原因:穿刺时消毒不严格导致的细菌感染。

(2)处理:需用抗生素治疗,大量脓胸可行胸腔闭式引流。

6. 麻醉意外　少见。如出现麻醉意外,应皮下注射 1:1 000 肾上腺素 0.5~1.0ml,必要时 3~5 分钟后可重复。

7. 空气栓塞　少见,多见于人工气胸治疗时,病情危重,可引起死亡。

## 二、胸膜活检

### (一)适应证

1. 原因不明的渗出性胸膜炎。

2. 原因不明的胸膜肥厚。

3. 壁层胸膜局限性、实质性肿块。

### (二)禁忌证

1. 相对禁忌证同胸腔穿刺。

2. 患者肺功能严重不全、严重肺气肿、肺动脉高压、肺大疱、肺包虫囊肿。

3. 包裹性胸腔积液胸膜活检应慎重,警惕出血、气胸风险。

4. 脓胸(易导致皮下脓肿)。

5. 病变位于心脏和大血管附近或可疑血管病变者。

### (三)准备工作

1. 签署知情同意书。

2. 器械准备,包括胸膜活检针、治疗包,余同胸腔穿刺。

### (四)操作方法

1. 体位　同胸腔穿刺。

2. 定位　同胸腔穿刺。

3. 消毒　同胸腔穿刺。

4. 局麻　同胸腔穿刺。

5. 穿刺（Cope 针）

（1）切开穿刺点局部皮肤约 0.5cm，钝性分离皮下组织，换胸膜活检针，左手固定穿刺部位局部皮肤，右手持活检针，沿麻醉路径经肋骨上缘将套管连同穿刺针一同垂直缓慢刺入，当针尖抵抗感突然消失后拔除穿刺针，左手拇指堵住套管针口，固定套管，在套管上接 10ml 注射器，可抽出胸腔积液。

（2）在套管内快速插入钝头钩针（保证钩针的方向与预计胸膜活检的方向一致），将钩针连同套管压向胸壁（与钩针的方向相反），同时缓慢拔除套管及钝头钩针，若钩住胸膜组织，应有阻力感。此时，左手在继续向外牵拉钝头钩针的同时，右手向胸腔内回送套管并顺时针旋转套管以切割胸膜。拔除钝头钩针，取下胸膜组织标本，放入甲醛溶液中。

（3）重复上述第 2 步，分别在穿刺点的正下方、左下方、右下方活检，至少取 3 块胸膜组织。

**（五）术后处理**

同胸腔穿刺。

**（六）注意事项**

1. 穿刺前，应仔细检查活检针，并认清套管针及钝头钩针的定位标志，明确每次钝头钩针的方向与活检方向一致。

2. 在整个活检过程中，应注意随时保持套管针的密闭状态，防止发生气胸。

3. 余同胸腔穿刺。

**（七）并发症及处理**

与胸腔穿刺基本类似。

1. 气胸　少量的气胸几乎是难以避免的。

（1）原因：少量气胸多由于套管针漏入空气所致；大量气胸可能是穿刺针刺破脏层胸膜所致。

（2）处理：同胸腔穿刺。

2. 血胸　血胸的发生率与胸腔穿刺类似，但应警惕胸腔大出血。

（1）操作要点：胸膜活检应严格由肋骨上缘进针，且活检位置应在穿刺点下方（钩针方向朝下）。

（2）处理：停止操作，拔针后观察患者的血压、脉搏、呼吸、血红蛋白变化。出血量较大时应紧急胸腔置管，观察胸腔积液引流量，考虑损伤肋间动脉、静脉时，必要时行外科手术止血。

3.邻近脏器损伤

（1）原因：穿刺针位置较低造成误穿肝脏、脾脏、肾脏等邻近脏器，通常为穿刺时未抽得胸腔积液而贸然活检所致。

（2）处理：密切观察心率、血压及血红蛋白，相关脏器大出血需要手术处理。

（张　婷）

## 参考文献

[1]肖毅,蔡柏蔷.呼吸内科诊疗常规[M].2版,北京:人民卫生出版社,2012:42-46.

[2]Havelock T, Teoh R, Laws D, et al. Pleural procedures and thoracic ultrasound: British Thoracic Society pleural disease guideline 2010[J]. Thorax, 2010, 65(Suppl 2): ii61-ii76.

# 第10章

# 肺 活 检

**培训目标：**

掌握肺活检的方法选择、技术注意事项。

## 一、经支气管肺活检

1. 适应证 结节病、淋巴管肌瘤病、朗格汉斯细胞组织细胞增生症、肺泡蛋白沉积症、脂质性肺炎、嗜酸细胞性肺炎、药物相关的肺炎、免疫缺陷患者的肺部浸润影、肺泡细胞癌、癌性淋巴管炎。

2. 禁忌证 与支气管镜的禁忌证相似,绝对禁忌证包括无法获得知情同意、未控制的哮喘、重症缺氧、不稳定心血管疾病。

3. 操作 将支气管镜头置于拟活检肺段或亚段,插入活检钳,在关闭状态下轻轻送入远端直至不能前进。如果深度不够,可稍退后轻轻旋转并稍加压至不能前进。后退约1cm,打开活检钳,再向前稍推进遇阻力并在呼气时钳取组织。若关闭活检钳时患者出现胸痛,提示可能夹取到胸膜,应松开活检钳重新活检。活检数量以3~6块为宜。对于胸片上可见的局灶病变,X线透视辅助可显著增加活检阳性率。经支气管肺活检(transbronchial lung biopsy,TBLB)患者应在活检后留院观察至少1小时,必要时拍摄胸片以除外气胸。

4. 并发症 气胸的发生率为1%~6%,而显著出血(>50ml)的发生率为2%~9%。

5. 支气管镜冷冻肺活检　冷冻活检钳在液氮温度下（-196℃）可迅速冷冻目标活检组织,获取组织的大小可能达 TBLB 的 3~4 倍,并可避免传统制备方法常见的假象（如挤压或固定导致的假象）,从而提高诊断阳性率。可用于疑似癌症或间质性肺疾病患者的肺活检。

## 二、CT 引导下经皮肺穿刺活检

1. 经皮穿刺肺活检分类　包括细针针吸活检和粗针切割活检,前者为细胞学活检,后者为病理活检。对于恶性肿瘤两者的准确率类似,但对于良性病变粗针活检明显优于针吸活检。

2. 适应证　未确诊的肺部阴影患者,或获取肺癌组织用于分子生物学检测。

3. 相对禁忌证　①患者不配合;②正压通气;③严重的呼吸衰竭;④肺动脉高压;⑤严重的间质性肺疾病;⑥紧邻膈肌的小病变;⑦紧邻大血管或支气管的中央病变;⑧INR>1.5;⑨血小板 <$50 \times 10^9$/L。氯吡格雷应停用 5 天以上,阿司匹林可不停用,低分子肝素应间隔 24 小时。

4. 术后注意事项　术后应调整体位使穿刺部位位于下侧,减少说话、咳嗽、活动,至少监测 2 小时。

5. 并发症　气胸发生率最高,为 17.0%~26.6%,但需要放置胸腔闭式引流管的为 1.0%~14.2%。肺出血发生率为 4%~27%,其中约 4% 的患者术后出现咯血。气体栓塞罕见,一旦发生可危及生命。肿瘤播散亦罕见。

## 三、外科肺活检

外科肺活检标本可通过电视胸腔镜外科手术（VATS）或开胸手术获得,所获得的标本比 TBLB 获得的明显更大。诊断检出率为 86%~92%,死亡率为 0~6%。

1. 相对禁忌证　①弥漫性疾病终末期;②无法从多个部位获取足够大的活检标本;严重的肺功能障碍,或需要辅助供氧或机械通气；③严重的心血管疾病、高龄或手术麻醉的其他重大风险。

2. 操作注意事项　VATS 是在全身麻醉状态下进行的微创胸部手术。在活检过程中常采用单肺通气的方式，所以行活检的一侧肺是萎陷的且呼吸运动被抑制。将硬式或半硬式胸腔镜伸进胸膜腔，而活检钳则通常通过另一个小切口进入。

胸廓切开术也是在全身麻醉状态下进行的，需要 5~6cm 的手术切口。操作过程中可使用单肺通气，所以行活检的一侧肺是萎陷的。对于无法耐受单侧肺通气的更晚期肺部疾病或接受机械通气的患者，可通过胸廓切开术切口来获取肺活检标本而不需对活检侧的肺排空气体。

VATS 较开胸手术减少了并发症，并更易获取多个肺叶活检组织，因此更受外科医师青睐。对于严重胸膜粘连、胸腔镜无法进入者应行开胸肺活检。

3. 其他　间质性肺疾病患者活检组织应从一个以上肺叶和不同严重程度的区域获取，以提高诊断的准确性。

（孙雪峰）

## 参考文献

［1］Ernst A. Introduction to Bronchoscopy［M］. Cambridge：Cambridge University Press, 2009: 98-105.

［2］Winokur RS, Pua BB, Sullivan BW, et al. Percutaneous lung biopsy: technique, efficacy, and complications［J］. Semin Intervent Radiol, 2013, 30（2）: 121-127.

［3］Talmadge EK, Rishi R, Kevin RF, et al. Role of lung biopsy in the diagnosis of interstitial lung disease［EB/OL］.［2019-06-13］. https://www.uptodate.com.

# 第 11 章

# 睡眠呼吸障碍诊断技术及方法

> **培训目标：**
>
> （1）掌握常用睡眠呼吸障碍的诊断技术及方法。
>
> （2）掌握多导睡眠图的分析方法。

## 一、睡眠呼吸监测技术分类

常用睡眠呼吸监测技术分类见表 11-1。

表 11-1　常用睡眠呼吸监测技术分类

| 水平 | 定义 | 具体描述 |
|---|---|---|
| I | 实验室有人值守的多导睡眠图 | 在睡眠实验室实施，有技术员值守<br>包括 EEG、EOG、下颌 EMG、气流、呼吸努力、ECG、$SpO_2$、下肢 EMG |
| II | 无人值守的多导睡眠图 | 通常在医院实施，可在患者家里实施，无技术员值守<br>包括 EEG、EOG、下颌 EMG、气流、呼吸努力、ECG、$SpO_2$、下肢 EMG |
| III | 无人值守的心肺记录 | 可在医院或患者家里实施，无技术员值守<br>通常包括四个或者更多的通道，包括气流、呼吸努力、ECG、$SpO_2$ 和/或鼾声 |
| IV | 单个或双通道监测 | 可在医院或患者家里实施，无技术员值守<br>常常包括一个或两个通道，特别是 ECG 和 $SpO_2$ |

注：ECG，心电图；EEG，脑电图；EMG，肌电图；EOG，眼动图；$SpO_2$，经皮动脉血氧饱和度

**（一）多导睡眠图**

1. 多导睡眠图（polysomnography，PSG）的定义 指的是同步记录睡眠中多个生理参数（包括 EEG、EOG、EMG、ECG、血氧饱和度、鼾声、呼吸努力等），是诊断睡眠呼吸障碍及其他睡眠疾病的重要手段。

2. 应用 PSG 的指征 ①诊断睡眠呼吸疾病和进行气道正压通气压力滴定；②上气道手术的术前评估；③评价治疗阻塞性睡眠呼吸暂停（obstructive sleep apnea，OSA）的疗效（包括减肥、体位治疗、应用口腔矫正器和上气道手术等）；④高度怀疑 OSA 而初次结果阴性，需要复查 PSG；⑤诊断非呼吸性的睡眠疾病，包括周期性肢体运动障碍（periodic limb movement disorders，PLMDs）、发作性睡病、异态睡眠、夜间抽搐、快速眼动睡眠行为障碍（REM sleep behavior disorder，RBD）。

3. 以下情况不是 PSG 的指征 ①规律持续气道正压通气（continuous positive airway pressure，CPAP）治疗疗效好的患者进行常规评估；②评估哮喘或者慢性阻塞性肺疾病（除非高度怀疑 OSA）；③失眠的常规评估；④不宁腿综合征（restless legs syndrome，RLS）的评估和治疗（除非高度怀疑周期性腿动）；⑤临床可以明确诊断的非复杂性的异态睡眠；⑥生理节律睡眠障碍的评估。

**（二）便携式监测**

1. 简介 由于实验室内的 PSG 技术烦琐，便携式监测（portable monitor，PM）在诊断睡眠呼吸疾病的应用越来越广泛。PM 又称为家庭睡眠监测（home sleep testing，HST）或实验室外的睡眠监测（out of center sleep testing，OCST），目前只限于应用在疑诊 OSA 的诊断，不能用于筛查无症状的普通人群。PM 诊断 OSA 必须结合详细的睡眠病史进行诊断。PM 结果阴性不能排除睡眠呼吸疾病，必要时复查标准 PSG。美国睡眠医学会（AASM）要求至少监测包括气流、呼吸努力、血氧饱和度等三个数据以上传感器，与标准 PSG 一致。

2. 无人值守的 PM 指征　①高度怀疑中重度 OSA 的患者；②不伴有严重的肺部疾病、神经肌肉疾病和充血性心力衰竭的患者；③临床病史可以基本排除中枢性睡眠呼吸暂停（central sleep apnea，CSA）、发作性睡病、周期性腿动、异态睡眠、生理节律性睡眠疾病的睡眠呼吸障碍患者；④因活动受限、安全因素或者病情较重无法行 PSG 的患者；⑤无人值守的 PM 可以用来监测非正压通气治疗睡眠呼吸暂停的疗效（如口腔矫正器、外科手术、减重）。

## 二、多导睡眠图的分图标准

### （一）脑电波的频率

β 波：清醒状态（>13Hz）。

α 波：闭眼昏昏欲睡（8~13Hz）。

θ 波：N1、N2、REM 期睡眠（4~7Hz）。

δ 波（慢波）：N3 期睡眠的特征（<4Hz）。

### （二）各睡眠分期特征性的脑电波形

1. 顶尖波　在 θ 波的背景下出现尖锐的负向波，维持时间 <0.5 秒，常常发生在 N1 期睡眠的晚期。

2. K 综合波　尖锐的高振幅（通常 >100μV）负向波后出现较宽的正向波，维持时间不小于 0.5 秒，通常出现在 N2 期。

3. 睡眠纺锤波　频率在 11~16Hz，纺锤样波形，通常维持时间 >0.5 秒，为 N2 期睡眠特征性改变。

4. 锯齿波　频率在 2~6Hz，低振幅锯齿样波形，为 R 期睡眠特征性改变。

### （三）成人睡眠分期方法

1. 成人的睡眠分期，包括清醒期（Stage W）、N1 期（NREM 1）、N2 期（NREM 2）、N3 期（NREM 3）、R 期（快速眼动期）。

2. 以 30 秒为一屏，对每一屏进行睡眠分期，从监测开始逐屏连续进行分期，如一屏中出现多个睡眠期特征，应以占主导地位的睡眠期进行分期。

3. 成人各睡眠分期判定标准和特点,如表 11-2 所示。

表 11-2　成人各睡眠分期判断标准和特点

| 睡眠分期 | | 脑电 | 眼动 | 下颌肌电 |
|---|---|---|---|---|
| 清醒期 | | α 节律大于整屏的 50% 可判为清醒期;<br>若无 α 节律,出现低振幅、混合频率,同时伴有任一项特征性眼动可判为清醒期 | 闭眼时出现慢眼动<br>①睁眼时伴快速眼动和眨眼;②阅读性眼动;③快速眼动伴有肌电增高 | 增高 |
| NREM | N1 | α 节律减弱,由低振幅、混合频率的脑电活动替代,并且大于整屏的 50% 以上可判为 N1 期睡眠<br>在无 α 节律的患者中,如果在原来的背景下频率减慢,出现 4~7Hz 的脑电波形,或者出现顶尖波,或慢速眼球运动可判为 N1 期睡眠 | 可能出现慢眼动 | 较前减弱 |
| | N2 | 低振幅、混合频率伴有睡眠纺锤波和 / 或 K 复合波(与觉醒无关)可判为 N2 期睡眠 | 通常无眼动 | 不确定,通常比清醒期低 |
| | N3 | δ 波占一屏 20% 或以上可判为 N3 期睡眠,可出现睡眠纺锤波 | 通常无眼动 | 不确定,常常比 N2 期低 |
| R 期 | | 低振幅、混合频率并伴有肌电下降和快速眼球运动可判为 R 期;可出现锯齿波 | 快速眼球运动 | 下降 |

注:NREM:非快速眼动期;R 期:快速眼动期

### （四）正常成人睡眠结构

成人睡眠由非快速眼动（non-rapid eye movement，NREM）期睡眠和快速眼动（rapid eye movement，REM）期睡眠组成，通常每晚有 3~5 个睡眠周期。90~120 分钟出现一次 REM 睡眠，随着睡眠时间的延长，REM 期睡眠的维持时间逐渐延长，REM 期睡眠中快速动眼的次数增多。通常应用睡眠结构图来表示睡眠结构。年轻成人的 N1 期睡眠通常占整晚睡眠的 5%~10%，N2 期睡眠占 50%~60%，N3 期睡眠占 15%~20%，R 期睡眠占 20% 左右。随着年龄增长，睡眠潜伏期延长，N1、N2 期睡眠增多，而 N3、REM 期睡眠减少且睡眠效率降低。

健康成人一般每天需要 7~8 小时睡眠。长期睡眠剥夺可能导致反应迟钝、注意力不集中、记忆力下降、情绪障碍、白天嗜睡等。

### （五）呼吸事件的定义

1. 呼吸暂停（apnea）　热敏传感器气流下降幅度 ≥90% 基线幅度，并且持续至少 10 秒。①阻塞性睡眠呼吸暂停：在呼吸暂停的同时吸气努力仍然存在；②中枢性呼吸暂停：呼吸暂停的同时不伴吸气努力；③混合性呼吸暂停：中枢性呼吸暂停随后出现阻塞性呼吸暂停。

2. 低通气（hypopnea）　鼻压力传导测量的气流下降至少 30% 基线水平并至少维持 10 秒，同时伴有血氧饱和度下降至少 3% 或者与微觉醒有关。

3. 低通气（hypoventilation）　睡眠中动脉 $PCO_2$（或其他替代的指标）增加达到 >55mmHg，并且持续至少 10 分钟或者睡眠中较清醒平卧位的动脉 $PCO_2$ 上升 ≥10mmHg，并且 >50mmHg，持续 10 分钟均可定义为低通气。

4. 潮式（陈-施）呼吸（Cheyne-Stokes breathing，CSB）　同时符合以下指标定义为陈-施呼吸：①连续 ≥3 个中枢性呼吸暂停或中枢性低通气，呈渐增渐减的呼吸幅度的周期性改变，且周期的长度 ≥40 秒；②至少 2 小时的睡眠监测中 ≥5 次

中枢性呼吸暂停和 / 或中枢性低通气。

### （六）呼吸暂停指数和呼吸紊乱指数的定义

1. 睡眠呼吸暂停低通气指数　简称为呼吸暂停低通气指数（apnea-hypopnea index，AHI），用于评价睡眠呼吸暂停的严重程度，是指睡眠中平均每小时的呼吸暂停加上低通气的总次数。AHI 0~5 为正常，5~15 为轻度，15~30 为中度，>30 为重度。

2. 呼吸紊乱指数（respiratory disturbance index，RDI）　指睡眠中平均每小时的呼吸暂停、低通气以及呼吸努力相关觉醒的总次数。RDI 0~5 为正常，5~15 为轻度，15~30 为中度，>30 为重度。

## 三、解读多导睡眠图的方法

解读 PSG 前，详细了解患者的病史非常重要，包括睡眠呼吸暂停、发作性睡病、不宁腿综合征和用药史等。需要明确睡眠监测前酒精的摄入量和用药史；明确是否有肺部疾病和心脏疾病等。

### （一）解读时需要特别注意的情况

1. 技术员的记录（特别是针对异常的 EEG、ECG 或者肢体活动）。

2. 整晚监测的总趋势图，如观察 $SpO_2$ 的变化趋势、发现 REM 相关的 OSA 以及体位性的 OSA。

3. 调整视图以观察睡眠和呼吸的关系。

4. 调整视图为 10 秒一帧来观察异常的脑电或者心电活动。

### （二）异常 PSG 的临床提示

1. 睡眠潜伏期延长，提示可能有失眠的病史。

2. REM 潜伏期缩短，提示可能有发作性睡病、猝倒或者抑郁的病史。

3. α 睡眠，提示可能有慢性疼痛综合征或者精神疾病。

4. N2 期出现持续的眼动，提示可能有选择性 5- 羟色胺再摄取抑制剂用药史。

5. 纺锤波活动增加,提示可能有苯二氮䓬类药物使用(特别是睡眠监测前用药或者规律的用药)。

6. R 期出现短暂的下颌肌电活动,提示可能有选择性 5- 羟色胺再摄取抑制剂治疗或者出现梦呓。

7. N3 期睡眠出现微觉醒伴肢体运动,提示可能有 NREM 期的异态睡眠。

8. REM 期睡眠出现肢体运动和说话,提示可能有 RBD。

9. 清醒时血氧饱和度下降,提示可能有肺部基础疾病。

10. 睡眠时基线血氧饱和度下降,提示可能有肺部基础疾病。

11. 陈 - 施呼吸,提示可能有充血性心力衰竭。

12. 呼吸节律异常,呼吸频率慢,提示可能有阿片类药物服用史。

13. 呼吸事件后最低血氧饱和度时间延长,提示可能有心排血量减少。

14. 清醒状态下频繁出现腿动,提示可能有不宁腿综合征。

15. 高周期性肢体运动指数,提示可能与 OSA、气道正压通气(PAP)压力滴定、不宁腿综合征有关。

16. REM 睡眠出现短暂的下肢肌肉活动增加,提示可能有选择性 5- 羟色胺再摄取抑制剂药物应用或者梦呓。

17. 睡眠时心动过速(>90 次 /min),提示可能有焦虑、应激。

18. 睡眠时出现心率过缓(<40 次 /min),提示可能应用倍他乐克或者存在其他已知的心脏病。

19. 心房颤动,注意既往是否发现。

20. 复杂性宽 QRS 波,注意是否为起搏信号。

## 四、应用多导睡眠图及便携式监测的策略

PSG 及 PM 应用策略流程见图 11-1。

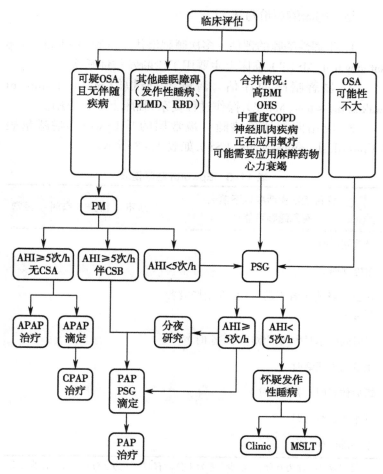

**图 11-1　PSG 及 PM 应用策略流程图**

OSA：阻塞性睡眠呼吸暂停；PLMD：周期性肢体运动障碍；RBD：快速眼动期睡眠障碍；BMI：体重指数；OHS：肥胖低通气综合征；COPD：慢性阻塞性肺疾病；PM：便携式监测；AHI：呼吸暂停低通气指数；CSA：中枢性睡眠呼吸暂停；CSB：潮式呼吸；APAP：自动气道正压通气；CPAP：持续气道正压通气；PAP：气道正压通气；PSG：多导睡眠图；Clinic：临床；MSLT：多次睡眠潜伏期试验

## 五、嗜睡的评价方法

1. 生理性嗜睡的评估　多次睡眠潜伏期试验（multiple sleep latency test, MSLT），临床上主要用于诊断发作性睡病。

2. 显著嗜睡的评估　清醒维持试验（maintenance of wakefulness test, MWT），操作过程复杂，临床上较少应用。

3. 应用问卷评价嗜睡　最常用的是 Epworth 嗜睡量表（Epworth sleepiness scale, ESS），如表 11-3 所示。

表 11-3　Epworth 嗜睡量表

| 评价近期生活中以下情况<br>有无瞌睡可能性 | 从不 | 很少 | 有时 | 经常 |
| --- | --- | --- | --- | --- |
| 坐着阅读时 | | | | |
| 看电视时 | | | | |
| 在公共场所坐着不动时（如在剧场或者开会） | | | | |
| 长时间坐车时中间不休息（>1 小时） | | | | |
| 坐着与人谈话时 | | | | |
| 饭后休息时（未饮酒时） | | | | |
| 开车等红绿灯时 | | | | |
| 下午静卧休息时 | | | | |

注："从不"评为 0 分，"很少"评为 1 分；"有时"评为 2 分；"经常"评为 3 分，总分 24 分，0~8 分为正常

（罗金梅）

## 参考文献

[1] Berry RB. Fundamentals of Sleep Medicine [M]. Philadelphia:

Elsevier Saunders, 2012: 189-218.

　　[ 2 ] Kryger MH, Roth T, Dement WC. Principles and Practice of Sleep Medicine [ M ]. 5th ed. St. Louis: Elsevier Inc., 2011: 1602-1631.

# 第12章

# 呼吸与危重症医学科常见病原微生物检查

**培训目标：**

（1）掌握呼吸道微生物检查的方法和临床意义。

（2）掌握合格痰标本的判断标准。

## 一、微生物标本采集、运送的基本原则

1. 在抗菌药物使用前采集标本。

2. 无菌部位的标本更具有临床价值，有菌部位采集的标本需要清除正常菌群和定植细菌才有意义。

3. 标本的标签和申请单信息要完整。申请单的内容：①患者信息，包括姓名、性别、年龄、患者唯一编码（如住院号）等；②申请科室或病区、申请医师；③标本信息，包括标本类型、采集日期及时间、采集部位、采集方法；④临床诊断；⑤检测目的，尤其是一些特殊检测项目；⑥是否已使用抗菌药物。

4. 严格无菌操作。

5. 所有标本采集后都应尽快送往实验室，多数标本应在2小时内送达。

## 二、血培养标本

### （一）临床采样指征

1. 菌血症　患者出现发热（≥38℃）或低温（≤36℃），或寒战；白细胞计数增多（计数 >10.0 × $10^9$/L），中性粒细胞增多；或白细胞计数减少（计数 <3.0 × $10^9$/L）；有皮肤黏膜出血、昏迷、

多器官衰竭、休克等全身感染症状体征，只要具备其中之一，又不能排除细菌、真菌血流感染的，就应进行血培养。尤其伴有以下情况之一时，应立刻进行血培养：①医院获得性肺炎；②留置中心静脉导管、经外周静脉穿刺的中心静脉导管（peripherally inserted central venous catheter，PICC）（简称外周中心静脉导管）等血管导管 >48 小时；③有免疫缺陷伴全身感染症状。

2. 导管相关血流感染　患者带有血管内导管超过 1 天或者拔除导管未超过 48 小时，出现发热（>38℃）、寒战或低血压等全身感染表现，不能除外由血管内导管引起感染可能的，应多次进行血培养检测。

**（二）标本采集**

1. 菌血症

（1）尽可能在患者寒战开始时，发热高峰前 30~60 分钟内采血。

（2）尽可能在使用抗菌药物治疗前采集血培养标本；如患者已经使用抗菌药物治疗，应在下一次用药之前采血培养。

（3）采血部位：通常为肘静脉，切忌在静脉滴注抗菌药物的静脉处采血。除非怀疑有导管相关的血流感染，不应从留置静脉或动脉导管取血，因为导管常伴有定植菌存在。

（4）采血工具：建议采用商业化的真空血培养瓶（室温），同一部位采集两瓶血培养时不建议更换针头。

（5）采血次数、血培养瓶选择：对于成人患者，应同时分别在两个部位采集血标本；每个部位应需氧和厌氧培养各一瓶。对于儿童患者，应同时分别在两个部位采集血标本，分别注入儿童瓶，一般不需要厌氧瓶，除非怀疑患儿存在厌氧菌血流感染。

（6）采血量：成人，每次每个培养瓶应采血 5~10ml 注入成人瓶；婴幼儿，根据孩子的体重确定采血总量，每培养瓶（儿童瓶）采血 2~4ml。

（7）皮肤、血培养瓶消毒：为减少皮肤、培养瓶口等对血培养造成的污染，在穿刺前，应对皮肤和培养瓶口进行消毒并充分干燥,以减少假阳性的发生概率。

(8)避免采血管内空气注入厌氧血培养瓶。

(9)避免在静脉留置导管连接处(如肝素帽处)采血标本,避免标本污染。

2. 导管相关血流感染 分为保留导管和不保留导管两种情况。

(1)保留导管:分别从外周静脉和导管内各采取1套血培养标本,在培养瓶上标注采集部位,送往微生物实验室,同时进行上机培养。2套血培养检出同种细菌,且来自导管的血培养标本报阳时间比来自外周的血培养标本报阳时间早2小时以上,可诊断导管相关血流感染。

(2)不保留导管:在外周静脉采集2套血培养标本。同时,通过无菌操作剪取已拔除的导管尖端5cm,在血平板上交叉滚动4次进行送检。或采用超声振荡法留取菌液接种。从导管尖端和外周血培养出同种同源细菌,且导管尖端血平皿的菌落计数 >15CFU 有意义。

## 三、肺部标本

呼吸道感染分为上呼吸道感染和下呼吸道感染。不同部位的感染病原菌差异较大,上呼吸道感染多以病毒为主,下呼吸道感染病原菌多样。

### (一)咽拭子标本

咽拭子标本仅用于诊断上呼吸道感染。通常用于急性不明原因发热患者除外流感病毒感染。

标本采集:嘱患者张口发"啊"音,以暴露咽喉部,必要时用压舌板;取出咽拭子中的无菌长棉签,快速擦拭两侧腭弓和咽,将棉签插入运送管,盖紧送检。

### (二)痰液标本

痰培养仅用于下呼吸道感染,主要是肺部感染的诊断,但它不是诊断肺部感染的最佳标本。血培养、支气管肺泡灌洗液或经气管吸取物的培养结果更加准确。

　　痰标本采集前,要判断患者是否有能力配合完成深部咳痰。要向患者充分说明口腔清洁、深咳、避免口咽部菌群污染的意义,指导患者如何正确留取痰标本。患者应在医师或护士直视下留取痰液标本。

　　1. 临床采样指征　①咳嗽、脓性痰,伴有发热,影像学检查出现新的或扩大的浸润影;②气道开放患者,出现脓痰或血性痰;③考虑下呼吸道感染。出现以上情况的患者应采集痰液标本,必要时可同时送血培养标本。

　　2. 采集要求　由于肺炎链球菌、流感嗜血杆菌、卡他莫拉菌等在标本盒内、室温环境下很容易自溶死亡,应严格遵循以下原则采集标本:①争取在首剂抗菌药物治疗使用前及更换抗菌药物前采集;②标本采集后保证 2 小时内送达实验室并得到接种;③只要有可能得到合格的痰标本,应马上采集、送检;④宜在医护人员直视下留取合格痰标本(清水漱口后深部痰液);⑤合格痰标本应鳞状上皮细胞 <10 个 / 低倍视野,白细胞 >25 个 / 低倍视野,或白细胞 / 鳞状上皮细胞 >2.5。

### (三)支气管肺泡灌洗液

　　采集支气管肺泡灌洗液(bronchoalveolar lavage fluid, BALF)进行检测,可减少口咽部菌群的污染,提高检测结果的准确性。须做定量或半定量接种培养。

　　1. 临床采样指征　对于疑似肺炎患者,如有机会进行气管镜检查,则可同时采集支气管肺泡灌洗液进行培养。不能进行深部咳痰的患者,也可考虑通过气管镜获取标本。

　　2. 标本采集　患者咽喉局部麻醉后,导入纤维支气管镜。通过纤维支气管镜对病灶所在支气管以下肺段或亚肺段水平,用 37℃或室温无菌生理盐水灌洗,每次注入 20~60ml,从回收液中取出 10ml 标本,放入无菌管,旋紧盖子,即刻送达实验室。对于支气管肺泡灌洗液定量培养,诊断肺炎的临界点为 $10^4$CFU/ml,敏感度 73% ± 18%,特异度为 82% ± 19%。

　　如果采用保护性毛刷,毛刷约仅能获得 0.001ml 标本,在空气中很快会干燥导致细菌死亡,从而影响检出率,应放置于 1ml 液体运送培养基(如生理盐水)。

　　定量培养:诊断肺炎临界点为 ≥$10^3$CFU/ml,敏感度和特异度分别为 66%±19% 和 90%±15%。

### (四)气道吸取标本

　　1. 临床采样指征　有气管插管或气管切开等人工气道患者,无法自行咳痰,可通过吸痰管从气道吸取标本。

　　2. 标本采集　通过气管插管将一次性无菌吸痰管推进呼吸道直至遇到阻力后开始抽吸,留取标本在吸痰杯内。标本采集后需尽快送到实验室,不能超过 2 小时。不能及时送达或待处理标本应置于 4℃冰箱保存(疑为肺炎链球菌和流感嗜血杆菌等苛养菌不在此列),以免杂菌生长。但不能超过 24 小时。

　　定量培养:诊断肺炎临界点为 $10^6$CFU/ml,敏感度达 76%±9%,特异度 75%±28%。

### (五)肺组织标本

　　手术或经皮肺穿刺活检组织滴加少量无菌生理盐水保持标本湿润,室温送往实验室,禁止冷藏。如果怀疑为一般细菌,做涂片、培养检查时应予以肺组织研磨;如果考虑为丝状真菌感染,需提前与实验室联系给予特殊说明,标本培养不能研磨,应剪成米粒大小接种。

### (六)胸腔积液

　　考虑感染性胸腔积液(肺结核、肺炎、胸膜炎)患者应送检,进行涂片染色、细菌培养等病原学检测。

　　尽可能在抗菌药物使用前采集。由临床医师经皮穿刺或外科方式获得;严格执行无菌操作。胸腔积液标本采集后可直接注入血培养瓶送检,或将标本收集到带螺旋帽的无菌管送检。

　　标本量分别为细菌培养≥1ml,真菌培养≥10ml,分枝杆菌培养≥10ml。标本采集后应立即送检,通常室温 15 分钟内应

送至实验室,若不能及时送检,不可冷藏。室温保存不得超过
24 小时。

（张　弘）

## 参考文献

Miller JM. 美国微生物学会临床微生物标本送检指南［M］.
2 版. 马小军,周炯,杨启文,等译. 北京:科学技术出版社,2018.

# 第13章

## 右心导管检查

**培训目标：**

（1）掌握右心导管检查的目的与方法。

（2）掌握右心导管检查在肺动脉高压诊断中的价值。

### 一、适应证

1. 可测定肺动脉压力，是确诊有无肺动脉高压的金标准，可判断肺动脉高压的程度及性质。

2. 作为先天性心脏病诊断和鉴别诊断手段之一，可了解其分流水平、分流量及心功能状态。

3. 作为重症患者血流动力学监测手段之一，可以测定肺毛细血管楔压（PCWP），结合左心室压等测量判断心功能情况。

4. 为心脏移植术或先天性心脏病介入治疗术提供术前、术后的血流动力学依据，协助评价治疗效果。

### 二、禁忌证

1. 绝对禁忌证　①插入部位感染；②存在右心室辅助装置；③体外循环过程中插入。

2. 相对禁忌证　①凝血功能障碍（国际标准化比值 >1.5）；②血小板减少（血小板计数 $<50 \times 10^9/L$）；③电解质紊乱（血钾、镁、钠、钙水平过高或过低）；④重度酸碱平衡紊乱（如 pH<7.2 或 >7.5）。

### 三、常用指标及意义

1. 肺动脉压力 海平面正常人的肺动脉平均压（mean pulmonary arterial pressure, mPAP）为（14±3）mmHg，一般受年龄影响小。目前肺动脉高压的诊断指标为 mPAP ≥25mmHg。根据 mPAP 对肺动脉高压进行分级，轻度 25~35mmHg，中度 35~45mmHg 以及重度 >45mmHg。

肺动脉高压的病因和种类会影响血流动力学指标，例如慢性阻塞性肺疾病常见轻中度肺动脉高压，而特发性肺动脉高压或慢性血栓栓塞常常为重度肺动脉高压。

2. 肺动脉楔压 肺动脉楔压可以区分肺动脉或肺静脉高压，即 >15mmHg 为肺静脉高压，反之为肺动脉高压。

3. 心排血量以及心排血指数 目前主要有两种方法测定心排血量（cardiac output, CO），一种是温度稀释法，另一种为 Fick 法。在没有心内分流时，二者符合性较好。当存在心内分流时，温度稀释法不准确，需要采用 Fick 法。Fick 法需要在心腔及大血管内分段取血并测定血氧饱和度。分段测定血氧饱和度可以发现心内或心外的分流。在先天性分流性心脏病中，要分别计算体循环血流量（Qs）和肺循环血流量（Qp）。

4. 体循环和肺循环阻力 测定肺动脉压力、肺动脉楔压以及心排血量后，根据相应的公式即可获得肺循环的阻力（pulmonary vascular resistance, PVR），即 PVR=（mPAP-mPCWP）/CO。与肺动脉平均压不同，正常人的肺血管阻力随年龄增加而增加，从 2.8WU（6~10 岁）至 3.2WU（32~45 岁），直至 4.6WU（60~83 岁）。目前肺动脉高压定义为肺血管阻力 >3WU。

5. 混合静脉血氧饱和度 在血红蛋白容积和动脉血氧饱和度正常情况下，混合静脉血氧饱和度（$S\bar{v}O_2$）是心排量的可靠指标，也是预后指标之一。$S\bar{v}O_2$<63% 提示预后不良。

6. 右心功能 体现右心功能的指标有平均右房压（mRAP）、右室舒张末压（right ventricular end-diastolic pressure, RVEDP）

以及心排血指数（cardiac index, CI）。mRAP ≥8mmHg、RVEDP ≥ 12mmHg 提示存在右室功能衰竭。

7. 各项指标的预后价值　主要用于评价特发性动脉型肺动脉高压（IPAH）的预后。有公式可以计算 IPAH 患者的生存率，相关的指标有 mPAP、mRAP 以及 CI。

### 四、操作步骤

1. 器材　右心导管术常用的导管包括 5~6F 端侧孔导管、猪尾导管、端孔导管、Swan-Ganz 导管、其他气囊漂浮导管等。

2. 操作入路　常经右侧颈内入路，也可经右侧腹股沟区入路。

3. 静脉穿刺　以右颈内为例，取胸锁乳突肌三角顶点为穿刺点，穿刺前如有条件可使用超声定位，以减少穿刺失败及并发症。穿刺成功后将导丝送入穿刺针内，循导丝插入血管扩张管及外鞘，随后撤去导丝，插入血管扩张管，将外鞘保留入静脉内，并用肝素盐水冲洗鞘管。

4. 导管操作及各部测压　将右心导管经鞘管插入，依次将导管头端送至上腔静脉近端→右房→右室中部→右室流入道部→主肺动脉→左右肺动脉。接测压模块后可根据压力曲线和数值判断导管尖端的位置，必要时将导管前段气囊充气，测定肺动脉楔压。

5. 附加试验　为了评价肺动脉高压的性质或判断肺血管扩张能力，或了解肺血管对药物的反应，在普通右心导管检查完成后通过吸入氧气、一氧化氮，静脉输入前列环素或腺苷，吸入前列环素等方式实现。在使用这些血管活性药物前后分别测定血流动力学指标，计算后根据阳性标准来判断患者是否达标。

6. 术后处理　当各部血氧和压力记录齐备并核对无误后，可撤出导管于体外，局部穿刺点压迫 10~15 分钟后加压包扎，注意观察伤口情况。

### 五、右心漂浮导管的并发症

1. 穿刺相关的出血、血肿、动静脉瘘,穿刺不成功等。
2. 空气栓塞和气囊破裂。
3. 导管打结。
4. 心律失常,包括室性期前收缩、室性心动过速、心房颤动、右束支传导阻滞、期外收缩等。
5. 肺动脉破裂和出血,常见原因为气囊充气过多过快或长期压迫肺动脉分支。
6. 血栓形成和栓塞。
7. 导管相关感染。

### 六、血管反应试验常用药物及阳性结果判定

1. 氧气　主要在儿童先天性心脏病合并肺动脉高压中进行血管扩张试验。通常是让患者吸入高浓度(80%~100%)的氧气 10 分钟左右,然后观察血流动力学指标的变化。

2. 前列环素类　前列环素是花生四烯酸的代谢产物,由血管内皮细胞产生,是强的短效血管扩张药物,半衰期仅 3 分钟。出现阳性反应、不能耐受的副作用或至最大剂量无反应时停止输入。前列环素会同时导致体循环阻力和血压的下降。目前国际上使用的主要是依前列醇。

目前国内上市的前列环素类似物有吸入的伊洛前列素,半衰期 20~25 分钟,代谢和化学稳定性优于依前列醇。吸入后沉积在肺泡的药物可以直接作用于肺泡壁上的小动脉,产生舒张作用,从而降低肺动脉压和肺血管阻力而不会导致体循环低血压和灌注通气失衡。进行急性血管扩张试验时雾化吸入 10~20μg,吸入 5~10 分钟时出现最大的血流动力学效果,60 分钟后作用基本消失。

3. 腺苷　腺苷是三磷酸腺苷(ATP)的代谢产物,通过与特殊的细胞膜受体(A1 和 A2)结合后在细胞内产生环腺苷酸

（cAMP），从而具有扩张肺动脉的作用。半衰期仅 5~10 秒，副作用包括胸痛和支气管痉挛，但停药后很快消失。通常采用静脉持续泵入，以 50μg/（kg·min）开始，每 2 分钟增加 50μg/（kg·min），直至患者出现症状（例如喘鸣或胸痛）或出现阳性反应或者至最大剂量 350μg/（kg·min）。

4. 一氧化氮（NO）　NO 由正常肺动脉内皮细胞内的 NO 合酶产生，弥散至内皮下的平滑肌细胞内并与可溶性鸟苷酸环化酶结合，激活环鸟苷酸（cGMP）的产生从而导致平滑肌舒张。NO 半衰期仅 15~30 秒。

由于 NO 的肺血管选择性，且短效、安全，其是美国最常使用的急性血管扩张药物。可以单独使用，浓度可以从 10ppm 到 80ppm，都是安全有效的，最大扩血管作用一般出现在 40ppm。也可以与氧气合用（30% 氧浓度）。但目前国内较少有医用的 NO。

急性血管反应试验常用药物及特点见表 13-1。

表 13-1　急性血管反应试验常用药物及特点

| 药物 | 使用途径 | 半衰期 | 剂量范围 | 增加剂量 | 每剂持续时间 |
|---|---|---|---|---|---|
| 依前列醇 | 静脉输入 | 3min | 2~12ng/（kg·min） | 2ng/（kg·min） | 10min |
| 腺苷 | 静脉输入 | 5~10s | 50~350μg/（kg·min） | 50μg/（kg·min） | 2min |
| 一氧化氮 | 吸入 | 15~30s | 10~20ppm | — | 5min |
| 伊洛前列素 | 吸入 | 20~25min | 10~20μg | — | 20~30min |

目前公认的阳性标准是肺动脉平均压下降至少 10mmHg 并 <40mmHg，同时心排血量增加或至少不变，这个指标能够更好地识别对钙离子拮抗剂（CCB）有持续反应的患者。对于先

天性心脏病合并肺动脉高压患者急性血管反应的评价与常用的标准不同。需要关注的指标是 PVR 和 Rp/Rs 的降低，由于使用扩血管药物后，患者的心排血量可能会增加，因此抵消 PVR 下降，mPAP 可能下降并不明显。

（范俊平　田　庄）

## 参考文献

［1］马展鸿 . 肺循环疾病的右心导管检查［M］// 陆慰萱，王辰 . 肺循环病学 . 北京：人民卫生出版社，2007：196-209.

［2］Bonow RO, Mann DL, Zipes DP, et al. Braunwald's Heart Disease: A Textbook of Cardiovascular Medicine［M］. 9th ed. Philadelphia, PA: Elsevier, 2011: 383-403.

# 第 2 篇

# 呼吸系统常见疾病

# 第 14 章

# 慢 性 咳 嗽

**培训目标:**

掌握慢性咳嗽的定义、常见原因、诊断流程和治疗方法。

## 一、定义

以咳嗽为主要症状,时间 >8 周,胸部 X 线检查无明显异常,称为慢性咳嗽。

## 二、诊断及评估

### (一)诊断原则

1. 重视病史,包括耳鼻咽喉和消化系统疾病病史、职业和环境因素暴露史、吸烟及用药史。

2. 根据病史选择有关检查,由简单到复杂。

3. 先考虑常见病,后考虑少见病。

4. 诊断和治疗两者可同步或顺序进行。

5. 治疗有效是明确病因诊断的前提。

6. 治疗无效时应评估是否诊断错误,治疗强度和时间是否足够,有无影响治疗疗效的因素,如职业或环境暴露因素。

### (二)病因诊断

慢性咳嗽病因诊断流程见图 14-1。

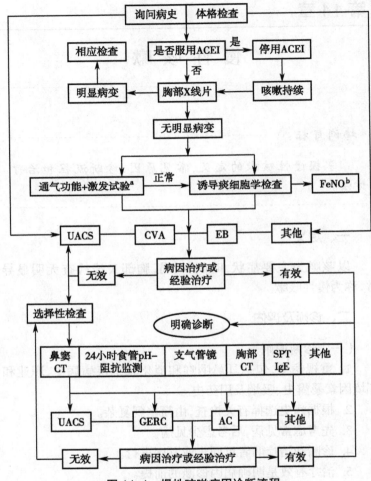

**图 14-1 慢性咳嗽病因诊断流程**

a: 呼气流量峰值（PEF）平均变异率 >10%，或支气管舒张试验阳性亦可作为诊断标准；b: 呼出气一氧化氮（FeNO）检查不可作为病因的确诊依据，但可以作为嗜酸性粒细胞性炎症相关咳嗽的参考指标。ACEI: 血管紧张素转换酶抑制剂；UACS: 上气道咳嗽综合征；CVA: 咳嗽变异性哮喘；EB: 嗜酸性粒细胞性支气管炎；SPT: 皮肤点刺试验；GERC: 胃食管反流性咳嗽；AC: 变应性咳嗽

### （三）咳嗽的评估

1. 视觉模拟评分 VAS 评分系统，由患者根据自己的感受在标记 0~10cm 的直线上划记相应刻度以表示咳嗽的程度。

2. 咳嗽症状积分 见表 14-1。

表 14-1 咳嗽症状积分表

| 分值 | 日间咳嗽症状积分 | 夜间咳嗽症状积分 |
|---|---|---|
| 0 | 无咳嗽 | 无咳嗽 |
| 1 | 偶有短暂咳嗽 | 入睡时短暂咳嗽或偶有夜间咳嗽 |
| 2 | 频繁咳嗽，轻度影响日常活动 | 因咳嗽轻度影响夜间睡眠 |
| 3 | 频繁咳嗽，严重影响日常活动 | 因咳嗽严重影响夜间睡眠 |

3. 咳嗽生活质量评估 主要为慢性咳嗽影响问卷（CCIQ），包括咳嗽专用生活质量问卷（CQLQ）、莱切斯特咳嗽问卷（LCQ）。

4. 咳嗽频率监测 对患者一定时间内发生的咳嗽频次、强度及特征进行的客观记录和分析。

5. 咳嗽敏感性检查 通过雾化方式使受试者吸入一定量的刺激物气溶胶颗粒，刺激相应的咳嗽感受器而诱发咳嗽，并以激发咳嗽 $\geq 2$ 次或 $\geq 5$ 次的吸入物浓度（$C_2$ 和 $C_5$）作为咳嗽敏感性的指标。常用辣椒素吸入进行咳嗽激发试验。

## 三、常见病因的诊断及治疗

### （一）上气道咳嗽综合征（upper airway cough syndrome，UACS）

1. 诊断标准

（1）发作性或持续性咳嗽，以白天为主，入睡后较少。

（2）有鼻部和 / 或咽喉疾病的临床表现和病史。

（3）辅助检查支持鼻部和 / 或咽喉疾病的诊断。

（4）针对病因治疗后咳嗽可缓解。

2. 治疗

（1）非变应性鼻炎、普通感冒：治疗首选第一代抗组胺药及减充血剂。

（2）变应性鼻炎：首选鼻腔吸入糖皮质激素和口服第二代抗组胺药治疗；其他如白三烯受体拮抗剂，特异性变应原免疫治疗。

（3）慢性鼻窦炎：细菌性鼻窦炎多为混合感染，抗感染是重要治疗措施；长期低剂量大环内酯类不作为常规治疗；可联合鼻吸入糖皮质激素。疗程3个月以上；必要时行鼻内镜手术。

（4）对症治疗：局部减充血剂，黏液溶解剂，鼻腔冲洗。

**（二）咳嗽变异性哮喘（cough variant asthma，CVA）**

1. 诊断标准

（1）慢性咳嗽，常伴有夜间刺激性咳嗽。

（2）支气管激发试验阳性；呼气流量峰值（peak expiratory flow，PEF）平均变异率 >10% 或支气管舒张试验阳性。

（3）抗哮喘治疗有效。

2. 治疗　治疗原则与支气管哮喘治疗相同。推荐使用吸入糖皮质激素和支气管舒张剂（$\beta_2$ 受体激动剂）的复方制剂，治疗时间至少8周。

严重者需要口服糖皮质激素治疗（10~20mg/d，3~5 日）。也可以应用白三烯受体拮抗剂和中药。

**（三）嗜酸性粒细胞性支气管炎（eosinophilic bronchitis，EB）**

1. 诊断标准

（1）慢性咳嗽，表现为刺激性干咳或伴少量黏痰。

（2）胸片正常。

（3）肺通气功能正常，无气道高反应性，PEF 平均周变异率正常。

（4）痰细胞学检查嗜酸性粒细胞比例≥2.5%。

（5）排除其他嗜酸性粒细胞增多性疾病。

（6）口服或吸入糖皮质激素有效。

2. 治疗　首选吸入糖皮质激素治疗,持续应用 8 周以上；初始治疗可联合应用泼尼松口服 10~20mg/d,持续 3~5 日。

**（四）胃食管反流性咳嗽（gastroesophageal reflux-related cough，GERC）**

1. 诊断标准

（1）慢性咳嗽,以白天咳嗽为主。

（2）食管 24 小时 pH 监测 DeMeester 积分≥12.7 和/或症状相关概率（symptom association probability，SAP）≥80%,症状指数≥45%。

（3）抗反流治疗后咳嗽明显减轻或消失。

2. 治疗　调整生活方式。制酸药,常选用质子泵抑制剂或 $H_2$ 受体拮抗剂；以质子泵抑制剂效果为佳,疗程至少 8 周。促胃动力药,如多潘立酮等。

**（五）变应性咳嗽（atopic cough，AC）**

1. 诊断标准

（1）慢性咳嗽,多为刺激性干咳。

（2）肺通气功能正常,支气管激发试验阴性。

（3）诱导痰嗜酸性粒细胞不增高。

（4）具有下列指征之一：有过敏性疾病史或过敏物质接触史；变应原皮试阳性；血清总 IgE 或特异性 IgE 增高；糖皮质激素或抗组胺药治疗有效。

2. 治疗　吸入糖皮质激素治疗 4 周以上；初期可短期（3~5 日）口服糖皮质激素。

## 四、其他病因

**（一）其他慢性咳嗽的病因**

包括慢性支气管炎、支气管扩张症、气管-支气管结核、血管紧张素转换酶抑制剂和其他药物诱发的咳嗽、支气管肺癌、心理性咳嗽。

## （二）少见和罕见慢性咳嗽的病因

1. 上气道疾病　包括声门下多形性腺瘤、声门下黏膜相关组织淋巴瘤、喉癌、会厌发育不全、舌根异位涎腺、扁桃体肿大、腭垂过长、阻塞性睡眠呼吸暂停。

2. 气管疾病　包括气管支气管软化症、骨化性支气管病、复发性多软骨炎、巨大气管支气管征、气管狭窄、支气管内错构瘤、气管憩室、支气管异物、气管腺样囊腺癌、气管支气管淀粉样变、支气管结石。

3. 肺部疾病　包括肺泡微石症、肺间质纤维化、肺泡蛋白沉积症、淋巴管肌瘤病、肺朗格汉斯细胞组织细胞增生症等多种肺部病变。

4. 纵隔疾病　包括心脏副神经节瘤、心包囊肿、胸腺瘤、创伤后假性主动脉瘤、心律失常及左心功能不全、食管囊肿、食管肿瘤、霍奇金淋巴瘤、纵隔脂肪过多症。

5. 其他　包括颈椎病、肝海绵状血管瘤、迷走神经球瘤、乳糜泻、舌下异位甲状腺、外耳道耵聍、胸膜子宫内膜异位症。

## （三）不明原因慢性咳嗽

必须经过系统的慢性咳嗽病因检查,排除已知的慢性咳嗽病因,针对慢性咳嗽病因治疗无效的情况下,方可考虑不明原因慢性咳嗽（unexplained chronic cough, UCC）。

治疗方面包括药物治疗（加巴喷丁、阿米替林、巴氯芬、卡马西平、普瑞巴林等）和非药物治疗（语言病理治疗及咳嗽抑制性理疗,统称为咳嗽抑制性治疗）。

## 五、经验性治疗

病因诊断不确定的情况下,根据病情和可能的诊断给予相应的治疗措施,通过治疗反应来确立或排除诊断。

1. 推荐首先针对慢性咳嗽的常见病因进行治疗。

2. 建议根据病史推测可能的慢性咳嗽病因并进行相应的治疗。

3. 建议根据临床特征将慢性咳嗽分为激素敏感性咳嗽（包括 CVA、EB 及 AC）、UACS 和 GERC，进行经验治疗。

4. 咳嗽伴咳脓痰或流脓鼻涕者建议用抗生素治疗。

5. 建议 UACS 或 PNDS（postnasal drip syndrome，鼻后滴漏综合征）、CVA、EB 的经验性治疗疗程为 1~2 周，GERC 至少 2~4 周，口服糖皮质激素一般不超过 1 周。

6. 经验治疗有一定的盲目性，应注意排除支气管恶性肿瘤、结核和其他肺部疾病。

## 六、常用镇咳及祛痰药物

### （一）镇咳药物

1. 中枢性镇咳药　①依赖性镇咳药：可待因、福尔可定；②非依赖性镇咳药：右美沙芬、喷托维林、右啡烷。

2. 外周性镇咳药　那可丁、苯丙哌林、莫吉司坦、苯佐那酯。

### （二）祛痰药物

作用机制包括增加分泌物的排出量；降低分泌物黏稠度；增强纤毛的清除功能。常见的有愈创木酚甘油醚、桃金娘油、氨溴索、溴己新、乙酰半胱氨酸、羧甲司坦等。

（杨燕丽）

**参考文献**

中华医学会呼吸病学分会哮喘学组 . 咳嗽的诊断与治疗指南（2015）［J］. 中华结核和呼吸杂志，2016，39（5）：323-354.

# 第15章

# 呼吸困难

## 一、定义及分类、分级

### （一）定义

呼吸困难指患者某种不同强度、不同性质的空气不足、呼吸不畅、呼吸费力及窒息等呼吸不适感的主观体验，伴或不伴呼吸费力表现，如张口呼吸、鼻翼扇动、辅助呼吸肌参与呼吸运动等，也可伴有呼吸频率、深度与节律的改变，患者的精神状况、生活环境、文化水平、心理因素及疾病性质等对其呼吸困难的描述具有一定的影响。

### （二）分类

1. 按病程　急性呼吸困难（3 周以内）、慢性呼吸困难（3 周以上）。

2. 按病因　肺源性呼吸困难（吸气性、呼气性、混合性）、心源性呼吸困难、中毒性呼吸困难、血源性呼吸困难和神经精神性呼吸困难。

### （三）分级

呼吸困难严重度的评价，可分为四级：

Ⅰ级：在生理活动下无呼吸困难。

Ⅱ级：在重体力活动下如上楼时出现呼吸困难。

Ⅲ级：在轻体力活动下如平地步行出现呼吸困难。

Ⅳ级：静息时即有呼吸困难。

## 二、常见机制及病因

1. 通气功能障碍　腹部或胸部巨大肿块,支气管哮喘、肺气肿、支气管炎,气管内肿瘤,肺间质纤维化,脊柱后凸及侧弯,淋巴管性肿瘤,肥胖,中枢及外周气流受限,胸膜肥厚,胸壁及膈肌扩展受限或膈肌麻痹,肺扩张受限,胸壁烧伤后焦痂形成,气管或喉头水肿或狭窄。

2. 呼吸泵功能减退　重度过度充气,神经肌肉疾病,肥胖,胸腔积液,气胸,脊髓灰质炎。

3. 呼吸驱动增加　心排血量减少,有效血红蛋白减少,如中毒等,低氧血症,肾脏疾病,肺内呼吸感受器兴奋增加。

4. 无效通气　肺毛细血管毁损,肺大血管阻塞。

5. 心理异常因素　焦虑,躯体化障碍,抑郁,癔症。

## 三、诊断及鉴别诊断

### （一）根据呼吸困难发生时间的长短鉴别

1. 急性呼吸困难　常见病因及鉴别诊断要点见表 15-1。

表 15-1　急性呼吸困难常见病因的鉴别诊断要点

| 病因 | 鉴别诊断要点 |
|---|---|
| 气道阻塞:喉痉挛、异物吸入 | 有异物吸入或呛咳史;听诊可在喉部或大气道闻及吸气相哮鸣音 |
| 急性呼吸窘迫综合征 | 有肺部感染、误吸、脓毒症等高危因素;呼吸增快、窘迫;胸片:双肺浸润阴影;$PaO_2$/吸入氧浓度（$FiO_2$）≤300mmHg;除外心源性肺水肿 |
| 肺栓塞 | 有制动、创伤、肿瘤、长期口服避孕药等诱发因素;合并深静脉血栓形成的症状与体征;血 D- 二聚体测定有排除意义 |
| 肺炎 | 伴有咳嗽、咳痰、发热、胸痛等;肺部听诊闻及湿啰音及哮鸣音 |

| 病因 | 鉴别诊断要点 |
|---|---|
| 慢性阻塞性肺疾病及急性加重 | 有吸烟史、粉尘接触史；慢性咳嗽、咳痰及喘息病史；进行性呼吸困难；桶状胸、呼气相延长，肺气肿体征等 |
| 哮喘及急性加重 | 过敏史，哮喘史，双肺呼气相哮鸣音 |
| 气胸 | 有抬举重物等用力动作或咳嗽、屏气等诱发因素；合并一侧胸痛；体检发现气管向健侧移位，患侧胸部膨隆，呼吸运动减弱，叩诊呈过清音或鼓音，听诊闻及呼吸音减弱或消失 |
| 肺间质疾病 | 有职业及环境暴露；进行性呼吸困难；干咳；肺部吸气相湿啰音；杵状指（趾） |
| 心功能不全 | 多有高血压、冠心病、糖尿病等基础疾病；感染、劳累、过量或过快输液等诱因；体检发现双肺湿啰音，左心扩大，可闻及奔马律或心脏杂音；胸片：肺淤血、心脏增大等征象 |
| 精神或心理性 | 有情绪异常、神经质、焦虑和抑郁状态；伴有叹气 |

2. 慢性呼吸困难

（1）气道阻塞性疾病：胸腔外气道阻塞（异物、肿瘤、气管切开、长期气管插管）、哮喘、慢性支气管炎、支气管扩张等。

（2）肺部疾病：最常见的呼吸困难的原因，包括慢性阻塞性肺疾病（简称慢阻肺）、肺炎、重症肺结核、支气管扩张、呼吸窘迫综合征、肺水肿、肺间质疾病等。

（3）胸膜疾病：大量胸腔积液、胸膜广泛增厚、胸膜肿瘤等。

（4）纵隔疾病：纵隔炎症、气肿、肿瘤等。

（5）影响呼吸运动的疾病：脊柱后凸侧弯、强直性脊柱炎、膈肌麻痹、重症肌无力、重度腹胀、大量腹腔积液、腹部巨大肿瘤、膈下脓肿等。

（6）心脏疾病：心脏瓣膜病、高血压心脏病、冠状动脉粥样硬化性心脏病（简称冠心病）、心肌病、肺源性心脏病、心包积液、缩窄性心包炎、先天性心脏病等。

（7）神经疾病：脑肿瘤、脑炎、脑血管意外、颅脑损伤、睡眠呼吸暂停综合征、原发性肺泡低通气综合征等。

（8）结缔组织疾病：类风湿关节炎、系统性红斑狼疮、硬皮病、皮肌炎、干燥综合征、结节性多动脉炎、肉芽肿性多血管炎等累及肺脏。

（9）神经症：高通气综合征等。

（10）其他：器官移植后。

**（二）根据肺功能检查结果鉴别**

1. 限制性通气功能障碍　肺的通气和换气均受到影响，肺活量和肺总量下降，可由肺外或肺本身因素引起，一般在活动时无明显不适，但在活动后出现明显的呼吸困难。包括各种原因引起的呼吸受限、胸腔积液、广泛胸膜增厚、肺间质纤维化等。

2. 阻塞性通气功能障碍　气道阻力增加引起呼吸困难、呼气流速减慢，第 1 秒用力呼气容积占用力肺活量比值下降。可见于支气管哮喘、慢阻肺、弥漫性泛细支气管炎等。

**（三）根据伴随症状鉴别**

1. 伴胸痛　见于肺炎、肺栓塞、胸膜炎、气胸、急性心肌梗死、肺癌等。

2. 伴咳嗽、咳痰　见于慢性支气管炎、慢阻肺、肺脓肿等。

3. 伴发热　见于肺炎、胸膜炎、肺脓肿等。

4. 伴意识障碍　见于脑血管意外、急性中毒、肺性脑病等。

5. 伴咯血　见于肺结核、肺癌、支气管扩张等。

**（四）呼吸困难的鉴别诊断原则**

1. 系统　呼吸困难不仅涉及呼吸系统疾病，还应扩大鉴别诊断思路，包括肺外疾病，如心血管系统（心功能不全）、神经系统（神经病变）、运动系统（肌肉疾病）和血液系统疾病等。

2. 有序　注意疾病的轻重缓急，依照一定的原则顺序进行，先排除对生命威胁较大的急症和重症，如心脏疾病（急性心功能不全、心肌梗死及心脏压塞等）、气道内异物、自发张力性气胸、肺栓塞等,再进行其他慢性疾病的鉴别诊断。

3. 快速　即应尽快判断是否为危及患者生命的急症、重症,以减少呼吸困难鉴别过程中存在的危险性。

4. 准确　应在系统检查基础上,力求准确判断呼吸困难的性质和程度,尽早针对呼吸困难的病因进行有效治疗。

## 四、处理

由于引起呼吸困难的病因不同,很难有适用于所有呼吸困难的共同的处理模式。对任何原因引起的呼吸困难,最根本的处理措施为针对患者原发病的治疗,即病因治疗。急性呼吸困难处理流程见图 15-1。

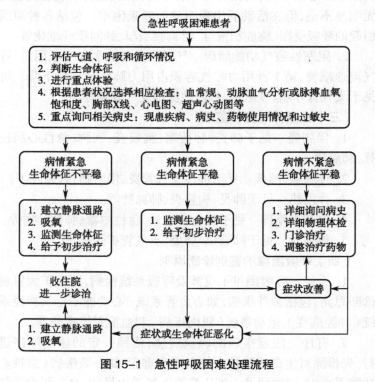

图 15-1　急性呼吸困难处理流程

（杨燕丽）

## 参考文献

［1］呼吸困难诊断、评估与处理的专家共识组. 呼吸困难诊断、评估与处理的专家共识［J］. 中华内科杂志，2014，53（4）：337-341.

［2］Parshall MB，Schwartzstein RM，Adams L，et al. An official American Thoracic Society statement：update on the mechanisms，assessment，and management of dyspnea［J］. Am J Respir Crit Care Med，2012，185（4）：435-452.

［3］蔡柏蔷，李龙芸. 协和呼吸病学［M］. 2版. 北京：中国协和医科大学出版社，2010：201-205.

［4］刘又宁. 呼吸内科学高级教程［M］. 北京：人民军医出版社，2016：135-137.

# 第16章

# 咯 血

**培训目标：**

（1）掌握咯血的诊断与鉴别诊断。

（2）掌握大咯血的急诊处理方法。

## 一、定义

咯血（hemoptysis）是指喉以下呼吸道任何部位的出血，经喉头、口腔而咯出。咯血是呼吸内科临床常见的症状，也是呼吸内科常遇到的急症之一。咯血5%来源于肺动脉系统（肺循环），多数出血量不大，95%来源于支气管动脉系统（体循环），其血管腔内压力高，因此常常出血量较大。

## 二、病因

引起咯血的病因众多。根据出血部位进行分类（如气道、肺实质、肺血管），另有出凝血异常导致的咯血、罕见病因导致的咯血。部分咯血患者即使接受了包括CT及支气管镜检查在内的仔细评估后仍未发现病因，称之为隐源性咯血或者特发性咯血，详见表16-1。

## 三、评估及处理

### （一）咯血量的判断

小量咯血是指每24小时咯血<100ml；中等量咯血是指每24小时咯血100~500ml；大咯血是指24小时>500ml，或一次咯血量>100ml。

表 16-1 咯血的病因

| 病因分类 | 疾病举例 |
|---|---|
| 支气管疾病来源 | 支气管炎、支气管扩张、支气管肺癌、支气管腺瘤、支气管内膜结核、外伤、气道异物、支气管血管瘘、Dieulafoy病、支气管囊肿、支气管黏膜非特异性溃疡、支气管结石等 |
| 肺实质疾病来源 | 感染：肺结核/非结核分枝杆菌感染、肺脓肿、坏死性肺炎、肺真菌感染、肺寄生虫感染、病毒性肺炎、鼠疫、炭疽病等<br>结缔组织病：系统性血管炎（显微镜下多血管炎、坏死性肉芽肿性血管炎、白塞病），狼疮性肺炎，抗磷脂抗体综合征，淀粉样变，肺出血肾炎综合征<br>特发性肺含铁血黄素沉着症；肺挫伤、医源性肺损伤 |
| 原发血管来源 | 肺动静脉畸形、肺动脉假性动脉瘤、肺栓塞<br>肺静脉压升高：二尖瓣狭窄、左心衰竭、先天性心脏病等<br>医源性：继发于肺动脉导管操作的肺动脉破裂等 |
| 出凝血异常 | 抗凝药物、抗血小板药物、抗血管生成药物、弥散性血管内凝血，血小板功能障碍，血小板减少（免疫性血小板减少性紫癜、血栓性血小板减少性紫癜等），血友病 |
| 罕见原因的出血 | 肺子宫内膜异位症、Ehlers-Danlos综合征血管型 |
| 隐源性出血 | |

　　小量及中等量咯血进入非大咯血流程进行鉴别诊断和处理，并进行进一步的治疗，如图 16-1 所示。大咯血死亡率高，以积极挽救生命为目的，在积极进行必要检查的同时进行治疗，进入大咯血处理流程，如图 16-2所示。

**（二）非大咯血临床诊断及处理流程**

　　非大咯血临床诊断及处理流程见图 16-1。

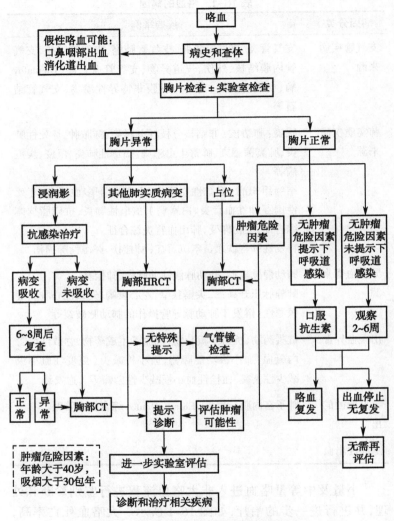

图 16-1　非大咯血临床诊断及处理流程

1. 病史和查体

（1）除外口鼻咽部出血及消化道出血（假性咯血，表 16-2）。

**表 16-2　假性咯血的临床特征**

| 出血部位 | 临床表现 | 查体所见 | 进一步检查 |
|---|---|---|---|
| 口鼻咽部出血 | 牙龈出血、鼻出血，轻度咳嗽或不咳嗽 | 牙龈炎，舌部、鼻咽部或喉部的静脉曲张、毛细血管扩张或溃疡 | 鼻咽镜 |
| 上消化道出血 | 上腹部不适，恶心、呕吐，呕吐咖啡样物或暗红色血，黑便，胃肠道疾病、肝硬化病史 | 上腹部压痛，或慢性肝病表现（肝掌、蜘蛛痣、腹水等） | 呕吐物 pH 检测为酸性，呕吐物中有食物残渣，胃管见血引出；可行胃肠镜检查及消化道造影 |

（2）详细询问病史：可以为判断出血的部位和原因提供重要线索（表 16-3）。要详细询问患者的现病史，如询问患者的发病特点、发病急缓、是否反复发作、痰液性质、伴随症状等，既往史要询问肺部基础疾病史、心脏基础疾病史、结缔组织病相关病史、感染病史、药物使用史、手术史等，并评估肺栓塞风险、恶性肿瘤风险等；个人史要询问吸烟史、职业暴露、违禁药物使用、女性周期性咯血、旅游史及特殊饮食等。

**表 16-3　对于鉴别诊断有价值的病史信息**

| 病史发现 | 提示病因 |
|---|---|
| 抗凝/抗血小板/抗血管药物使用 | 出凝血异常 |
| 咳嗽 | 支气管扩张、慢阻肺、异物、肺炎、结核、新生物等 |
| 咳痰 | 支气管扩张、慢阻肺、肺炎、结核等 |
| 发热 | 支气管炎、肺脓肿、肺炎、结核、肺栓塞、肿瘤等 |

| 病史发现 | 提示病因 |
|---|---|
| 心脏病史 | 心力衰竭 |
| 免疫抑制 | 支气管炎、肺炎、肺脓肿、结核等 |
| 近期手术或制动史 | 肺栓塞等 |
| 吸烟 | 支气管炎、慢阻肺、肿瘤等 |
| 外伤史 | 气道外伤、肺栓塞等 |
| 体重减轻 | 慢阻肺、肿瘤、结核等 |

（3）体格检查：

1）评估生命体征（氧饱和度、血压、心率、呼吸情况）。心动过速、低血压、低氧饱和度提示高风险；是否存在呼吸窘迫的体征（呼吸急促、心动过速、辅助呼吸肌使用、发绀、乏力或出汗等），以鉴别患者是否需进行紧急处理。

2）皮肤黏膜有无毛细血管扩张；杵状指（趾）与支气管扩张、肺脓肿、肺癌及其他疾病相关；颈静脉怒张提示右心功能不全；颈部及锁骨上淋巴结肿大提示肺癌可能。

3）肺部查体是否存在局限性哮鸣音、固定湿啰音或是双肺底湿啰音等异常；心脏查体舒张期隆隆样杂音提示二尖瓣狭窄。

4）对称的双下肢水肿提示右心功能不全，而不对称的下肢水肿提示下肢静脉血栓，等等。

2. 实验室检查　①血常规：血红蛋白用于评估出血的程度和时间，白细胞计数及分类计数用于寻找感染证据，血小板计数用于明确有无血小板减少；②尿液分析和肾功能检查：用于筛查诸如肺出血肾炎综合征或肉芽肿性多血管炎等肺肾综合征；③肝功能检查及凝血功能检查：用于明确有无凝血异常；④痰病原学检查：用于评估感染。如果怀疑心力衰竭，则血浆脑钠肽（BNP）检查可能有帮助，而 D- 二聚体检查可能有助于筛查肺栓塞。

3. 胸部影像学检查

（1）胸片作为咯血患者常规检查。

（2）对于有恶性肿瘤风险或胸片提示可疑风险的患者,需要在初始评估时行胸部 CT,胸部 CT 可以很好地评估支气管扩张、肺部浸润、结节、空洞等肺内病变,但不能检测到支气管炎或细微的黏膜异常。

（3）高分辨率 CT（HRCT）：可以更好地评估支气管扩张、肺泡填充、空洞、占位等。

（4）CT 肺动脉造影（CT pulmonary angiography, CTPA）：对于怀疑有肺栓塞风险的患者,CTPA 评估有无肺栓塞。

（5）螺旋 CT 动脉造影（multidetector CT angiography technique, MDCTA）：评估来自支气管动脉出血的位置和血管畸形,尤其对于大咯血患者,MDCTA 评估可帮助确定出血部位,以指导后续的介入治疗栓塞或手术。

（6）对于有恶性肿瘤风险,但完善胸片检查、CT、支气管镜检查后,仍未发现异常的患者,需观察 3 年,并根据患者的肿瘤危险因素选择胸片或 CT 进行随诊,必要时可以考虑复查支气管镜。

4. 支气管镜检查　支气管镜检查有助于确定出血的部位,气管镜检查可发现细微的支气管黏膜病变（如支气管炎、Dieulafoy 病或 Kaposi 肉瘤）,且在获取病理或细胞学样本方面独具优势。

对于非大咯血患者,应使用可弯曲支气管镜,可以观察到段乃至亚段的病变,提高诊断率。

下列情况建议行可弯曲支气管镜检查:①怀疑有局部病变者;②对于影像学正常或非局限性异常,为除外支气管内病变者;③有肺癌可能或高危因素者,例如男性,年龄超过 40 岁,有大量吸烟史者;④咯血超过 1 周、每次咯血超过 30ml 者或咯血复发者。

5. 治疗

（1）一般治疗:卧床休息,缓解紧张情绪,保持大便通畅;吸氧,保持气道通畅,鼓励将血咯出,祛痰,咳嗽剧烈的可适当止咳。

（2）针对病因进行治疗:例如感染引起的咯血应积极抗感

染,肿瘤引起的咯血应给予适当的肿瘤相关治疗。

（3）药物止血:小量咯血时可应用云南白药、氨甲环酸、卡巴克络等;中到大量咯血可再加用垂体后叶素及其他(见大咯血处理流程)。

**（三）大咯血处理流程**

1. 初步评估,收入重症监护病房(intensive care unit, ICU),启动大咯血处理流程。大咯血患者需紧急处理,其处理流程见图 16-2。

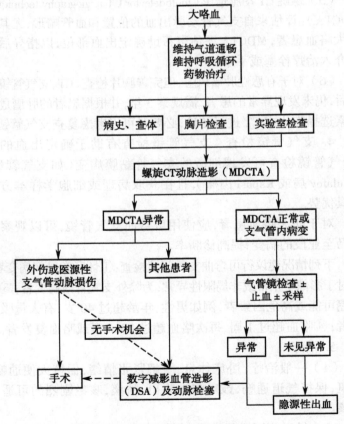

**图 16-2　大咯血处理流程**

部分患者虽未达到大咯血,但仍需进入 ICU 或监护室进行密切监测和进一步评估:

(1)高出血风险患者(例如:曲霉菌病,肺动脉血管受侵)。

(2)气体交换异常者(呼吸频率 >30 次 /min,呼吸空气时 $SpO_2$<88%,或需要高流量吸氧 >8L/min,或需要机械通气)。

(3)血流动力学不稳定者(血红蛋白 <80g/L,或下降 >20g/L,持续性凝血消耗,低血压需要液体复苏或血管活性药物)。

(4)大咯血患者,以及慢性肺病患者 48 小时咯血 >200ml 或单次 >50ml。

(5)合并呼吸系统合并症(肺部手术史、慢阻肺史等)患者。

(6)合并其他严重合并症(缺血性心脏病需抗血小板药物等)患者。

咯血患者,提示院内死亡的独立危险因素包括入院时胸片检查示浸润累及 2 个或更多个象限(1 分)、肺动脉出血(1 分)、酗酒(1 分)、癌症(2 分)、曲霉菌病(2 分)和机械通气(2 分),超过 2 分建议收入 ICU 或监护室,超过 5 分的需要进行介入造影评估。

2. 初步处理

(1)判断出血是否来源于单侧肺,如果是,来源于哪侧肺,可结合查体及胸片判断哪侧肺出血。

(2)调整恰当体位,患侧卧位,保护非出血肺。

(3)建立通畅气道,可选择大口径气管插管;对于单肺出血,可考虑单腔气管内导管选择性地插入非出血肺主支气管,行单肺通气,或进行双腔气管插管。这样有助于维持足够的气体交换。

(4)纠正低血压、心律失常等。

3. 病史查体　同上文"非大咯血"处相关内容。

4. 实验室检查　血型鉴定和交叉配血,全血细胞计数(白细胞计数、血红蛋白水平、血细胞比容和血小板计数)等,凝血酶原时间（或国际标准化比值）和部分凝血活酶时间,电解质、血尿素氮和肌酐,肝功能测定,动脉血气,尿液分析等检查。

5. MDCTA　MDCTA不仅可以发现肺部病变,如支气管扩张、肺脓肿、肺浸润影及肿块性病变,还可有效识别胸部病灶的体循环动脉血供（支气管动脉来源和非支气管动脉来源的犯罪血管）、肺动脉瘤、肺动静脉畸形等,发现犯罪血管及其起源,指导后续的数字减影血管造影（DSA）治疗。

6. 控制出血

（1）药物治疗

1）垂体后叶素:收缩动脉血管,达到止血目的。5~10U负荷剂量,后10~20U加入5%葡萄糖,以0.1~0.2U/min的速度泵入。冠心病及高血压患者慎用,孕妇禁用。

2）酚妥拉明:通过扩张血管,降低体循环及肺循环压力,达到止血目的。10~20mg加入5%葡萄糖,缓慢静脉滴注或2mg/h静脉泵入。

3）其他止血药物（凝血酶、氨甲环酸、酚磺乙胺等）也可选用。

4）血液制品:对于正在使用抗凝药的患者或凝血异常者,可以输新鲜冰冻血浆纠正;血小板减少的患者可以输血小板纠正。

（2）支气管镜下止血:可通过气囊填塞、冰盐水灌洗、局部用药（1:2 000的肾上腺素生理盐水或凝血酶）、激光治疗和电烙术等技术,对出血病灶进行直接处理,从而达到止血目的。

对于大咯血患者,建议在插管的情况下实施该检查,可提高患者的安全性。大咯血准备进行气道内介入治疗或外科手术治疗者,需要准备好抢救措施,在密切监测下行可弯曲气管镜,以明确出血部位或病因,指导下一步治疗方案。

对于大咯血者,主张使用硬质支气管镜,以便及时吸除血块,保证视野清楚,保持气道通畅,保证患者安全,必要时可进行机械通气或进行局部止血治疗。

（3）数字减影血管造影（digital subtraction angiography，DSA）及支气管动脉栓塞术（bronchial artery embolization，BAE）：DSA 对诊断咯血的来源具有重要的作用。由于支气管动脉来源的咯血多，因此，首选支气管动脉造影；对于提示肺循环异常的，例如肺动静脉瘘、医源性肺动脉破裂或肺动脉栓塞的咯血，则进行肺动脉造影。找出潜在的出血部位，然后在出血血管本身或供应该出血血管的近端血管放置栓塞材料，进行栓塞止血，动脉造影栓塞使肺部出血停止的成功率高。

（4）外科手术治疗：适用于反复大量咯血、内科治疗无效且出血部位明确的患者，一般在支气管动脉栓塞治疗无效的患者才考虑外科手术治疗。

禁忌证为出血原因非原发性肺部疾病，两肺广泛弥漫性疾病，出血部位不明确，合并严重心、脑、肾及其他全身慢性疾病，无法耐受手术者，晚期肺癌无法手术切除或有远处转移者。

手术方案可根据病情选择不同手术治疗方案，例如肺叶切除术或肺段切除术等。

（5）针对病因进行治疗。

（徐　燕）

## 参考文献

［1］蔡柏蔷，李龙芸．协和呼吸病学［M］．2 版．北京：中国协和医科大学出版社，2011．

［2］中华医学会呼吸病学分会．支气管镜诊疗操作相关大出血的预防和救治专家共识［M］．中华结核和呼吸杂志，2016，39（8）：588-591．

［3］Jean-Baptiste E. Clinical assessment and management of massive hemoptysis［J］. Crit Care Med, 2000, 28（5）: 1642-1647.

［4］Ketai LH, Mohammed TL, Kirsch J, et al. ACR appropriateness criteria® hemoptysis［J］. J Thorac Imaging, 2014,

29（3）：W19-W22.

［5］Pramanik B. Hemoptysis with diagnostic dilemma［J］. Expert Rev Respir Med，2013，7（1）：91-97.

［6］Larici AR，Franchi P，Occhipinti M，et al. Diagnosis and management of hemoptysis［J］. Diagn Interv Radiol，2014，20（4）：299-309.

# 第 17 章

# 胸 腔 积 液

**培训目标：**

（1）掌握胸腔积液的病因诊断与鉴别诊断。

（2）掌握渗出液和漏出液的诊断标准。

## 一、定义

由于任何原因导致的胸腔内液产生增加和 / 或再吸收减少，出现胸膜腔内液体增多聚积，就形成胸腔积液（pleural effusion）。

## 二、产生机制及病因

胸腔积液产生机制及常见病因见表 17-1。

表 17-1 胸腔积液产生机制及常见病因

| 产生机制 | 常见病因 |
|---|---|
| 胸膜毛细血管静水压升高 | 心功能不全、缩窄性心包炎、上腔静脉阻塞等 |
| 胸膜毛细血管壁通透性增加 | 胸膜炎、胸膜肿瘤、结缔组织病、肺损伤（肺炎、肺不张、肺栓塞）等 |
| 胸膜毛细血管内胶体渗透压降低 | 低白蛋白血症（肝硬化、肾病综合征等） |
| 壁层胸膜淋巴引流障碍 | 癌性淋巴管阻塞等 |
| 其他来源 | 膈下疾病（胰腺炎）、胸导管破裂等 |

### 三、临床表现

1. **症状**　呼吸困难、咳嗽、胸痛等症状,但不特异。根据不同病因,还可呈现原发病的临床表现。

2. **体征**　少量胸腔积液可以没有异常体征,随着胸腔积液量增加,可以发现患侧局部胸腔饱满、胸腔呼吸运动度减弱,触觉语颤减弱,叩诊呈浊音或实音,以及听诊呼吸音减低或消失等。

### 四、鉴别诊断

胸腔积液鉴别诊断流程见图17-1。

#### （一）证实胸腔积液存在

1. **胸片**　后前位胸片及侧位胸片,50ml胸腔积液在侧位胸片可显示肋膈角变钝,在后前位胸片则需200ml才能显示病变。重症监护病房患者为仰卧位胸片,胸腔积液在仰卧位胸片仅仅表现为患侧肺部密度的增加。

2. **超声检查**　在诊断和定量胸腔积液方面,超声具有优势,可显示胸腔积液病变范围,以及与邻近组织关系,并可探查有无胸腔积液分隔。床旁超声可用于穿刺定位,超声引导下胸腔积液穿刺可显著增加穿刺的成功率。

根据上述结果判定是单侧胸腔积液还是双侧胸腔积液。

#### （二）系统评估

1. 详细的病史评估

（1）现病史:临床症状,以及严重程度、起病快慢、持续时间,伴随症状,例如有无发热、咯血、体重减轻等。

（2）既往史:心脏病病史、肾功能和肝功能异常史、肿瘤史、下肢静脉血栓史、肺部感染病史、结核病病史、结缔组织病病史、介入操作史、手术史、外伤史。

（3）个人史:接触史（尤其是石棉接触史）、职业史、吸烟史。

（4）用药史:尤其是有无甲氨蝶呤、胺碘酮、苯妥英钠、呋喃妥英及β受体阻滞剂等用药史。

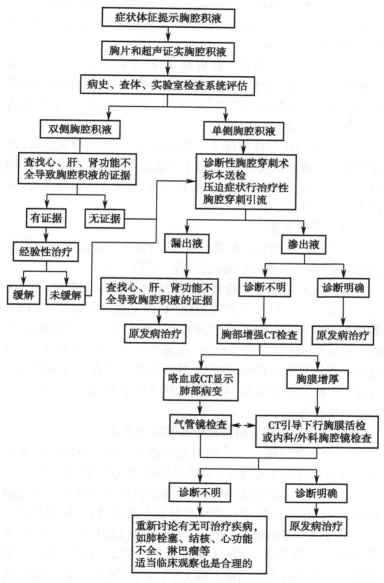

图 17-1 胸腔积液鉴别诊断流程

2. 详细的体格检查　胸部查体见前述。此外详细的全身体格检查还可以发现患者基础疾病,如蜘蛛痣提示肝脏疾病,水肿需要考虑心肾疾病。

3. 其他化验和检查　血常规、肝肾功能检查、血白蛋白等血液检查以及可疑疾病的相关血液学检查。双侧胸腔积液怀疑心功能不全或心包疾病的患者,完善心脏彩超及血 N 末端脑钠肽前体(NT-proBNP)检查。

4. 病因治疗并评估疗效　通过病史、查体和相关检查,查找引起双侧胸腔积液的原因,对于有提示漏出液病因的患者,例如心功能不全、肝功能不全、肾脏疾病等,可给予经验性治疗,并评估治疗疗效。

**(三)胸腔穿刺**

对于新诊断的胸腔积液患者,进行鉴别诊断的下一步是完善胸腔穿刺,获取胸腔积液,进行进一步的鉴别。

标本送检:胸腔积液常规(细胞总数及细胞分类)、生化[pH、总蛋白、白蛋白、乳酸脱氢酶(LDH)、腺苷脱氨酶(ADA)、葡萄糖(Glu)等]、细胞学病理检查(胸腔积液脱落细胞学检查)、病原学(细菌涂片及培养、真菌涂片及培养、抗酸染色、结核菌快速培养和结核核酸检测、特殊病原学检查)、特殊情况下可查 γ 干扰素释放试验(IGRAs)、肿瘤标志物、淀粉酶、甘油三酯及胆固醇等。

**(四)胸腔积液实验室检查及其临床意义**

1. 外观和气味　多数的胸腔积液为黄色,无特异性,其他对于诊断有提示意义的胸腔积液的外观和气味列于表 17-2。

2. 鉴别渗出液还是漏出液　胸腔积液可分为渗出液与漏出液,多采用 Light 标准区别漏出液还是渗出液:①胸腔积液总蛋白和血清总蛋白比值 >0.5;②胸腔积液 LDH 和血清 LDH 比值 >0.6;③胸腔积液 LDH> 正常血清 LDH 的 2/3 上限。符合 1 条及以上即可诊断为渗出液。表 17-3 总结了胸腔积液的常见病因,按照渗出液和漏出液进行区分。

**表 17-2　胸腔积液外观和气味对于病因的提示**

| 外观或气味 | 可能病因 |
| --- | --- |
| 血性 | 恶性胸腔积液、感染相关、外伤、肺栓塞、心肌梗死后胸腔积液、良性石棉相关胸腔积液等 |
| 乳白色 | 乳糜胸或假性乳糜胸 |
| 恶臭味 | 厌氧菌感染致脓胸 |
| 尿味 | 尿素胸 |
| 黑色 | 曲霉菌感染 |
| 浑浊 | 脓胸 |
| 果酱样 | 阿米巴感染 |
| 混有食物残渣 | 食管破裂 |

**表 17-3　胸腔积液常见病因**

| 渗出液 | 漏出液 |
| --- | --- |
| 感染 | 较常见 |
| 　肺炎旁胸腔积液 | 　心功能不全 |
| 　结核性胸腔积液 | 　肝硬化 |
| 　真菌性胸腔积液 | 少见 |
| 恶性肿瘤 | 　腹膜透析 |
| 　肺癌 | 　低白蛋白血症 |
| 　胸膜间皮瘤 | 　甲状腺功能减低 |
| 　淋巴瘤 | 　肾病综合征 |
| 　胸膜转移瘤 | 　缩窄性心包炎 |
| 结缔组织病 | 　二尖瓣狭窄 |
| 　类风湿关节炎 | 罕见 |
| 　系统性红斑狼疮（SLE） | 　Meigs 综合征 |
| 肺栓塞 | 　其他 |
| 良性的石棉相关胸腔积液 | |
| 胰腺炎 | |
| 淋巴系统疾病 | |
| 药物诱发的胸腔积液 | |
| 其他 | |

3. 胸腔积液相关实验室指标及其临床意义　见表 17-4。

表 17-4　胸腔积液相关实验室指标及其临床意义

| 实验室指标 | 临床意义 |
| --- | --- |
| 生化检查 | LDH 和总蛋白,用于 Light 标准,需与血液结果相对比 |
| 病原学检查 | (细菌、真菌、结核等)镜检、培养、药敏检测,如高度怀疑感染,用血培养瓶进行培养可提高检出率 |
| 细胞学 | 如果怀疑恶性胸腔积液,细胞学检查是最为迅速且创伤最小的明确诊断的方法,两次以上的送检有利于提高检出率。胸腔积液细胞学检查可行沉渣包埋,并进一步进行免疫组化分析,以鉴别恶性肿瘤类型并指导后续的治疗 |
| 淋巴细胞 | 淋巴细胞为主型(淋巴细胞计数 >50% 有核细胞)胸腔积液见于:恶性肿瘤(包括转移性腺癌和间皮瘤)、结核、淋巴瘤、心力衰竭、冠状动脉旁路移植术后、类风湿性胸腔积液、乳糜胸、尿毒症性胸腔积液、结节病、黄甲综合征 |
| 中性粒细胞 | 中性粒细胞为主型胸腔积液见于:肺炎旁胸腔积液、肺栓塞、急性结核感染和良性石棉性胸腔积液 |
| pH | 低 pH 见于恶性肿瘤、复杂性肺炎旁胸腔积液、结缔组织疾病、结核和食管破裂 |
| 葡萄糖(Glu) | Glu<3.4mmol/L 见于复杂性肺炎旁胸腔积液、脓胸、类风湿性胸膜炎、结核、恶性肿瘤和食管破裂极低水平的 Glu(<1.6mmol/L)见于类风湿关节炎和脓胸 |
| 腺苷脱氨酶(ADA) | ADA>35U/L 对结核性胸膜炎诊断有较高的敏感性和特异性 |
| 淀粉酶 | 淀粉酶升高见于食管破裂或是胰腺炎相关的胸腔积液 |
| 甘油三酯和胆固醇 | 鉴别乳糜胸和假性乳糜胸(见表 17-5)。 |

续表

| 实验室指标 | 临床意义 |
| --- | --- |
| 血细胞比容 | >50% 血细胞比容提示血胸 |
| NT-proBNP | 升高提示充血性心力衰竭 |
| 肌酐 | 胸腔积液肌酐 > 血肌酐提示尿素胸 |
| 肿瘤标志物 | 升高对于肿瘤有提示（除 CA12-5 外） |
| CA12-5 | 无提示意义 |
| γ 干扰素释放试验或 T-SPOT | 不能鉴别潜伏性结核病和活动性结核病 |

### （五）进一步影像学检查

对于未诊断的渗出性胸腔积液,均应进行 CT 检查,以评估有无恶性疾病。为了更好地显示胸膜病变,建议在胸腔积液充分引流后行增强 CT 检查。液体内悬空的气泡提示分隔。胸腔积液周边的胸膜会明显增强而形成实变影提示脓胸。

CT 扫描有助于区分脓胸及肺脓肿。结节性胸膜增厚、纵隔胸膜增厚、壁层胸膜增厚 >1cm 以及整个胸膜的环形增厚（包括纵隔面）更支持恶性疾病。

PET/CT 检查对于恶性胸腔积液有提示,但胸膜炎症和滑石粉胸膜固定术会导致 PET/CT 的假阳性。

### （六）侵袭性检查

1. 经皮胸膜活检　对于尚未确诊的胸腔积液,如果怀疑恶性肿瘤,且增强 CT 显示区域性胸膜结节或胸膜增厚,影像学引导下细针穿刺活检是可供选择的经皮胸膜活检方法。

2. 胸腔镜　当渗出性胸腔积液在行胸腔穿刺后仍不能明确诊断,而又怀疑恶性肿瘤可能时,则推荐进行胸腔镜检查。临床上胸腔镜检查分为两种:内科胸腔镜和电视胸腔镜外科手术（VATS）。内科胸腔镜可由内科医师或外科医师来操作。通过胸腔镜检查可获取有效的胸膜组织进行病理检查。

3. 气管镜检查　对于未诊断的胸腔积液,不常规推荐气管镜检查,但是,如果有咯血或者影像学提示存在支气管阻塞时,应考虑行支气管镜检查。

### 五、常见病因及临床特征

#### (一)漏出液

**1. 心源性胸腔积液**

(1)其产生原因是由于胸膜毛细血管静水压升高而导致。

(2)约 60% 为双侧胸腔积液,30% 为右侧胸腔积液,10% 为左侧胸腔积液。

(3)胸腔积液性质为漏出液,15%~20% 具有假性渗出液特征,是由于利尿所致。

(4)对于心力衰竭合并单侧胸腔积液,或是伴有发热或胸膜痛,或治疗后不缓解的胸腔积液,需行诊断性胸腔穿刺。

(5)治疗:纠正心力衰竭。如果充分利尿后胸腔积液无减少,建议行治疗性的胸腔穿刺。

**2. 肝性胸腔积液**

(1)由于胸腔腹腔压力差的存在,腹水经由膈肌缺损处进入胸腔。多合并肝硬化或腹水的症状体征。少数情况下可不合并腹水。

(2)约 80% 为右侧胸腔积液,15% 为左侧胸腔积液,双侧胸腔积液少见。

(3)以漏出液为主,但少数情况下合并感染(自发性细菌性胸膜炎)。

(4)治疗:充分控制腹水;对于严重的反复加重患者,可考虑经颈静脉肝内门体分流术或肝移植;尽量避免胸腔积液引流,因为可以导致肾衰竭、蛋白丢失等。

**3. 肾病综合征合并胸腔积液**

(1)由于水钠潴留引起静水压升高和低蛋白血症引起胶体渗透压下降所导致。

(2)多为双侧胸腔积液。

（3）胸腔积液性质为漏出液。

（4）实验室检查血浆白蛋白<30g/L（甚至<20g/L），尿蛋白>3.5g/d。

（5）治疗：治疗蛋白丢失性肾病，尽量避免持续胸腔穿刺引流，以减少额外的蛋白丢失。

**（二）渗出液**

肺炎旁胸腔积液和脓胸：

（1）肺炎旁胸腔积液多继发于肺部感染，通常为肺炎、肺脓肿、支气管扩张合并感染等。脓胸指胸腔积液中存在大量白细胞，表现为浓稠浑浊的液体。

（2）多为单侧，渗出液。

（3）致病菌多种多样，大概40%的患者无法培养出致病菌。对于社区获得性肺炎，常见致病菌为链球菌（链球菌属和肺炎链球菌）、厌氧菌和葡萄球菌。院内获得性肺炎，主要为耐甲氧西林金黄色葡萄球菌和革兰氏阴性杆菌。

（4）治疗：积极应用经验性抗生素全身抗感染治疗，根据病原学结果进行调整。

1）单纯肺炎旁胸腔积液无病原菌存在，不需胸腔穿刺引流，复杂性肺炎旁胸腔积液常有病原菌的胸膜侵犯。pH<7.2、Glu<3.4mmol/L、LDH>1 000U/L提示复杂性肺炎旁胸腔积液，需行胸腔穿刺引流置管（10~14F导管）充分引流。

2）对于脓胸，需行胸腔穿刺引流置管（10~14F导管）充分引流胸腔积液，必要时可选用较大口径的导管，如有多房分隔，需应用纤维蛋白溶解制剂，如胸腔内注射尿激酶（尿激酶50 000~100 000U加入20~100ml盐水中，胸腔内注射，注射后夹闭1~4小时后重新开放引流，必要时可每日1次）。

3）如引流后仍有持续的败血症和/或顽固性脓腔，可考虑手术。

**（三）恶性胸腔积液**

1. 恶性胸腔积液产生机制为胸膜转移，常见的肿瘤为肺癌、乳腺癌,对于有石棉暴露的患者,胸膜间皮瘤是第三种,此外,淋巴瘤、卵巢癌等也可导致恶性胸腔积液。

2. 患者由于胸腔积液的压迫,表现的临床症状为呼吸困难进行性加重,如果有持续的疼痛,需怀疑间皮瘤。

3. 通常导致大量胸腔积液,为渗出液,并以血性胸腔积液多见。

4. 此类患者推荐在充分引流胸腔积液后,完善胸部增强CT检查,部分情况下可发现胸膜结节和/或胸膜增厚。

5. 细胞学病理检查找到瘤细胞是最为重要的检查,单次检测的阳性率在60%左右,建议多次送检。部分患者需进行胸膜穿刺活检,联合细胞学检查和活检有助于提高阳性率。胸腔镜胸膜活检也是推荐的方法。

6. 治疗

(1)无症状者,观察。

(2)如出现压迫症状,需进行治疗性的胸腔穿刺,以缓解压迫症状。

(3)如患者预期生存期>1个月,推荐置入引流管(10~14F)行胸腔积液引流。

(4)胸腔引流管充分引流的同时应给予胸腔内灌注硬化剂以预防胸腔积液复发,除非肺组织已经明显萎陷。

(5)需进行系统性抗肿瘤治疗。

**(四)结核性胸膜炎**

1. 结核性胸膜炎是对分枝杆菌蛋白的Ⅳ型变态反应,因此胸腔积液中分枝杆菌的菌量通常很少。

2. 多表现为干咳、胸膜痛和低热、盗汗等。

3. 单侧为主。

4. 胸腔积液性质为渗出液,葡萄糖降低,淋巴细胞为主。

5. 腺苷脱氨酶(ADA)是迄今为止经过验证最有效的胸腔积液标志物,目前比较广为接受的是以ADA>35U/L作为阈值,敏感度88%~100%,特异度81%~97%。

胸腔积液的 γ 干扰素水平与 ADA 有同样的诊断价值,在结核病低发地区 γ 干扰素释放试验(IGRAs)灵敏度高达 90%,但特异性受限,不能鉴别潜伏性结核病和活动性结核病。

6. 胸腔积液涂片找抗酸杆菌的敏感度 <5%,胸腔积液培养敏感度为 10%~20%。而胸腔镜下胸膜活检是最有可能获得分枝杆菌培养阳性结果(以及药敏)的检查。

7. 给予抗结核治疗(参考第 36 章),症状明显时行胸腔穿刺引流。

**(五)肺栓塞继发胸腔积液**

1. 肺栓塞患者中 20%~50% 可合并胸腔积液。

2. 胸腔积液量一般较少,可以在肺栓塞的同侧、对侧或双侧。

3. 渗出液为主,但胸腔积液特点并不特异,因此尚需结合影像学来判断。

4. 治疗肺栓塞。

**(六)结缔组织病**

1. 类风湿关节炎

(1)约 5% 类风湿关节炎患者合并胸腔积液。往往发生于类风湿关节炎后多年,可以是一过性的、复发性的,或是慢性的。

(2)通常量较少,以单侧为主,少数为双侧。

(3)外观可以是清澈的,乳白色,或血性。

(4)80% 慢性患者胸腔积液生化检测提示 pH 降低(<7.2),伴有葡萄糖减低(<2.8mmol/L),胸腔积液 / 血液的比值 <0.5,LDH 升高(>1 000U/L),类风湿因子可以有升高。急性患者 pH 和葡萄糖水平可正常。

(5)治疗原发病。

2. 系统性红斑狼疮

(1)系统性红斑狼疮患者胸膜受累的发生率约为 5%。

(2)半数为双侧胸腔积液,少数可合并肺受累。

（3）胸腔积液生化检测无特异性，抗核抗体可以有升高。

（4）给予非甾体抗炎药及激素治疗。

**（七）乳糜胸和假性乳糜胸**

如果胸腔积液呈乳白色，应考虑乳糜胸或假性乳糜胸。需进行乳糜试验、甘油三酯和胆固醇的检测，鉴别诊断见表 17-5。偶尔脓胸也表现得非常浑浊，通过实验室离心，脓胸可见清亮上层液，而乳糜胸仍呈牛奶状。

表 17-5　乳糜胸与假性乳糜胸鉴别诊断

| 鉴别要点 | 乳糜胸 | 假性乳糜胸 |
| --- | --- | --- |
| 发病机制 | 胸导管或其分支破裂导致乳糜外渗 | 胆固醇结晶积聚形成"胆固醇积液" |
| 病因 | 创伤：胸部手术（尤其涉及后纵隔的操作，如食管切除术）、胸部外伤<br>肿瘤：淋巴瘤或转移癌<br>其他：淋巴异常疾病（包括淋巴管肌瘤病）、结核、肝硬化、中央静脉闭塞、乳糜腹<br>特发性 | 结核<br>类风湿关节炎 |
| 甘油三酯 | >1.24mmol/L | <0.56mmol/L |
| 胆固醇 | 通常很低 | >5.18mmol/L |
| 胆固醇结晶 | 缺乏 | 通常存在 |
| 乳糜微粒 | 通常存在 | 缺乏 |

（徐　燕）

## 参考文献

［1］Hooper C, Lee YC, Maskell N, et al. Investigation of a unilateral pleural effusion in adults: British Thoracic Society Pleural

Disease Guideline 2010［J］. Thorax, 2010, 65（Suppl 2）: ii4–ii17.

［2］Roberts ME, Neville E, Berrisford RG, et al. Management of a malignant pleural effusion: British Thoracic Society Pleural Disease Guideline 2010［J］. Thorax, 2010, 65（Suppl 2）: ii32–ii40.

［3］Davies HE, Davies RJ, Davies CW, et al. Management of pleural infection in adults: British Thoracic Society Pleural Disease Guideline 2010［J］. Thorax, 2010, 65（Suppl 2）: ii41–ii53.

［4］Villena Garrido V, Cases Viedma E, Fernández Villar A, et al. Recommendations of diagnosis and treatment of pleural effusion. Update［J］. Arch Bronconeumol, 2014, 50（6）: 235–249.

# 第 18 章

# 胸　痛

Diseanl labeline. Bilo J. J. Ilirol . 2010; 65: S...

...a Guiddi 8, Ber... 3.100...

of a nulhamin plantal do........Bul. Thora......Sonics. J. laoul

Diease. Iodeline. 2010; 21: Panno. 21 10. ; 65 (suppl.) 2.

.] Davisi Un, Ilnvi. Un, Da...ol UV, U V. Alaneaonent d.

pumpul intervion in adulti. Buanh Tharen w. Ianl.......ler...

l labeline 2014; DE. Thooau. 2016; 65 (suppl 2.....

Ed] Yellon Carbl.......

...I..

lbnsion, l bpalh l l.. Amh ronoaon ...

> **培训目标：**
> （1）掌握胸痛的诊断流程。
> （2）掌握心绞痛、急性心肌梗死、肺栓塞等常见胸痛原因的临床特征与诊断方法。

## 一、病因

胸痛是一种主观症状，可引起胸痛的病因包括胸部的器质性病变、胸外的或系统性的器质性病变以及非器质性病变。某些急症胸痛是由可危及生命的疾病导致的，故尤其需要警惕。按发病部位记忆胸痛的病因有助于减少临床漏诊的概率（表 18-1）。

表 18-1　胸痛的常见病因

| 部位 | 疾病 | 发生率 |
|---|---|---|
| 胸壁 | 带状疱疹、肌肉损伤、肋骨骨折、肋软骨炎、胸壁肿瘤 | 36% |
| 肺部/胸膜/纵隔 | 肺炎、肺栓塞/梗死、肺动脉高压、气道高反应性疾病、感染性胸膜炎、风湿性胸膜炎、胸膜肿瘤、气胸、纵隔炎、纵隔肿瘤 | 5% |
| 心血管 | 冠心病（心绞痛、急性冠脉综合征、心肌梗死）、心瓣膜病、心包炎、主动脉夹层 | 16%[*] |

续表

| 部位 | 疾病 | 发生率 |
|---|---|---|
| 胃食管 | 反流性食管炎、食管动力异常、贲门撕裂、溃疡病 | 19% |
| 精神心理疾病 | 焦虑 / 抑郁、惊恐发作、高通气综合征、装病 | 8% |
| 其他 | 腹部（胆囊炎、胰腺炎）、系统性疾病 | 16% |

注：* 在年龄 >40 岁的患者群中，心血管疾病比例可高达 50%

## 二、评估

### （一）病史采集

1. 疼痛性质

（1）心肌缺血性疾病患者多描述其为"压榨性疼痛"，甚至不描述为疼痛，而仅描述紧缩感、窒息感，甚至是烧灼感。

（2）胃食管反流患者的胸痛常为"烧灼感"。

（3）带状疱疹或神经性疼痛的患者常描述为刺痛或刀割样锐痛。

（4）具有劈裂或撕裂样性质的急性胸痛有助于诊断急性主动脉夹层。

2. 疼痛部位和定位

（1）内脏性疼痛如心肌缺血性疾病患者常无明确定位，或其定位并无助于判断其缺血部位。

（2）有定位的局限性疼痛常提示为胸壁或胸膜疾病。

3. 放射性

（1）心肌缺血的疼痛可能放射至颈部、下颌、牙齿、上肢或肩部。

（2）急性胆囊炎可出现右肩疼痛。

（3）主动脉夹层可放射至肩胛骨之间。

（4）心包炎疼痛常放射至单侧或双侧斜方肌。

4. 时间特性

（1）气胸或血管事件（如主动脉夹层或急性肺栓塞）相关性疼痛通常突然起病，开始时的疼痛最剧烈。

（2）缺血性疼痛更常见的发作方式为随着时间推移疼痛渐强。

（3）胃食管疾病导致痉挛性疼痛常为有规律的阵发性疼痛。

（4）在持续时间上，仅持续数秒的胸部不适或持续数周的疼痛都不是缺血所致。心肌缺血所致疼痛一般至少持续数分钟。数年内未进展的疼痛则更可能为功能性。

5. 诱发因素

（1）与进食相关的疼痛常提示上消化道疾病，但餐后胸痛也可由心脏疾病所致。

（2）劳力性胸部不适是心绞痛的典型症状，但食管疼痛可呈类似表现。

（3）因吞咽加重的疼痛很可能为食管源性。

（4）体位或运动以及深呼吸均可能加剧肌肉骨骼源性胸痛。

（5）典型的胸膜性疼痛是在吸气后期或深吸气时出现疼痛。

6. 缓解因素

（1）含服硝酸甘油能缓解的疼痛可以是心源性疼痛，但也可以是由食管痉挛所致。

（2）若疼痛可多次经抑酸治疗或进食后缓解，则很可能为胃食管源性。

（3）休息可缓解的多为缺血性疼痛。

（4）心包炎性疼痛通常可在端坐和前倾体位缓解。

7. 伴随症状

（1）反酸、嗳气、呕吐以及吞咽困难多提示食管疾病，但应警惕心源性疼痛也可出现类似症状。

（2）发热、咳嗽常提示支气管肺疾病，但是仅有咳嗽则还可见于心瓣膜病、心力衰竭和胃食管反流。

（3）晕厥提示疾病可能影响血流动力学，如心肌梗死、主动脉夹层、肺栓塞、肺动脉高压、重度主动脉瓣狭窄。

（4）呼吸困难常提示心肺功能受到明显影响，如心肌缺血、肺栓塞、多种支气管肺实质疾病，但应注意精神性疾病也常可导致呼吸困难。

**（二）体格检查**

1. 患者的一般情况和生命体征常有助于确定病因，更重要的是有助于进行风险分层以及患者的处理决策。

2. 双臂脉搏或血压存在显著差异提示存在主动脉夹层。

3. 患者主诉疼痛部位触诊压痛阳性，则多提示胸壁疾病；如果是皮肤感觉过敏，往往是带状疱疹所致，不一定必须有皮疹。

4. 肺部听诊有助于判断是否存在哮喘、肺部炎症、胸膜炎。

5. 心脏检查（包括坐位和仰卧位的听诊和触诊）可判断是否存在心瓣膜和心包疾病。心肌缺血可能会产生二尖瓣关闭不全杂音或 S4 或 S3 奔马律。

6. 腹部查体有助于判断是否存在胃部、胆囊、胰腺疾病。

**（三）辅助检查**

1. 胸片　如果考虑患者存在心脏、肺、胸膜或肿瘤性病因，胸部放射影像学检查可能有助于胸痛的诊断。对于主动脉夹层，常需行胸部 CT 检查才能做出诊断。

2. 心电图　心电图对急性心肌梗死的风险分层和诊断均具有价值。心电图还有助于判断其他心脏疾病如心瓣膜病、心包疾病。

3. 其他检查　通过病史、体格检查以及心电图和胸部放射影像学检查足以令医师对病因判断产生初步印象，需要通过进一步检查来进行验证,包括心肌灌注或超声心动图负荷试验、肺灌注扫描、骨扫描或胸部 CT 扫描,有时还可以进行诊断性治疗,如诊断性抑酸治疗。

**(四)胸痛的评估策略**

1. 必须首先判断患者是否已经存在生命体征不稳定的情况或存在急症胸痛的可能。急症胸痛是指急性起病,可快速危及生命的胸痛疾病,包括急性冠脉综合征、主动脉夹层、急性肺栓塞、张力性气胸、心脏压塞、纵隔炎(如食管破裂)。应尽快进入急诊处理流程。

2. 考虑存在心源性因素但是病情稳定的患者,可进一步行心脏超声、心肌核素检查进行评估。若不能区分心源性或消化性胸痛,可考虑诊断性抑酸治疗。

3. 基本排除心源性因素后,可根据患者症状体征进行分类评估。

(1)如果提示肌肉骨骼性可能,可考虑进行肋骨平片、骨扫描或胸部 CT 检查,并可同时试予非甾体抗炎药(NSAIDs)治疗观察疗效。

(2)如果提示胃肠道病因可能,最初可采用诊断性抑酸试验,进一步还可进行上消化道造影、胃镜检查。

(3)如果提示呼吸系统病因可能,可进一步行肺部 CT、肺功能或核素灌注显像。

(4)考虑心因性因素应请精神心理科医师会诊评估。

**三、常见病因的鉴别诊断**

常见胸痛病因的鉴别诊断见表 18-2。

表 18-2 常见胸痛病因的鉴别诊断

| 病因 | 疼痛 | 特征 | 心电图 | 胸片 | 相关特征 |
|---|---|---|---|---|---|
| 心绞痛 | 胸骨后压榨感 | 阵发、劳力性 | 可有 ST 段压低 | 正常 | 硝酸甘油有效 |
| 心肌梗死 | 胸骨后压榨感 | 持续 | 对应导联 ST 段压低或抬高 | 心力衰竭时可有肺淤血表现 | 低血压,心肌酶升高 |
| 肺栓塞/梗死 | 胸膜性 | 突发伴呼吸困难 | 多不特异 | 正常。梗死时则可出现胸膜下三角形渗出影 | 深静脉血栓、危险因素 |
| 肺动脉高压 | 逐渐加重 | 伴呼吸困难、乏力 | 电轴右偏,右室肥厚 | 肺动脉段膨隆 | 家族性或免疫性特征 |
| 肺部感染 | 胸膜性 | 快速出现 | 正常 | 渗出实变影 | 发热、咳嗽、咳痰 |
| 气胸 | 单侧、锐痛 | 突发伴呼吸困难 | 正常 | 肺塌陷 | 瘦高体型、气胸既往史 |
| 心包炎 | 胸膜性 | 逐渐加重 | ST 段普遍抬高 | 可有心影增大 | 心包摩擦感 |

续表

| 病因 | 疼痛 | 特征 | 心电图 | 胸片 | 相关特征 |
|---|---|---|---|---|---|
| 主动脉夹层 | 严重撕裂性 | 放射至后背 | 不特异,可有类似左室肥厚或下壁心肌梗死表现 | 可有纵隔增宽 | 休克貌、脉搏改变 |
| 食管痉挛/反流 | 胸骨后 | 烧心,可类似心绞痛 | 正常或不特异 ST-T 改变 | 正常 | 硝酸甘油或抑酸剂有效 |
| 肋软骨炎 | 局部钝痛 | 咳嗽、用力时明显 | 正常 | 正常 | 局部压痛 |
| 带状疱疹 | 单侧锐痛 | 感觉异常 | 正常 | 正常 | 皮疹 |

(邵 池)

**参考文献**

[1] 万学红,卢雪峰. 诊断学[M]. 8 版. 北京:人民卫生出版社,2013:19-20.

[2] Fenster BE, Lee-Chiong TL Jr, Gebhart GF, et al. Chapter 31:Chest pain[M]//Broaddus VC. Murray & Nadel's Textbook of Respiratory Medicine.5th ed. Philadelphia:Saunders, 2016:515-526.

# 第 19 章

# 肺 结 节

**培训目标：**

掌握肺结节的鉴别诊断要点与随访原则。

## 一、定义及分类

肺结节（pulmonary nodule，PN）指肺内直径 ≤3cm 的类圆形或不规则形病灶，影像学表现为密度增高的阴影，可单发或多发，边界清晰或不清晰。根据结节密度不同，可以分为实性结节（solid nodule）、部分实性结节（part-solid nodule）和磨玻璃结节（ground glass nodule，GGN）三种。磨玻璃结节和实性结节的区别在于其内的血管和支气管是否可见。

## 二、进行低剂量 CT 筛查肺癌的推荐

不同的肺癌筛查研究具有不同的标准，具体包括：①年龄 ≥50 岁；②吸烟 >20 包年，未戒烟或戒烟 <15 年；③具有其他发生肺癌的高危因素，如放射性物质氡暴露、特殊职业暴露、癌症家族史、一级亲属患肺癌病史、慢性肺病如慢阻肺和肺纤维化病史。具有上述高危因素的患者可考虑行低剂量 CT（LDCT）进行肺癌筛查。

## 三、低剂量 CT 筛查发现肺结节的随访及处理

### （一）首次 LDCT 发现肺结节的处理流程

1. 实性结节的处理流程见表 19-1。

表 19-1 首次 LDCT 发现肺部实性结节的处理流程

| 结节大小 /<br>mm | 处理方式 |
| --- | --- |
| ≤5 | 每年复查 LDCT |
| 6~7 | 6 个月后复查 LDCT |
| 8~14 | 两种选择(任选其一)<br>a. 3 个月后复查 LDCT<br>b. PET/CT 检查:肺癌低度可疑,3 个月后复查 LDCT;肺癌高度可疑,建议活检或外科手术 |
| ≥15 | 胸部增强 CT 或 PET/CT 检查:肺癌低度可疑,3 个月后复查 LDCT;肺癌高度可疑,建议活检或者外科手术 |
| 支气管腔内结节 | 1 个月后复查 LDCT/ 当出现剧烈咳嗽,可立即复查 LDCT<br>如果结节仍存在,建议支气管镜检查 |

2. 部分实性结节的处理流程见表 19-2。

表 19-2 首次 LDCT 发现肺部部分实性结节的处理流程

| 结节大小 /<br>mm | 处理方式 |
| --- | --- |
| ≤5 | 每年复查 LDCT |
| ≥6,实性成分≤5 | 6 个月后复查 LDCT |
| ≥6,实性成分 6~7 | 两种选择(任选其一)<br>a. 3 个月后复查 LDCT<br>b. PET/CT 检查:肺癌低度可疑,3 个月后复查 LDCT;肺癌高度可疑,建议活检或外科手术 |
| 实性成分≥8 | 胸部平扫(增强)CT 或 PET/CT 检查:肺癌低度可疑,3 个月后复查 LDCT;肺癌高度可疑,建议活检或外科手术 |

3. 磨玻璃结节的处理流程见表 19-3。

表 19-3　首次 LDCT 发现肺部磨玻璃结节的处理流程

| 结节大小 /mm | 处理方式 |
| --- | --- |
| ≤19 | 每年行 LDCT |
| ≥20 | 6 个月后复查 LDCT |

**（二）随访或年度复查 LDCT 发现新结节的处理流程（表 19-4）**

表 19-4　随访或年度复查 LDCT 发现新结节的处理流程

| 新发结节 | 处理方式 |
| --- | --- |
| 怀疑感染或炎症 | 1~3 个月后复查 LDCT；若减小，3~6 个月后复查；若消失或稳定，每年行 LDCT；不变或增大：参见（三）处理流程 |
| 不怀疑感染或炎症 | 参见（三）处理流程 |

**（三）随访或者年度复查 LDCT 后结节的后续处理流程**

1. 实性结节的后续处理流程见表 19-5。

表 19-5　肺部实性结节的后续处理流程

| 结节情况 | 大小 /mm | 处理方式 |
| --- | --- | --- |
| 随访 LDCT：结节无变化 | ≤7 | 每年行 LDCT 复查 |
| | 8~14 | 6 个月后复查 LDCT，如果没有变化，每年行 LDCT 复查 |
| | ≥15 | 两种选择（任选其一）<br>a. 6 个月后复查 LDCT，如果没有变化，每年行 LDCT 复查<br>b. PET/CT 检查：肺癌低度可疑，6 个月后复查 LDCT；肺癌高度可疑，活检或手术，若非肿瘤，年度 LDCT |

续表

| 结节情况 | 大小/mm | 处理方式 |
|---|---|---|
| 年度 LDCT：结节无变化 | | 继续年度 LDCT 复查 |
| 随访/年度 LDCT，出现新发结节 | ≤3 | 年度 LDCT 复查 |
| | 4~5 | 6 个月后复查 LDCT |
| | 6~7 | 3 个月后复查 LDCT |
| | ≥8 | 胸部平扫（增强）CT 或 PET/CT 检查：肺癌低度可疑，3 个月后复查 LDCT；肺癌高度可疑，建议活检或手术，若非肿瘤，年度 LDCT 复查 |
| 随访/年度 LDCT，结节增大 1.5mm 以上 | ≤7 | 3 个月后复查 LDCT |
| | ≥8 | 胸部平扫（增强）CT 或 PET/CT 检查：肺癌低度可疑，3 个月后复查 LDCT；肺癌高度可疑，建议活检或手术，若非肿瘤，年度 LDCT 复查 |

2. 部分实性结节的后续处理流程见表 19-6。

表 19-6　肺部部分实性结节的后续处理流程

| 结节情况 | 大小/mm | 处理方式 |
|---|---|---|
| 随访 LDCT：无变化 | ≤5 | 年度 LDCT |
| | ≥6，实性成分 6~7 | 年度 LDCT |
| | 实性成分≥8 | a. 6 个月后行 LDCT，如无变化，年度 LDCT 检查<br>b. PET/CT 检查：肺癌低度可疑，6 个月复查 LDCT；肺癌高度可疑，活检或手术，若非肿瘤，年度 LDCT |
| 年度 LDCT：无变化 | | 年度 LDCT 检查 |
| 新发部分实性结节 | ≤5 | 6 个月后复查 LDCT |

续表

| 结节情况 | 大小 /mm | 处理方式 |
|---|---|---|
| 新发或者部分实性结节长大 | ≥6,实性成分增大≤3 | 3 个月后复查 LDCT |
| | 实性成分≥4 | 胸部平扫(增强)CT 或 PET/CT 检查:肺癌低度可疑,3 个月后复查 LDCT;肺癌高度可疑,建议活检或手术,若非肿瘤,年度 LDCT 复查 |

3. 磨玻璃结节的后续处理流程见表 19-7。

**表 19-7　肺部磨玻璃结节的后续处理流程**

| 年度或随访 LDCT 结果 | 大小 /mm | 处理方式 |
|---|---|---|
| 新发 | ≤19 | 年度 LDCT 检查 |
| | ≥20 | 两种选择(任选其一)<br>a. 年度 LDCT 检查<br>b. 活检或外科切除,若非肿瘤,年度 LDCT 检查 |
| 稳定 | ≤19 | 年度 LDCT 检查 |
| | ≥20 | 6 个月后 LDCT 检查,如果稳定,则年度 LDCT 检查 |
| 长大 | ≤19 | 6 个月后 LDCT 检查 |
| | ≥20 | 两种选择(任选其一)<br>a. 6 个月后复查 LDCT<br>b. 活检或外科切除,若非肿瘤,年度 LDCT 检查 |

### (四)多发非实性结节

1. 对于纯磨玻璃结节,以最大径结节为主,参考表 19-3 和表 19-7。

2. 对于明显为部分实性结节者,以最大径结节为主,参考表 19-2 和表 19-6。

### 四、对于因其他原因行 CT 检查偶然发现肺结节的处理

对于因其他原因行 CT 检查偶然发现的肺部非钙化结节,推荐按照 Fleischner 协会指南进行随访和处理(表 19-8)。

表 19-8 因其他原因行 CT 检查偶然发现肺结节的处理流程（Fleischner 协会指南）

| 结节类型 | 实性结节* | | | 评价 |
| --- | --- | --- | --- | --- |
| | 大小 | | | |
| | <6mm （100mm³） | 6~8mm （100~250mm³） | >8mm （>250mm³） | |
| **单发** | | | | |
| 低危# | 无须常规随访 | 6~12 个月复查 CT，如无变化，18~24 个月复查 | 3 个月后复查 CT，或者行 PET/CT，或者组织活检 | 对于结节 <6mm 的低危患者无须常规随访 |
| 高危# | 可于 12 个月后复查 CT | 6~12 个月复查 CT，如无变化，18~24 个月复查 | 3 个月后复查 CT，或者行 PET/CT，或者组织活检 | 对于高危患者（结节形态可疑，上叶分布或者两者均有）需要 12 个月后随访 |
| **多发** | | | | |
| 低危# | 无须常规随访 | 3~6 个月复查 CT，如无变化，18~24 个月复查 | 3~6 个月复查 CT，如无变化，18~24 个月复查 | 选择最可疑结节作为目标，随访时间间隔取决于结节大小及危险程度 |
| 高危# | 可于 12 个月后复查 CT | 3~6 个月复查 CT，如无变化，18~24 个月复查 | 3~6 个月复查 CT，如无变化，18~24 个月复查 | 选择最可疑结节作为目标，随访时间间隔取决于结节大小及危险程度 |

续表

| 结节类型 | 亚实性结节* | | |
| --- | --- | --- | --- |
| | 大小 | | 评价 |
| | <6mm(<100mm³) | ≥6mm(>100mm³) | |
| 单发 | | | |
| 磨玻璃 | 无须常规随访 | 6~12个月复查CT确认存在,如无变化,每2年做一次CT,直到5年 | 对于某些<6mm的可疑结节,可考虑在第2年和第4年复查CT。如果实性成分增加或者结节长大,考虑切除 |
| 部分实性 | 无须常规随访 | 3~6个月复查CT确认存在,如无变化或者实性成分<6mm,每年复查一次CT,直到5年 | 在临床实践中,只有当结节>6mm才能定义部分实性结节。对于<6mm的结节,通常无须随访。持续存在的部分实性结节,伴实性成分≥6mm,高度可疑为恶性 |
| 多发 | 3~6个月复查CT,如果稳定,考虑第2年及第4年复查CT | 3~6个月复查CT,后续的处理根据最可疑结节决定 | 多发<6mm的纯磨玻璃结节通常是良性的,但是对于一些高危患者,可于第2年和第4年进行复查 |

注:该推荐不适用于肺癌筛查、免疫抑制患者以及具有原发肿瘤的患者;* 直径是病变长轴和短轴长度的平均值,# 考虑所有相关危险因素:结节大小、形态、数目,结节生长速度,肺气肿和纤维化,年龄,性别,家族史,吸烟和其他吸入性致癌物

（赵　静）

## 参考文献

［1］周清华,范亚光,王颖,等. 中国肺部结节分类、诊断与治理指南(2016年版)［J］. 中国肺癌杂志,2016, 19(12):793-798.

［2］Anon. NCCN Clinical Practice Guideline in Oncology-Lung Cancer Screening:Version 2［DB/OL］.(2018-8-8)［2019-10-20］. http://www.nccn.org.

［3］MacMahon H, Naidich DP, Goo JM, et al. Guidelines for management of incidental pulmonary nodules detected on CT images:from the Fleischner Society 2017［J］. Radiology,2017, 284(1):228-243.

# 第20章

## 支气管哮喘

（1）掌握哮喘的诊断标准。

（2）掌握哮喘与慢性阻塞性肺疾病的鉴别诊断。

（3）掌握哮喘控制分级标准。

（4）掌握哮喘治疗药物分类与使用方法。

（5）掌握哮喘急性发作时的治疗。

## 一、定义

支气管哮喘是一类以慢性气道炎症为特点的异质性疾病，包含随时间不断变化和加剧的呼吸道症状如喘息、气短、胸闷和咳嗽，存在可逆的呼气气流受限。

## 二、临床表现

1. 诱因　异常气味刺激（吸烟、香水等），过敏原刺激（宠物、尘螨、花粉等），感染（上呼吸道感染、支气管炎、鼻窦炎等），药物（如阿司匹林、NSAIDs、β受体阻滞剂等），情绪刺激，冷空气以及运动等。

2. 典型表现　喘息、咳嗽、呼吸困难（三联征）；其他包括胸闷、胸部发紧、咳痰等；症状一般呈慢性、发作性，季节性，日轻夜重。

3. 体征

（1）哮鸣音以及呼气相延长，也呈发作性，可自行缓解。

（2）鼻部息肉、鼻窦炎、皮疹等过敏相关体征。

（3）急性加重：呼吸频数，心率增快，辅助呼吸肌参与呼吸，大汗，奇脉。

### 三、诊断

1. 哮喘典型的发作性症状病史。

2. 特征性的哮鸣音体征，且与症状平行。

3. 肺功能检查证实存在可逆的呼气气流受限。

（1）呼气气流受限，即至少 1 次 $FEV_1/FVC$ 小于正常参考值。

（2）下列 5 项中至少 1 项

1）支气管舒张试验阳性：$FEV_1$ 增加 >12%，且 $FEV_1$ 绝对值增加 >200ml。

2）两周平均呼气流量峰值（PEF）变异率 >10%：每日测定 PEF 变异率，连续 14 日后取平均值。

3）抗哮喘治疗 4 周后复查肺功能明显改善：$FEV_1$ 增加 >12%，且 $FEV_1$ 绝对值增加 >200ml。

4）运动试验：$FEV_1$ 下降 >10%，且 $FEV_1$ 绝对值下降 >200ml。

5）药物激发试验：给予标准剂量醋甲胆碱或组胺，$FEV_1$ 下降≥20%。

4. 排除其他诊断

（1）以喘息为主要症状的疾病：气道狭窄、喉头水肿、复发性多软骨炎、细支气管炎、心源性哮喘、惊恐发作等。

（2）以咳嗽为主要症状的疾病：鼻炎、鼻窦炎、胃食管反流病、病毒感染后咳嗽综合征、嗜酸性粒细胞性支气管炎、血管紧张素转换酶抑制剂等。

（3）以呼吸困难为主要症状的疾病：慢性阻塞性肺疾病（简称慢阻肺）、心力衰竭、肺栓塞和结节病等。其中哮喘和慢阻肺的鉴别见表 20-1。

表 20-1　哮喘与慢阻肺的鉴别

| 鉴别要点 | 哮喘 | 慢阻肺 |
|---|---|---|
| 发病人群 | 多见于青中年 | 多见于老年人 |
| 发病时间 | 无明显季节规律<br>春秋可能多见（过敏原：花粉、蒿草） | 季节规律<br>冬春季重 |
| 家族史 | 大多有 | 无 |
| 危险因素 | 与过敏原、冷空气、物理化学刺激等有关 | 与吸烟、大气污染等有关 |
| 气道阻塞 | 可逆 | 不完全可逆 |

注：在部分患者中，哮喘和慢阻肺并不能截然区分，近年提出了哮喘–慢阻肺重叠的概念

（4）其他实验室检查

1）过敏性哮喘可有嗜酸性粒细胞和血清总 IgE 水平增高，过敏原检测可呈阳性。

2）胸片：如不合并其他疾病多无阳性发现。

3）血气分析：重度发作时有 $CO_2$ 潴留。

### 四、合并哮喘的疾病

可出现哮喘样临床表现的疾病包括：特应质（atopy）、变应性支气管肺曲霉病（allergic bronchopulmonary aspergillosis，ABPA）、阿司匹林敏感哮喘及嗜酸性肉芽肿性多血管炎（eosinophilic granulomatosis with polyangitis，EGPA）。

### 五、病情评价

1. 正确评估哮喘的控制情况和监测哮喘的病情对哮喘的防治有重要意义。

2. 日间症状、活动耐量、夜间症状、急性缓解用药的使用是哮喘控制分级的重要临床指标。

3. 哮喘控制测试（ACT）或哮喘控制调查问卷（ACQ-5）可帮助评价哮喘控制情况。

4. 按照哮喘的控制分级标准评估哮喘的控制状态，分为完全控制、部分控制和未控制，详见表 20-2。

表 20-2　哮喘的控制情况定义

| 项目 | 完全控制 | 部分控制 | 未控制 |
|------|----------|----------|--------|
| 日间症状 | 无（或 ≤2 次 / 周） | >2 次 / 周 | 任何 1 周内出现部分控制中的 3 项或 3 项以上 |
| 活动受限 | 无 | 有 | |
| 夜间症状 / 憋醒 | 无 | 有 | |
| 需要使用缓解药物的次数 | 无（或 ≤2 次 / 周） | >2 次 / 周 | |
| 肺功能（PEF 或 FEV$_1$） | 正常 | 占预计值（或本人最佳值）百分比 <80% | |

注：完全控制是指达到所有条件；部分控制是指任何 1 周内出现 1~2 项特征

5. 起始治疗方案按照病情的严重程度（间歇发作、轻度持续、中度持续、重度持续）进行 1~4 级分级，详见表 20-3。在治疗过程中需动态评估哮喘控制水平，升级或降级治疗方案。

## 六、治疗

1. 治疗目标　追求哮喘总体控制。

（1）控制症状：没有或很少有症状（≤2 次 / 周），不需要或很少需要（≤2 次 / 周）使用缓解药物，肺功能正常或接近正常，正常活动不受影响。

（2）降低风险：无病情不稳定或恶化，无急性发作，无肺功能的持续下降，无长期用药引起的不良反应。

表20-3　哮喘严重程度分级

| 分级 | 症状 | 日常活动 | 夜间憋醒 | 发作间期肺功能 FEV$_1$ | 发作间期肺功能 PEF |
|---|---|---|---|---|---|
| 1级（间歇状态） | <1次/周 | 症状短暂出现 | ≤2次/月 | ≥80%预计值 | ≥80%个人最佳值，PEF变异率<20% |
| 2级（轻度持续） | ≥1次/周，但<1次/d | 可能影响活动和睡眠 | >2次/月，但<1次/周 | ≥80%预计值 | ≥80%个人最佳值，PEF变异率20%~30% |
| 3级（中度持续） | 每日均有发作 | 影响活动和睡眠 | ≥1次/周 | 60%~79%预计值 | 60%~79%个人最佳值，PEF变异率>30% |
| 4级（重度持续） | 每日均有症状 | 症状频繁出现，体力活动受限 | 经常出现夜间哮喘症状 | <60%预计值 | <60%个人最佳值，PEF变异率>30% |

2. 治疗原则

（1）加强教育,避免环境中的诱因。

（2）所有患者均适用急性缓解药物,吸入糖皮质激素（inhaled corticosteroid, ICS）是治疗哮喘的基础。

1）症状明显未控制者从第 3 级方案开始治疗,对未控制且肺功能较差患者可从第 4 级方案开始治疗。哮喘长期治疗方案可以参考表 20-4。

2）ICS+ 长效 $\beta_2$ 受体激动剂（LABA）是推荐的中、重度哮喘患者起始治疗的首选方案。

表 20-4　哮喘长期治疗方案

| 第 1 级 | 第 2 级 | 第 3 级 | 第 4 级 | 第 5 级 |
|---|---|---|---|---|
| 哮喘教育,环境控制 | | | | |
| 按需使用速效 $\beta_2$ 受体激动剂 | 按需使用速效 $\beta_2$ 受体激动剂 | | | |
| 控制剂选择 | 选择一种 | 选择一种 | 增加一种或多种 | 增加一种或多种 |
| | 低剂量吸入 ICS | 低剂量吸入 ICS 加长效 $\beta_2$ 受体激动剂 | 中等剂量或大剂量 ICS 加长效 $\beta_2$ 受体激动剂 | 口服糖皮质激素（最低剂量） |
| | 白三烯修饰剂 * | 中等剂量或大剂量 ICS | 白三烯修饰剂 * | 抗 IgE 治疗 |
| | | 低剂量 ICS 加白三烯修饰剂 * | 缓释茶碱 | |
| | | 低剂量 ICS 加缓释茶碱 | | |

注:* 白三烯受体拮抗剂或合成抑制剂

3）若控制病情,维持≥3个月(临床缓解期),则考虑降级。

## 七、常用治疗药物

1. 长效控制药

（1）吸入糖皮质激素（ICS）：丙酸倍氯米松、布地奈德、氟替卡松等。

（2）吸入长效 $\beta_2$ 受体激动剂（LABA）：沙美特罗、福莫特罗、茚达特罗等,需同时合用 ICS。

（3）其他：口服 LABA,白三烯受体拮抗剂（孟鲁司特钠）、茶碱、色甘酸钠/奈多罗米钠、口服/静脉糖皮质激素等。

2. 缓解药

（1）吸入速效 $\beta_2$ 受体激动剂：沙丁胺醇、特布他林、福莫特罗等。

（2）口服速效加长效 $\beta_2$ 受体激动剂：盐酸丙卡特罗等。

（3）吸入抗胆碱药：异丙托溴铵。

（4）茶碱。

（5）全身性糖皮质激素。

## 八、哮喘急性发作的治疗

1. 去除诱因　药物（阿司匹林、β 受体阻滞剂、血管紧张素转换酶抑制剂）、过敏、应激、运动、吸烟、寒冷、胃食管反流、情绪变化、呼吸道感染、突然停药、水电解质紊乱及酸中毒。

2. 鉴别诊断　慢阻肺、心力衰竭、气胸、肺栓塞、上气道梗阻等。

3. 病情评价

（1）询问患者近期肺功能情况、治疗方案、急诊就诊和住院次数、是否曾插管治疗、此次诱发加重原因。

（2）体格检查：评估严重程度的体征包括呼吸频数、心率增快、大汗、发绀、说话不连贯、呼吸音消失、辅助呼吸肌参与呼吸、奇脉、胸腹矛盾呼吸。

（3）血气分析：严重哮喘为轻微低氧血症和低二氧化碳血症，若 $PaCO_2$ 升高，提示呼吸肌疲劳，可能需要气管插管、机械通气。

（4）胸片：怀疑肺炎或气胸时有除外意义。

4. 治疗

（1）轻度和部分中度：重复吸入短效 β 受体激动剂（SABA）。吸入或雾化吸入皮质激素。如果反应不佳，尽早口服皮质激素（泼尼松 0.5~1.0mg/kg）。

（2）中度至重度：重复用 SABA 或 SABA+SAMA（短效抗胆碱能药物），同时使用吸入皮质激素。尽早使用全身糖皮质激素（泼尼松 30~50mg，每日 1 次）。

（3）严重急性发作或口服激素不能耐受：甲泼尼龙每日 80~160mg 静脉分次给药。

（4）氧疗与辅助通气，保持 $SpO_2 \geqslant 92\%$。

（5）除非有细菌感染的证据，否则不常规使用抗生素。

5. 入 ICU 指征和 ICU 环境下的治疗

（1）入 ICU 指征：上述急性期治疗效果不佳，$PaO_2<60mmHg$ 或 $PaCO_2>45mmHg$，症状严重乃至于濒死。

（2）ICU 环境下的治疗选择

1）糖皮质激素：甲泼尼龙 40mg/d 或琥珀酸氢化可的松 200mg 分次使用，或酌情加量，每 6~12 小时 1 次。

2）无创呼吸机辅助呼吸：如存在呼吸窘迫但呼吸衰竭不明显时可以考虑。

3）有创通气：采用大号气管插管，保持平台压 $<30cmH_2O$，延长呼气时间，避免呼气末正压（positive end expiratory pressure，PEEP）通气，减少过度通气。

4）在有创通气时可视情况加用镇静镇痛剂、肌松剂、体外膜氧合（extraco-rporeal membrane oxygenation，ECMO）等治疗手段。

（范俊平）

## 参考文献

［1］Global Initiative for Asthma. Global strategy for asthma management and prevention, 2017［EB/OL］.［2017-02-10］. http://www.ginasthma.org.

［2］Drazen J. Chapter 87: Asthma［M］//Goldman L, Schafer AI. Goldman's Cecil Medicine. 24th ed. Philadelphia: Elsevier Saunders, 2012: 531-536.

# 慢性阻塞性肺疾病

（1）掌握慢阻肺的诊断标准。

（2）掌握慢阻肺稳定期的治疗方法。

（3）掌握慢阻肺急性加重的治疗方法。

（4）熟悉哮喘 – 慢阻肺重叠的临床特征。

慢性阻塞性肺疾病（chronic obstructive pulmonary disease，COPD，简称慢阻肺）是一种常见的、可以预防和治疗的疾病，以持续呼吸症状和气流受限为特征，通常是由于明显暴露于有毒颗粒或气体引起的气道和 / 或肺泡异常所导致。目前认为慢阻肺存在多种亚型，包括慢性气管炎型、肺气肿型以及哮喘 – 慢阻肺重叠等。

## 一、临床特点

1. 吸烟与吸入暴露史　慢阻肺最重要的危险因素是吸烟，疾病的严重程度受吸烟量及持续时间影响。大气污染、生物燃料烟雾、有机或无机粉尘也是常见的暴露因素。

2. 临床症状　慢阻肺的 3 个主要症状是呼吸困难、慢性咳嗽和咳痰，最常见的早期症状是劳力性呼吸困难，随着病情进展，呼吸困难逐渐加重。慢阻肺也可能出现全身表现，包括乏力、活动受限、体重下降、抑郁或焦虑等。

3. 体格检查　胸部体格检查结果随慢阻肺的严重程度而不同。①肺气肿征象：胸部膨隆，肋间隙增宽，桶状胸，呼气相延长,呼吸音减低;②气流阻塞征象:呼气相延长,呼气末干鸣,三凹征等;③其他征象:消瘦,发绀,杵状指(趾),下肢水肿,颈静脉怒张等。

4. 肺功能检查　肺功能检查(pulmonary function tests, PFTs),尤其是肺量计检查是疑似慢阻肺患者诊断性评估的基础。评估疑诊慢阻肺的患者时,应在使用支气管扩张剂(如吸入 400μg 的沙丁胺醇)之前和之后均进行肺量计检查,以确定患者是否存在气流受限,以及气流受限是部分可逆还是完全可逆。

应用支气管扩张剂后气流受限不可逆或仅为部分可逆提示慢阻肺而非哮喘。

肺功能的常用指标:①第 1 秒用力呼气容积($FEV_1$);②用力肺活量(FVC);③使用支气管扩张剂后的 $FEV_1/FVC<70\%$ 存在气流受限(慢阻肺诊断标准);④使用支气管扩张剂后以 $FEV_1$ 占预测值的百分比($FEV_1\%$ Pred)判断气流受限的严重程度,其分级如表 21-1 所示。

表 21-1　慢阻肺患者气流阻塞严重程度分级(GOLD 分级)

| 气流阻塞严重<br>程度分级 | $FEV_1$ 占预计值的百分比<br>($FEV_1\%$ Pred) |
|---|---|
| GOLD1(轻度) | $FEV_1 \geqslant 80\%$ |
| GOLD2(中度) | $50\% \leqslant FEV_1 < 80\%$ |
| GOLD3(重度) | $30\% \leqslant FEV_1 < 49\%$ |
| GOLD4(极重度) | $FEV_1 < 30\%$ |

5. 动脉血气分析　下述情况应检查动脉血气分析:①$FEV_1<$ 预测值的 50%;②脉搏血氧测定法示血氧饱和度低(如 $SpO_2<92\%$);③缓解期患者意识水平下降;④慢阻肺急性加重;⑤危重患者开始辅助供氧后 30~60 分钟评价高碳酸血症的情况;⑥呼吸机辅助呼吸 20~30 分钟后。

6. 影像学检查

（1）胸片：敏感性低，提示慢阻肺的放射影像学特征（通常见于疾病晚期）包括胸廓前后径加大、肺血管纹理稀疏、肺野的透亮度增加、肋间隙增宽、膈低平、心影狭长等。

（2）胸部 CT：高分辨率 CT（HRCT）可诊断肺气肿类型、肺大疱、支气管扩张等。

## 二、诊断、评价及分期

### （一）慢阻肺的诊断与评价

慢阻肺的诊断包括疾病诊断及病情评价。慢阻肺的评价方法、量表及总体评估见表 21-2 和表 21-3。

存在危险因素（如大量吸烟）的患者出现慢性咳嗽、咳痰、活动后气短，均应行肺功能检查，$FEV_1/FVC<0.7$（吸入支气管扩张剂后），即可诊断慢阻肺。

诊断慢阻肺的同时，应根据患者气流受限程度进行 GOLD 分级。此外还需要根据呼吸困难的症状、是否反复出现急性加重等对患者病情进行危险因素评估（如 GOLD 方案 A~D 组）。

表 21-2　慢阻肺的评价量表

| 评价指标 | 评价方法 | 分级标准 |
|---|---|---|
| 气流受限 | 肺功能评价 | 支气管扩张剂后 $FEV_1\%$ Pred |
| 呼吸困难 | CAT 量表 | 咳嗽、咳痰、呼吸困难、精神状态等 |
|  | mMRC 量表 | 呼吸困难导致活动受限的程度 |
|  | St. George 呼吸问卷 | 咳嗽、咳痰、呼吸困难、精神状态等 |
| 急性加重风险 | 1 年内急性加重或住院次数 |  |

注：CAT，慢阻肺评估检查（COPD Assessment Test）；mMRC，改良英国医学研究会呼吸困难指数量表（modified British Medical Research Council）

表 21-3　慢阻肺总体评价方案

| 评价方法 | 评价指标 |
| --- | --- |
| GOLD 方案 | 肺功能、呼吸困难指数（CAT 或 mMRC 评分）、急性加重风险 |
| BODE 指数 | 体重指数、气流阻塞、呼吸困难、运动能力 |

GOLD 方案（2018 版），按照症状和急性加重风险将慢阻肺分为 A、B、C 和 D 4 组，详见图 21-1。

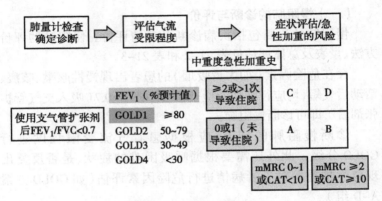

图 21-1　COPD 的评估

A 组：风险低，症状少。每年 0~1 次急性加重，未导致住院，以及 mMRC 评分为 0~1 级或 CAT 评分 <10；

B 组：风险低，症状多。每年 0~1 次急性加重，未导致住院，以及 mMRC 评分 >2 级或 CAT 评分 ≥10；

C 组：风险高，症状少。每年 ≥2 次的急性加重，可导致住院，以及 mMRC 评分为 0~1 级或 CAT 评分 <10；

D 组：风险高，症状多。每年 ≥2 次的急性加重，可导致住院，以及 mMRC 评分 >2 级或 CAT 评分 ≥10

## （二）慢阻肺的分期

1. **急性加重期**　慢阻肺急性加重期（acute exacerbation of COPD，AECOPD）患者呼吸道症状急性恶化，并需改变药物治疗方案。在疾病过程中，患者常有短期内咳嗽、咳痰、气短和/或喘息加重,痰量增多,脓性或黏液脓性痰,可伴有发热等炎症明显加重的表现。

AECOPD 按照严重程度分为3度:轻度,仅需要使用短效支气管扩张剂;中度,需要使用短效支气管扩张剂联合抗生素和/或口服糖皮质激素;重度,患者需要住院治疗或是急诊就诊。重度的急性加重可以合并急性呼吸衰竭。

AECOPD 的评估包括:①症状评估(咳嗽、咳痰、痰液性状、呼吸困难、发病缓急、意识状态等);②动脉血气;③血常规;④胸片;⑤心电图;⑥常规生化检查;⑦急性期不建议行肺功能检查。

2. 稳定期  患者的咳嗽、咳痰和气短等症状稳定或症状轻微,病情基本恢复到急性加重前的状态。

### 三、治疗

#### (一)稳定期的治疗

1. 稳定期的治疗策略

(1)稳定期治疗的策略主要基于个体化的症状评估和今后急性加重的风险。

(2)所有吸烟者都应该积极鼓励并帮助他们戒烟。

(3)主要治疗目标是减少症状和降低日后急性加重的风险。

(4)治疗策略不应仅限于药物治疗,还应该辅以非药物干预。

2. 稳定期治疗的目标

(1)缓解症状:减轻症状,改善活动耐力,改善生活状态。

(2)减少风险:阻止疾病进展,预防和治疗急性加重,降低死亡率。

3. 减少风险因素

(1)戒烟是基础,也是唯一能改变慢阻肺长期预后的措施。

(2)康复训练,鼓励患者参加肺康复计划。

（3）合理的药物治疗可以改善患者症状,提高患者活动耐力,减少急性发作。

（4）以支气管扩张剂为基础的对症治疗。

（5）流感疫苗和肺炎球菌疫苗接种。

药物的选择需要依据患者症状的严重程度、急性加重的风险、药物的副作用、合并症、药物的可及性和治疗费用、患者对药物的治疗反应、患者对吸入装置的偏好。根据 GOLD 分组确立的具体治疗方案见图 21-2。

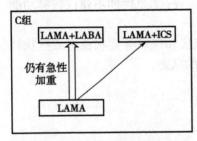

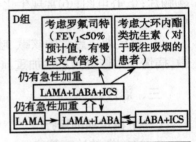

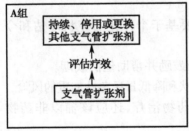

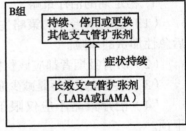

推荐药物 ⟹
对于主观症状和气流受限程度出入较大的患者，需要进一步评估

**图 21-2　COPD 患者的分级治疗药物选择**

LABA：长效 β 受体激动剂；LAMA：长效抗胆碱能药物；

ICS：吸入糖皮质激素

4. 支气管扩张剂治疗策略

（1）推荐长效支气管扩张剂［如长效 β 受体激动剂（LABA）和长效抗胆碱能药物（LAMA）］而不是短效制剂,除非患者仅偶尔有症状。

（2）患者应该从单一的长效支气管扩张剂或是双重长效支气管扩张剂治疗作为起始治疗。对于使用一种支气管扩张药仍然有持续气短症状的患者可以升级到两种药物。

（3）吸入支气管扩张剂优于口服支气管扩张剂。

（4）除非无法获得或是不能支付其他类型的支气管扩张剂，否则不推荐使用茶碱。

5. 抗炎药物的使用策略

（1）不推荐单药使用吸入糖皮质激素（ICS）。

（2）对于已经恰当使用了长效支气管扩张剂仍有反复急性加重的患者可以考虑长期联合使用 LABA 加 ICS。

（3）不推荐长期口服糖皮质激素。

（4）即使使用了 LABA/ICS 或是 LABA/LAMA/ICS，仍有反复急性加重的患者以及慢性支气管炎和极重度气流受限的患者，可以考虑加用磷酸二酯酶 –4（PDE–4）抑制剂。

（5）即使得到适当的治疗仍有急性加重的既往吸烟者，可以考虑使用大环内酯类药物治疗。

（6）不推荐使用他汀类药物预防急性加重。

6. 慢阻肺稳定期患者的其他治疗

（1）严重遗传性 $\alpha_1$ 抗胰蛋白酶缺乏并确诊肺气肿的患者可以考虑使用抗胰蛋白酶增强剂治疗。

（2）不推荐使用镇咳药。

（3）原发性肺动脉高压推荐的药物不推荐用于慢阻肺继发的肺动脉高压患者。

（4）存在气短的严重慢阻肺患者可以考虑使用低剂量长效口服或肠外阿片类药物。

（5）对于 $PaO_2<55mmHg$ 或 $SpO_2<88\%$，或者 $PaO_2$ 55~60mmHg 伴有右心功能不全或红细胞增多者推荐氧疗，使 $SpO_2 \geq 90\%$。

（6）康复锻炼。

（7）营养治疗。

（8）肺减容手术对部分患者（非均匀分布、以上肺肺气肿为主的患者）有效。

（9）部分患者可考虑肺移植。

（10）终末期患者可选择舒缓治疗。

### （二）AECOPD 的诊断评估与治疗

**1. AECOPD 住院指征**

（1）突发的静息时的呼吸困难，高呼吸频率，氧饱和度降低，意识丧失，嗜睡。

（2）急性呼吸衰竭。

（3）新发的体格检查异常（如发绀、外周水肿）。

（4）初始治疗失败。

（5）出现严重的合并症（例如心力衰竭、新发的心律失常等）。

**2. AECOPD 入住 ICU 指征**

（1）严重呼吸困难且对初始治疗反应差。

（2）意识状态改变（意识丧失、嗜睡、昏迷）。

（3）经氧疗或是无创机械通气后，低氧血症仍持续或呈进行性恶化（$PaO_2<40mmHg$），严重呼吸性酸中毒（$pH<7.25$）。

（4）需要有创机械通气。

（5）血流动力学不稳定，需要使用升压药。

**3. AECOPD 支气管扩张剂的使用策略**

（1）优先选择吸入短效 β 受体激动剂（SABA）或联合吸入 SABA+ 短效抗胆碱能药物（SAMA）。

（2）使用压力式定量吸入器（metered dose inhaler, MDI）和雾化吸入没有区别，但后者更适合于较重的患者。

（3）长效支气管扩张剂合并 / 不合并吸入糖皮质激素的效果不确定。

（4）茶碱仅适用于短效支气管扩张剂效果不好的患者。

（5）长效吸入支气管扩张剂应该在患者出院之前尽早使用。

4. **AECOPD 糖皮质激素的使用策略**　全身应用糖皮质激素能够改善肺功能（$FEV_1$），改善氧合，缩短康复时间，并降低早期复发的风险，减少治疗失败的概率和缩短住院时间。目前推荐短疗程方案，即泼尼松或相当于泼尼松 40mg/d（口服或静脉），推荐使用 5 天。

激素剂量提高，并不能提高疗效，副作用可能会增多。

对轻症患者也可选用雾化吸入布地奈德替代口服激素治疗，剂量为 6~8mg/d。

5. **AECOPD 时抗生素使用指征**　①同时出现呼吸困难、痰量增加、脓性痰时；②上述三个症状出现两个，且其中一个是脓性痰；③病情危重需要机械通气者。

抗生素的使用能缩短康复时间，减少早期复发风险，减少治疗失败，缩短住院时间。治疗疗程一般在 5~7 天。

6. **AECOPD 使用无创机械通气的指征（至少以下其一）**

（1）呼吸性酸中毒（$PaCO_2 \geq 45mmHg$ 和动脉血 $pH \leq 7.35$）。

（2）严重的呼吸困难且临床体征提示呼吸肌疲劳、呼吸功增加，例如使用辅助呼吸肌、腹部矛盾性运动或是肋间区域收缩。

（3）氧疗后仍有持续低氧。

7. **AECOPD 使用有创机械通气的指征**

（1）不能耐受无创机械通气或是无创机械通气失败。

（2）呼吸或是心脏骤停后。

（3）意识逐渐减弱，镇静剂不能控制的躁动。

（4）大量误吸或是持续呕吐。

（5）持续的气道分泌物不能清除。

（6）对液体复苏或血管活性药无反应的严重血流动力学不稳定。

（7）严重的室性或室上性心律失常。

（8）不能耐受无创机械通气的危及生命的低氧。

8. **AECOPD 并发症**　病情严重的 AECOPD 患者常常有多

种并发症,加强对并发症的早期诊断和治疗可以改善患者的预后。常见并发症包括心力衰竭和心律失常,以及并发深静脉血栓或肺栓塞。AECOPD 住院患者(血栓高风险者)应预防性抗血栓。

9. AECOPD 的预防

(1)戒烟。

(2)流感疫苗接种和细菌疫苗接种。

(3)掌握药物吸入技术等现有治疗的相关知识。

(4)吸入糖皮质激素 / 支气管扩张剂治疗。

(5)应用 N– 乙酰半胱氨酸。

(6)应用免疫调节剂(大环内酯类药物)。

(7)出院后尽早进行肺康复。

### 四、哮喘 – 慢阻肺重叠

1. 特点　哮喘 – 慢阻肺重叠(asthma–COPD overlap, ACO)的特征为持续性气流受限,部分特点与哮喘相关,部分特点与慢阻肺相关,也就是说,ACO 同时具有哮喘和慢阻肺的特征。

2. 诊断　见表 21–4。

表 21–4　支持哮喘或慢阻肺诊断的特征性临床表现

| 临床特征 | 支持哮喘 | 支持慢阻肺 |
| --- | --- | --- |
| 发病年龄 | <20 岁 | >40 岁 |
| 症状 | 随时间(分钟、小时或日)波动<br>症状在夜间或清晨加重 | 治疗后症状仍持续<br>劳力性呼吸困难,症状持续整日,可有每日波动 |
| 诱发因素 | 运动,情绪变化(大笑等),灰尘或过敏原暴露 | 慢性咳嗽和咳痰在呼吸困难之前出现,与诱发因素无关 |
| 气流受限 | 可变性气流受限(肺功能仪、峰流速) | 持续性气流受限(支气管扩张剂后 $FEV_1/FVC<0.7$) |

| 临床特征 | 支持哮喘 | 支持慢阻肺 |
|---|---|---|
| 发作间期肺功能 | 正常 | 异常 |
| 曾经诊断 | 哮喘 | 慢阻肺、慢性气管炎或肺气肿 |
| 家族史和既往史 | 哮喘家族史或者其他过敏性状况（过敏性鼻炎或湿疹） | 危险因素重度暴露史：吸烟，生物燃料 |
| | 症状不随时间而恶化。症状在每个季节或每年存在变动 | 症状随时间缓慢加重（经年进展） |
| | | 速效的支气管扩张剂缓解症状效果有限 |
| 胸片 | 正常 | 肺重度过度充气 |

注：每一列的"得分"项目，如具有 3~4 个哮喘（或慢阻肺）特征，而没有另一疾病的特征时，可以确立相应的诊断；如果两列"得分"项目数量相似，应考虑 ACO 的诊断

3. 哮喘、慢阻肺及 ACO 肺功能检查特点　见表 21-5。

4. ACO 的治疗

（1）如果症状评估提示哮喘或 ACO，或者哮喘与慢阻肺鉴别困难时，或者诊断慢阻肺很不确定时，应根据哮喘的治疗策略开展初期的治疗，并进一步检查以确定或修正诊断。在未控制的哮喘患者中，ICS 对防止致残甚至死亡有关键性的作用。即使症状"轻微"（与中重度慢阻肺相比）也预示患者可能出现危及生命的哮喘发作。

治疗药物包括 ICS（根据患者症状选用小或中等剂量）和 LABA。值得注意的是，存在哮喘特点的患者，LABA 需与 ICS 合用，不能单独使用（LABA 单药治疗）。

（2）如果症状评估提示慢阻肺，应采用含有支气管扩张剂的对症治疗方案。此时，不能单用 ICS（单药治疗）。

表 21-5　哮喘、慢阻肺及 ACO 肺功能检查特点

| 肺功能检查的变化 | 哮喘 | 慢阻肺 | ACO |
|---|---|---|---|
| 支气管扩张剂前/后 FEV₁/FVC 正常 | 符合诊断 | 不符合诊断 | 除非存在慢性气流受限的其他证据，否则不符合 |
| 支气管扩张剂后 FEV₁/FVC<0.7 | 显示存在气流受限，但可以自行缓解或在治疗后缓解 | 需进一步诊断（GOLD） | 常出现 |
| FEV₁ ≥80% 预计值 | 符合诊断（哮喘控制良好或处于发作间期） | 如果支气管扩张后 FEV₁/FVC<0.7，符合 GOLD 对轻度气流受限（A 或 B 级）分级 | 符合轻度 ACO 的诊断 |
| FEV₁<80% 预计值 | 符合诊断。为哮喘急性发作的危险因素 | 气流受限严重程度的标准，也是未来事件的危险因素（如死亡和 AECOPD） | 气流受限严重程度的标准，也是未来事件的危险因素（如死亡和急性加重） |
| 支气管扩张剂后 FEV₁ 较基础值改善 >12% 和 200ml（可逆性气流受限） | 在哮喘病程中常见，但在控制良好或完全控制者中不出现 | 常见。FEV₁ 低时可能性大。但 ACO 也有可能 | 常见。FEV₁ 低时可能性更大。但 ACO 也有可能 |
| 支气管扩张剂后 FEV₁ 较基础值改善 >12% 和 400ml（高度可逆性） | 高度怀疑哮喘 | 慢阻肺中很少见，考虑 ACO | 符合 ACO 诊断 |

（3）ACO 和慢阻肺患者,还应建议其戒烟,参加肺康复锻炼,及时疫苗接种,并积极处理合并症。

（张 弘）

**参考文献**

Global Initiative for Chronic Obstructive Lung Disease. Global Strategy for the Diagnosis, Management and Prevention of Chronic Obstructive Lung Disease. 2018 Report[EB/OL].[2017-12-30]. http://goldcopd.org/.

# 支气管扩张症

## 一、病因

支气管扩张症是指因支气管异常而持久的扩张导致的慢性呼吸系统疾病。感染性和非感染性原因都可以导致支气管扩张，使动因素包括以下内容：

1. 感染性　包括细菌（葡萄球菌、铜绿假单胞菌等）、支原体、分枝杆菌（结核分枝杆菌、非结核分枝杆菌等）、病毒（腺病毒、麻疹病毒）等。

2. 免疫缺陷　低免疫球蛋白血症、人类免疫缺陷病毒感染等。

3. 黏膜纤毛清除障碍　包括原发性纤毛运动不良症、YOUNG综合征（表现为支气管扩张、鼻窦炎、阻塞性精子缺乏）等。

4. 支气管局部阻塞　支气管内肿瘤、淋巴结压迫支气管、异物、支气管结石等。

5. 自身免疫病　干燥综合征、类风湿关节炎、炎症性肠病、复发性多软骨炎、系统性红斑狼疮等。

6. 先天或遗传疾病　先天性支气管闭锁、$\alpha_1$ 抗胰蛋白酶缺乏、囊性纤维化、Williams–Campbell 综合征（先天性支气管软骨缺陷）、Mounier–Kuhn 综合征（先天性巨大气管 – 支气管症）等。

7. 其他　气管食管瘘、黄甲综合征、变态反应性支气管肺曲霉病、放疗后、移植后、牵张支气管扩张、移植物抗宿主病等。

### 二、发病机制

机体对气管内异物及细菌的炎症反应引起组织损伤，导致支气管扩张。结构损伤引起黏液清除功能下降和细菌进一步定植与感染，形成恶性循环，如图 22-1 所示。

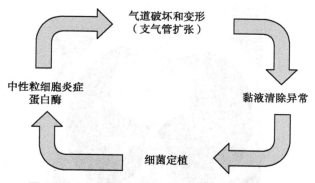

图 22-1　支气管扩张症发病机制的恶性循环学说

### 三、诊断

支气管扩张症的诊断依据典型的临床症状和体征、影像学特点和实验室检查来确定。

#### （一）临床表现

支气管扩张症是具有多种临床表现的慢性疾病，常见症状包括慢性咳嗽、咳痰（可为脓臭痰）、咯血、呼吸困难或喘息、反复肺部感染、体重减轻等。查体可发现肺部啰音和杵状指（趾）。

支气管扩张症的急性加重主要表现为症状的变化，需要除外其他原因引起的呼吸困难加重、咳嗽加重伴痰的特征变化（痰量增加、持续浓稠、脓痰、咯血）。患者还可以有发热、寒战、运动耐量下降、肺功能下降及符合肺部感染的影像表现。

**（二）影像学特点**

1. 支气管扩张的影像学表现　所有可疑支气管扩张患者均应行胸部高分辨率 CT（HRCT）。患者于深吸气屏住时行 HRCT，扫描范围自胸廓入口至肋膈角。目前认为支气管扩张有三种不同的影像学表型。

（1）管状或柱状支气管扩张：主要特征为轻度、弥漫性支气管扩张伴管壁增厚。柱状支气管扩张可导致"双轨征"或"印戒征"（图 22-2）。

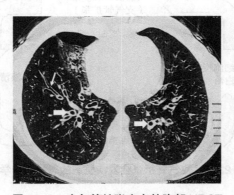

**图22-2　支气管扩张患者的胸部 HRCT**

右肺可见明显的双轨征（细箭头），双下肺还可见印戒征（粗箭头）；右侧心缘旁还可见多发的小斑片状影，提示存在肺部感染

双轨征：支气管内径一致，管壁平行，丧失了向胸壁走行逐渐变细的形态特点，类似平行的铁轨。

印戒征：轴位可见支气管明显扩张，其直径至少为伴行肺血管的1~1.5倍，形成了支气管类似戒指的指环，而伴行的血管成为戒指上钻石的改变。

（2）串珠状支气管扩张：也称为串珠样改变。主要特征为扩张的支气管呈串珠样，散在分布于管腔相对狭窄的区域（图22-3）。

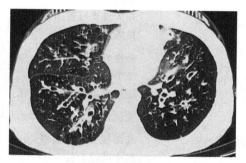

**图22-3　囊性纤维化患者的胸部HRCT**
可见右肺典型的串珠样支气管扩张改变（箭头）

（3）囊状支气管扩张：是最严重的支气管扩张的CT表现，囊状扩张的支气管延伸至胸膜表面，感染时囊腔内可有气液平（图22-4）。

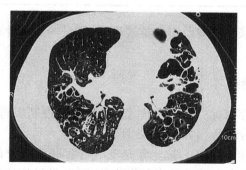

**图22-4　特发性支气管扩张患者的胸部HRCT**
可见双肺下叶弥漫的囊状支气管扩张改变

2. 支气管扩张部位　影像学表现可为支气管扩张的病因提供线索并指导进一步检查（表 22-1）。

表 22-1　支气管扩张的部位与病因的联系

| 部位 | 可能的病因 |
| --- | --- |
| 局灶性支气管扩张 | 支气管内新生物<br>异物<br>先天性支气管闭锁<br>黏液阻塞 |
| 上肺 | 囊性纤维化<br>结节病<br>结核感染后支气管扩张 |
| 中肺 | 变应性支气管肺曲霉病（ABPA） |
| 右中叶与舌叶 | 非结核分枝杆菌感染<br>肺中叶综合征<br>原发性纤毛运动不良症 |
| 下肺 | 慢性吸入<br>普通型间质性肺炎<br>低丙种球蛋白血症<br>反复感染<br>$\alpha_1$ 抗胰蛋白酶缺乏 |

3. 在获得病史及影像学表现后，可进一步行针对性的检查（表 22-2）。

### 四、治疗

1. 治疗目标　控制症状，治疗原发病，控制疾病进展。

2. 治疗流程　如图 22-5 所示。

3. 抗生素选择　抗生素是支气管扩张症治疗的基石。支气管扩张症患者通常有多种微生物定植，常见病原菌包括流感嗜血杆菌、卡他莫拉菌、金黄色葡萄球菌和铜绿假单胞菌。

表 22-2　支气管扩张的部位与病因的联系

| 支气管扩张的部位 | 可能病因的筛查 |
| --- | --- |
| 局限性支气管扩张 | 支气管镜检：肿瘤、异物、支气管肺泡灌洗液<br>痰查抗酸杆菌 |
| 弥漫性支气管扩张 | 免疫球蛋白定量测定<br>IgG 亚类水平<br>$\alpha_1$ 抗胰蛋白酶水平<br>曲霉沉淀素和总 IgE 水平<br>抗核抗体检查<br>HIV 检测<br>原发性纤毛运动不良症的纤毛结构及功能检查<br>囊性纤维化基因分型，汗液氯离子测定 |

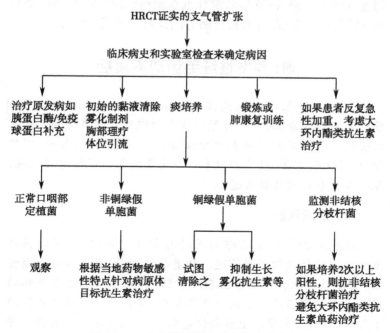

图 22-5　支气管扩张症患者的治疗流程

急性加重期应进行病原菌培养并用于指导治疗。如没有培养结果可供参考，可以使用具有抗铜绿假单胞菌活性的药物经验性治疗。

如果有痰培养结果可供参考选择以下药物，抗生素应用至不再有脓痰或至少 10 天，铜绿假单胞菌感染时应用至 14~21 天。

（1）流感嗜血杆菌：阿莫西林／克拉维酸钾，二代／三代头孢菌素、氟喹诺酮类、多西环素、阿奇霉素等。

（2）铜绿假单胞菌：喹诺酮类（环丙沙星、左氧氟沙星），抗铜绿假单胞菌活性的青霉素（替卡西林／克拉维酸、哌拉西林／他唑巴坦等），头孢菌素（头孢他啶、头孢哌酮、头孢吡肟等），单环 β- 内酰胺类（氨曲南），碳青霉烯类（美罗培南、亚胺培南、多利培南等）等。

4. 其他治疗　①体位引流，每日 2 次；②根据病情需要选用支气管扩张剂、糖皮质激素和抗真菌药；③原发病治疗，如对非结核分枝杆菌、结核分枝杆菌等的针对性抗感染治疗。

# 附：原发性纤毛运动不良症

原发性纤毛运动不良症（primary ciliary dyskinesia, PCD）或纤毛不动综合征，是一种影响纤毛细胞功能的遗传病。纤毛微管结构和功能的损坏见于呼吸道（上、下呼吸道，鼻窦，咽鼓管，中耳）、输卵管、精子的鞭毛。多为常染色体隐性遗传疾病，也有 X 染色体遗传的报道。

## 一、临床表现

PCD 患者在出生后即刻或数月即可出现症状，可以在新生儿期出现轻微的呼吸窘迫。随着年龄增长，患者可以出现咳嗽、咳痰等症状。影像学上 50%~75% 的大童以及几乎全部的成年患者都有不同程度的支气管扩张，多数患者为双侧弥漫的支气管扩张，最常见的受累部位是右中叶、左舌段和基底段。呼吸道病原学方面，主要报道的细菌为流感嗜血杆菌、肺炎链球菌、金黄色葡萄球菌、铜绿假单胞菌或非结核分枝杆菌。黏液型铜绿假单胞菌感染较囊性纤维化患者出现较晚。鼻窦炎几乎见于所有纤毛运动障碍综合征患者。较为少见的是男性不育。部分女性患者还可以出现不孕或异位妊娠。

## 二、诊断

目前还没有 PCD 诊断金标准，需要结合患者的临床症状、鼻一氧化氮（nNO）、纤毛超微结构如高速显微镜录像分析（HSVA）以及透视电镜检查（TEM）或是基因的异常作出诊断。

## 三、治疗

虽然目前 PCD 没有针对性的治疗手段，稳定期 PCD 的治疗与非囊性纤维化支气管扩张症相似，包括体位引流、物理治疗、适当吸入支气管扩张剂、吸入高渗盐水、使用祛痰药、急性发作期使用敏感有效的抗生素等。建议患者进行流感和肺炎疫苗的接种。此外由于吸烟将加速患者肺功能的恶化，应建议患者戒烟。

Kartagener 综合征表现为支气管扩张、鼻窦炎、内脏转位三联征，是 PCD 的一种类型，大约 50% 的 PCD 患者具有内脏转位（图 22-6）。

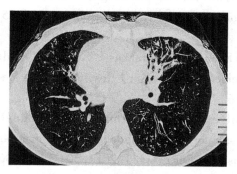

**图 22-6　PCD 患者的胸部影像学改变**
右位心，左下肺可见支气管双轨征，左舌段及右中叶可见
支气管结构紊乱和支气管扩张

（田欣伦　郭小贝）

## 参考文献

[ 1 ] Knowles MR, Daniels LA, Davis SD, et al. Primary ciliary dyskinesia. Recent advances in diagnostics, genetics, and characterization of clinical disease[ J ]. Am J Respir Crit Care Med, 2013, 188( 8 ): 913–922.

[ 2 ] 田欣伦, 王世波, 郑姝颖, 等. 原发性纤毛运动障碍 17 例临床特点分析[ J ]. 中华结核和呼吸杂志, 2017, 40( 4 ): 278–283.

[ 3 ] 成人支气管扩张症诊治专家共识编写组. 成人支气管扩张症诊治专家共识[ J ]. 中华结核和呼吸杂志, 2012, 35( 7 ): 485–492.

[ 4 ] Pasteur MC, Bilton D, Hill AT, et al. British Thoracic Society guideline for non–CF bronchiectasis[ J ]. Thorax, 2010, 65( Suppl 1 ): i1–i58.

[ 5 ] Milliron B, Henry TS, Veeraraghavan S, et al. Bronchiectasis: Mechanisms and imaging clues of associated common and uncommon diseases[ J ]. Radiographics, 2015, 35( 4 ): 1011–1030.

[ 6 ] McShane PJ, Naureckas ET, Tino G, et al. Non–cystic fibrosis bronchiectasis[ J ]. Am J Respir Crit Care Med, 2013, 188( 6 ): 647–656.

[ 7 ] Polverino E, Goeminne PC, McDonnell MJ, et al. European Respiratory Society guidelines for the management of adult bronchiectasis[ J ]. Eur Respir J, 2017, 50( 3 ): 1700629.

# 第 23 章

# 变应性支气管肺曲霉病

**培训目标：**

掌握变应性支气管肺曲霉病的诊断与治疗。

变应性支气管肺曲霉病（allergic bronchopulmonary aspergillosis, ABPA）是机体对定植在支气管内的烟曲霉（Aspergillus fumigatus, Af）或其他真菌发生变态反应的疾病，因反复气道阻塞、炎症及黏液栓形成导致支气管扩张、纤维化，以 20~40 岁多发，可伴有过敏体质。

## 一、临床表现

反复发作的喘息，可有痰栓咳出，可伴有低热、咯血、咳脓痰、贫血。发作时查体可闻及哮鸣音，部分局部可有细湿啰音。

## 二、辅助检查

1. 实验室检查　血清总 IgE 明显升高，常 >1 000IU/ml，治疗后下降 30%~35% 表示疾病缓解，而双倍增高表明复发；IgE-Af、IgG-Af 升高；Af 皮肤试验阳性；外周血嗜酸性粒细胞计数升高；痰真菌培养阳性；肺功能示阻塞性通气障碍。

2. 胸部影像学检查　胸片多表现为上叶受累的实变影、肺不张和支气管扩张，可有双轨征、环形阴影、牙膏征、指套征及肺门阴影。胸部 HRCT 表现为上叶为主的中心型柱状支气管扩张和支气管壁增厚、黏液栓、树芽征、肺实变、肺不张、磨玻璃影或气体陷闭等。

### 三、诊断标准

1. 易患因素（须满足 1 条）　①哮喘；②其他：支气管扩张症、慢阻肺、肺囊性纤维化等。

2. 必需条件（须满足 2 条）　①烟曲菌特异性 IgE 水平升高（>0.35kUA/L），或烟曲菌皮试速发反应阳性；②血清总 IgE 水平升高（>1 000U/ml）。

3. 其他条件（须满足至少 2 条）　①血嗜酸性粒细胞计数 $>0.5 \times 10^9/L$；②影像学可见符合 ABPA 的肺部阴影；③血清烟曲菌特异 IgG 抗体或沉淀素阳性。

根据是否存在中心型支气管扩张分为单纯血清型（ABPA-S）和支气管扩张型（ABPA-CB）。如其他条件中 3 条均满足，则血清总 IgE 可 <1 000U/ml。

### 四、鉴别诊断

需与难治性支气管哮喘、嗜酸性肉芽肿性多血管炎、药物或感染所致的嗜酸性粒细胞性肺疾病和慢性肺曲霉病等相鉴别。另外，囊性纤维化患者常出现 ABPA，需要注意是否有囊性纤维化基础疾病。

### 五、治疗

治疗上，建议系统性糖皮质激素治疗，一般口服泼尼松治疗。其中激素治疗可采用两个方案：每日口服泼尼松龙 0.75mg/kg 共 6 周，后减为 0.5mg/kg 共 6 周，后按每 6 周减 5mg 速度减量，总疗程 6~12 个月；或每日口服泼尼松 0.5mg/kg，2 周后减为隔日 0.5mg/kg，后逐渐在 3 个月内减停。泼尼松减至每日 10mg 以下时可联用吸入糖皮质激素。

对于在停药后病情反复的患者，在接受再次糖皮质激素治疗时，可以考虑加用伊曲康唑、伏立康唑等抗真菌治疗。对于伊曲康唑，建议口服伊曲康唑口服液 200mg，每日 2 次，16 周，然后减为 200mg,每日 1 次,16 周,总疗程 32 周。

对于反复复发的难治性 ABPA 患者,可以考虑试用奥马珠单抗( omalizumab )。

（汪劭婷　黄　慧）

## 参考文献

[ 1 ] Agarwal R. Allergic bronchopulmonary aspergillosis [ J ]. Chest, 2009, 135 ( 3 ): 805–826.

[ 2 ] Agarwal R, Chakrabarti A, Shah A, et al. Allergic bronch-opulmonaryaspergillosis: review of literature and proposal of new diagnostic and classification criteria [ J ]. Clin Exp Allergy, 2013, 43 ( 8 ): 850–873.

[ 3 ] Greenberger PA, Bush RK, Demain JG, et al. Allergic bronchopulmonary aspergillosis [ J ]. J Allergy ClinImmunol Pract, 2014, 2 ( 6 ): 703–708.

[ 4 ] 中华医学会呼吸病学分会哮喘学组. 变应性支气管肺曲霉病专家诊治共识 [ J ]. 中华医学杂志, 2017, 97 ( 34 ): 2650–2656.

# 第 24 章

## 复发性多软骨炎

复发性多软骨炎(relapsing polychondritis, RP)是累及软骨和其他全身结缔组织的反复发作的炎性破坏性疾病,约 1/3 可与其他疾病伴发,病因不清,高发于 40~60 岁。

### 一、临床表现

可表现为耳郭软骨炎、关节炎、鼻软骨炎、眼部炎症、喉气管症状及狭窄、听觉或前庭功能障碍、镜下血尿或蛋白尿、鞍鼻、皮疹、血管炎、主动脉或二尖瓣反流及动脉瘤等,可伴有贫血和体重下降、发热。

### 二、辅助检查

1. 血液学检查 正细胞正色素性贫血、炎症指标升高、高免疫球蛋白血症、血液循环免疫复合物阳性,抗核抗体、抗天然胶原 Ⅱ 型抗体及抗软骨抗体阳性,部分可有低滴度的抗中性粒细胞胞质抗体(ANCA)阳性。

2. 胸部影像学表现 胸片示气管狭窄、肺不张或肺炎,关节平片偶有关节腔狭窄,而无侵蚀性破坏。CT 示气道较广泛均匀的狭窄、支气管管壁的软骨部分增厚/钙化,可以伴有纵隔淋巴结肿大,呼气相较吸气相 CT 意义更大,推荐气道三维重建,可与电子气管镜检查相互印证。超声心动图可有主动脉瘤、心包炎、心肌收缩障碍、主动脉或二尖瓣反流。骨显像或 PET/CT 可显示软骨或其他炎症性病变。

3. 肺功能 呼气相和 / 或吸气相均有阻塞,表现为呼气相平台。

4. 支气管镜检查 气管镜下可见气管 / 支气管的黏膜肥厚、水肿,软骨塌陷后导致支气管腔变窄,软骨环显示不清或消失。

### 三、诊断标准

McAdam 1976 年的标准需满足三条或以上:①双耳软骨炎;②非侵蚀性血清阴性的多关节炎;③鼻软骨炎;④眼炎,包括结膜炎、角膜炎、巩膜炎、外巩膜炎及葡萄膜炎等;⑤喉和 / 或气管软骨炎;⑥耳蜗和 / 或前庭功能障碍,包括感音神经性耳聋、耳鸣和 / 或眩晕。

而扩大的诊断标准需满足以下一条:①至少三条 McAdam 标准;②一条 McAdam 标准,加上病理证实;③病变累及至少两个独立的解剖位置,并对激素和 / 或氨苯砜有效。

### 四、鉴别诊断

需要与其他的大气道病变鉴别,包括:气道淀粉样变、支气管结核、气管骨化症、肉芽肿性血管炎等。支气管镜检查、病原学及黏膜的病理活检有很好的鉴别诊断作用。

### 五、治疗

1. 无内脏损害的患者可选用非甾体抗炎药,无效者可改用糖皮质激素或氨苯砜。

2. 重要脏器受累者需使用糖皮质激素,严重者需加用环磷酰胺、甲氨蝶呤、硫唑嘌呤、环孢素等免疫抑制剂,其中环磷酰胺建议使用至少 6 个月,后可更换为其他免疫抑制剂。也可试用生物制剂。对于气道梗阻者可辅助吸入激素。

3. 对于严重呼吸困难者需行气管切开术,气道狭窄者行支架治疗。

（汪劭婷　黄　慧）

## 参考文献

［1］McAdam LP,O'Hanlan MA,Bluestone R,et al. Relapsing polychondritis:prospective study of 23 patients and a review of the literature［J］. Medicine（Baltimore）,1976,55（3）:193-215.

［2］Arnaud L,Devilliers H,PengSL,et al. The relapsing polychondritis disease activity index:development of a disease activity score for relapsing polychondritis［J］. Autoimmun Rev,2012,12（2）:204-209.

［3］Obusez EC,Jamjoom L,Kirsch J,et al. Computed tomography correlation of airway disease with bronchoscopy:part I--nonneoplastic large airway diseases［J］. Curr Probl Diagn Radiol,2014,43（5）:268-277.

［4］Longo L,Greco A,Rea A,et al. Relapsing polychondritis:A clinical update［J］. Autoimmun Rev,2016,15（6）:539-543.

# 第25章

# 肺 癌

> **培训目标：**
>
> （1）掌握肺癌的分类。
> （2）掌握肺癌的诊断与评估方法，包括影像诊断、TNM分期、病理诊断、分子诊断等。
> （3）掌握肺癌的治疗方法（支持治疗、手术、放疗、化疗、分子靶向治疗和免疫治疗）。

## 第1节 肺 癌 概 论

### 一、定义

肺癌（lung cancer）是指原发于支气管和肺的上皮源性肿瘤。目前，在世界范围内，对于男性，肺癌发病率和死亡率均居第一位，而对于女性，肺癌发病率居第二位（仅次于乳腺癌），但死亡率却高居第一位。

### 二、病因

1. **吸烟** 吸烟者比不吸烟者肺癌发病率增加 10 倍，严重吸烟者增加 15~35 倍。被动吸烟也是罹患肺癌的高危因素。

2. **环境污染** 包括空气污染和室内小环境污染。

3. **职业致癌** 已确认的致癌物质有铬、镍、砷、铍、石棉、烟煤、煤焦油、芥子气、二氯甲基醚及电离辐射。

4. 慢性肺部疾病　包括慢性支气管炎、肺结核、弥漫性肺间质纤维化和硬皮病。

5. 遗传因素　部分肺癌患者具有一定遗传性。

## 三、临床表现

1. 肿瘤原发病灶所致症状　不明原因的刺激性咳嗽、咯血、呼吸困难、胸闷、发热,怀疑肺结核患者抗结核治疗无效,同一部位反复发作性肺炎。

2. 肿瘤胸腔内蔓延所致症状　胸痛、呼吸困难、胸闷、声音嘶哑、上腔静脉阻塞、膈肌麻痹、食管受压、心包积液症状。

3. 肿瘤远处转移所致症状　颈部和锁骨上淋巴结肿大,中枢神经系统转移症状(偏瘫、癫痫),脊髓受压症状(肩背痛、下肢无力以及大小便功能障碍),肝转移时肝大及肝区疼痛。

4. 肿瘤的肺外表现(副肿瘤综合征,paraneoplastic syndrome)　如抗利尿激素分泌失调综合征(SIADH)、异位ACTH 综合征(Cushing 综合征)、肌无力综合征(Eaton–Lambert 综合征)、边缘叶脑炎、游走性血栓性静脉炎、肺性肥大性骨关节病等。

## 四、病理分型

病理分型均采用世界卫生组织(WHO)在 2015 年发布的肺、胸膜、胸腺和心脏肿瘤分类(第 4 版)。在新的分类标准中,肺癌分为如下 8 类:①腺癌;②鳞状细胞癌;③神经内分泌肿瘤;④大细胞癌;⑤腺鳞癌;⑥肉瘤样癌;⑦其他未分类癌;⑧唾液腺型肿瘤。

## 五、分期

精确分期有利于选择最佳治疗方案、评价疗效及判断预后。非小细胞肺癌(non–small cell lung cancer, NSCLC)分期采用国际肺癌研究协会(IASLC)第 8 版 TNM 分期(表 25–1),

T 为原发肿瘤,N 为区域淋巴结转移,M 为远处转移,具体分期见表 25-1 和表 25-2。小细胞肺癌(small cell lung cancer, SCLC)的分期多采用美国退伍军人医院分期,分为局限期(LD)和广泛期(ED)。局限期系指病变局限于一侧胸腔,可以安全地包括在一个放射野内,可有纵隔、前斜角肌与锁骨上淋巴结转移;广泛期是指超出了上述范围。如果考虑 SCLC 的手术适应证,也可采用 TNM 分期(第 7 版)。

表 25-1　IASLC 第 8 版非小细胞肺癌 TNM 分期

| 分期 | 定义 |
| --- | --- |
| T 原发肿瘤 | |
| T0 | 没有原发肿瘤证据 |
| Tis | 原位癌:指局限在黏膜层的鳞状细胞癌或原位腺癌 |
| T1 | 肿瘤最大径 ≤3cm |
| T1a(mi) | 微浸润腺癌 |
| T1a SS | 无论大小,肿瘤局限在气管、支气管壁(表浅黏膜肿瘤) |
| T1a | 肿瘤最大径 ≤1cm |
| T1b | 1cm< 肿瘤最大径 ≤2cm |
| T1c | 2cm< 肿瘤最大径 ≤3cm |
| T2 | 3cm< 肿瘤最大径 ≤5cm,或者肿瘤具有以下任一特征: |
| T2 Centr | 累及主支气管(未累及隆突)或累及肺门的肺不张 |
| T2 Visc Pl | 侵犯脏层胸膜 |
| T2a | 3cm< 肿瘤最大径 ≤4cm |
| T2b | 4cm< 肿瘤最大径 ≤5cm |
| T3 | 5cm< 肿瘤最大径 ≤7cm,或肿瘤具有以下任一特征: |
| T3 Inv | 累及胸壁、壁层心包、膈神经 |
| T3 Satell | 原发肿瘤同一叶内出现单个或多个瘤结节 |

续表

| 分期 | 定义 |
|---|---|
| T4 | 肿瘤 >7cm 或肿瘤具有以下任一特征: |
| T4 Inv | 累及纵隔、膈肌、心脏、大血管、气管、喉返神经、食管、椎体、隆突 |
| T4 Ipsi Nod | 同侧非原发肿瘤所在叶的其他肺叶出现单个或多个瘤结节 |
| **N 区域淋巴结** | |
| N0 | 无区域淋巴结转移 |
| N1 | 转移至同侧肺内、支气管旁淋巴结和 / 或同侧肺门淋巴结 |
| N2 | 转移至同侧纵隔和 / 或隆突下淋巴结 |
| N3 | 转移至对侧纵隔淋巴结、对侧肺门淋巴结、同侧或对侧锁骨上淋巴结 |
| **M 远处转移** | |
| M0 | 无远处转移 |
| M1a Pl Dissem | 恶性胸腔 / 心包积液或胸膜 / 心包结节 |
| M1a Contr Nod | 或对侧肺内结节 |
| M1b Single | 单一胸腔外转移 |
| M1c Multi | 多发胸腔外转移(1 个或多个器官) |

表 25-2　IASLC 第 8 版非小细胞肺癌分期

| T/M | 标示 | N0 | N1 | N2 | N3 |
|---|---|---|---|---|---|
| T1 | T1a ≤1cm | IA1 | ⅡB | ⅢA | ⅢB |
| | 1cm<T1b ≤2cm | IA2 | ⅡB | ⅢA | ⅢB |
| | 2cm<T1c ≤3cm | IA3 | ⅡB | ⅢA | ⅢB |
| T2 | T2a Cent, Visc Pl | IB | ⅡB | ⅢA | ⅢB |
| | 3cm<T2a ≤4cm | IB | ⅡB | ⅢA | ⅢB |
| | 4cm<T2b ≤5cm | ⅡA | ⅡB | ⅢA | ⅢB |

续表

| T/M | 标示 | N0 | N1 | N2 | N3 |
|-----|------|----|----|----|----|
| T3 | 5cm<T3 ≤7cm | ⅡB | ⅢA | ⅢB | ⅢC |
| | T3 Inv | ⅡB | ⅢA | ⅢB | ⅢC |
| | T3 Satell | ⅡB | ⅢA | ⅢB | ⅢC |
| T4 | T4>7cm | ⅢA | ⅢA | ⅢB | ⅢC |
| | T4 Inv | ⅢA | ⅢA | ⅢB | ⅢC |
| | T4 Ipsi Nod | ⅢA | ⅢA | ⅢB | ⅢC |
| M1 | M1a Contr Nod | ⅣA | ⅣA | ⅣA | ⅣA |
| | M1a Pl Dissem | ⅣA | ⅣA | ⅣA | ⅣA |
| | M1b Single | ⅣA | ⅣA | ⅣA | ⅣA |
| | M1c Multi | ⅣB | ⅣB | ⅣB | ⅣB |

## 六、治疗

### （一）非小细胞肺癌（NSCLC）

NSCLC 治疗手段包括手术、放疗和全身治疗（包括化疗、分子靶向治疗和免疫治疗），目前治疗方式主要是根据患者疾病分期进行综合治疗。

1. Ⅰ期 NSCLC 患者的综合治疗策略

（1）首选外科治疗，包括肺叶切除＋系统性肺门和纵隔淋巴结清扫术，可采用电视胸腔镜外科手术或者开胸进行。

（2）对于高龄或肺功能差的部分ⅠA 期患者可考虑解剖性肺段或楔形切除术＋系统性肺门或纵隔淋巴结清扫或采样术。

（3）完全切除的Ⅰ期患者不推荐术后辅助化疗、放疗或靶向治疗。具有高危因素的ⅠB 期患者可考虑进行辅助化疗。高危因素包括：分化差、神经内分泌癌（分化好的神经内分泌癌除外）、脉管受侵、楔形切除、肿瘤直径 >4cm、脏层胸膜受累和淋巴结清扫不充分。

（4）切缘阳性的Ⅰ期肺癌推荐再次手术,任何原因无法再次手术的患者,推荐术后化疗联合放疗。

（5）对于有严重内科合并症、高龄、拒绝手术的患者可采用大分割根治性放射治疗。

2. Ⅱ期NSCLC患者的综合治疗策略

（1）首选外科治疗,推荐同Ⅰ期患者。

（2）完全性切除的Ⅱ期患者推荐术后辅助化疗。

（3）切缘阳性的Ⅱ期肺癌患者推荐再次手术,任何原因无法再次手术的患者,推荐术后化疗联合放疗。

3. Ⅲ期NSCLC患者的综合治疗策略　多学科综合治疗是Ⅲ期NSCLC（局部晚期）的最佳选择。局部晚期NSCLC分为可切除和不可切除两大类。

（1）可切除的局部晚期NSCLC

1）T3N1患者首选手术,术后辅助化疗。

2）N2期NSCLC患者,影像学发现单组纵隔淋巴结肿大并且直径<3cm或者两组纵隔淋巴结肿大,但没有融合,估计能完全切除的病例,应接受以外科手术治疗为主的综合治疗;有条件的医院推荐术前纵隔镜、超声引导下经支气管针吸活检（EBUS-TBNA）或超声内镜引导下细针穿刺活检（EUS-FNA）,确定N2分期后行术前新辅助化疗,然后行手术治疗。

对于纵隔淋巴结融合、固定的患者,应行化疗、放疗或同步放化疗,治疗后N2降期,特别是降至N0,且经重新分期评估排除远处转移者,结合患者机体状况,推荐手术治疗。

3）一些T4N0-1的患者,不同肺叶内存在卫星结节的患者,首选手术治疗,也可选择术前新辅助化疗,术后辅助化疗。如果切缘阳性,术后行放疗和辅助化疗。

4）肺上沟瘤的治疗:部分可手术患者,建议可考虑先行术前新辅助同步放化疗,经再评估有手术指征的患者给予手术治疗和术后辅助化疗;对于不能手术的肺上沟瘤,则行根治性同步放化疗。

（2）不可切除的局部晚期 NSCLC。包括：①影像学检查提示纵隔融合状肿大淋巴结、纵隔镜、EBUS–TBNA 或 EUS–FNA 证实 N3 阳性的 NSCLC 患者；② T4N2–3 期患者。不可切除的局部晚期 NSCLC 首选根治性同步放化疗。

4. Ⅳ期 NSCLC 的治疗策略　①首先根据病理类型分为鳞癌和非鳞癌（包括腺癌、大细胞癌以及非小细胞肺癌未特指）。②对于非鳞 NSCLC，常规推荐进行表皮生长因子受体（EGFR）、间变细胞淋巴瘤激酶（ALK）融合基因、*ROS1* 融合基因以及程序死亡配体 –1（PD–L1）表达水平检测。③对于鳞癌，推荐检测 PD–L1 表达水平，如果患者不吸烟，标本为小标本或混合病理类型时，可考虑进行 *EGFR*、*ALK* 融合基因及 *ROS1* 融合基因检测。④根据检测结果决定相应的治疗策略。⑤Ⅳ期 NSCLC 以全身治疗为主要手段，治疗目的是提高患者生活质量，延长生存期。

（1）孤立性转移的Ⅳ期 NSCLC 患者的治疗

1）孤立性脑转移而肺部病变又可切除的 NSCLC 患者，脑部病变可手术切除或采用立体定向放射治疗，胸部原发病变则按分期治疗原则进行。

2）孤立性肾上腺转移而肺部病变又可切除的 NSCLC 患者，肾上腺病变可考虑手术切除，胸部原发病则按分期治疗原则进行。

3）对侧肺叶孤立结节，可分别按 2 个原发瘤各自的分期进行治疗。

（2）Ⅳ期 NSCLC 患者的全身治疗

1）*EGFR* 基因敏感突变的患者推荐 EGFR– 酪氨酸激酶抑制剂（TKI）一线治疗；*ALK/ROS1* 融合基因阳性的患者推荐克唑替尼、色瑞替尼或阿来替尼一线治疗；PD–L1 表达 >50%，推荐帕博利珠单抗（pembrolizumab）（一种 PD–1 单克隆抗体）一线治疗。

2）基因或 PD–L1 检测阴性或状况未知时，如果 ECOG

（美国东部肿瘤协作组，Eastern Cooperative Oncology Group）评分 0~1分，应当尽早开始含铂两药的联合化疗。对于非鳞癌患者可考虑在此基础上联合贝伐单抗；如果 ECOG 评分为 2分，可考虑单药化疗；如果 ECOG 评分为 3~4 分，不推荐细胞毒性药物化疗。

3）后续治疗包括多西他赛、培美曲塞、EGFR-TKI 以及免疫治疗（包括 PD-L1 单抗）。*EGFR* 基因敏感突变患者，如果一线或维持治疗时没有应用 EGFR-TKI，二线治疗时应优先考虑使用 EGFR-TKI；对于 *EGFR* 基因敏感突变阴性的患者，应优先考虑化疗。

## （二）小细胞肺癌（SCLC）

详见后述小细胞肺癌部分。

# 第2节 非鳞非小细胞肺癌

## 一、肺腺癌病理分类

肺腺癌（adenocarcinoma）病理分类推荐应用 2015 年版世界卫生组织（WHO）肺部肿瘤组织学分类（表 25-3）。

表 25-3 2015 年版 WHO 肺部肿瘤组织学——肺腺癌

| 肺腺癌组织学分型 | 组织学亚型 |
| --- | --- |
| 浸润型腺癌（invasive adenocarcinoma） | 附壁生长为主型腺癌（lepidic adenocarcinoma） |
| | 腺泡为主型腺癌（acinar adenocarcinoma） |
| | 乳头为主型腺癌（papillary adenocarcinoma） |
| | 微乳头为主型腺癌（micropapillary adenocarcinoma） |
| | 实性腺癌（solid adenocarcinoma） |
| | 浸润型黏液腺癌（invasive mucinous adenocarcinoma） |
| | 胶样癌（colloid adenocarcinoma） |
| | 胎儿型腺癌（fetal adenocarcinoma） |
| | 肠型腺癌（enteric adenocarcinoma） |

续表

| 肺腺癌组织学分型 | 组织学亚型 |
| --- | --- |
| 微小浸润型腺癌（minimally invasive adenocarcinomae） | 单发性≤3cm 以附壁生长为主的局灶性腺癌，其任何切面的最大浸润范围总是≤5mm。无间质、血管和胸膜的浸润，以非黏液型为主，黏液型少见 |
| 浸润前病变（preinvasive lesions） | 非典型腺瘤样增生（atypical adenomatous hyperplasia）：通常是 <0.5cm 的单个或多个孤立病灶，局限性，Ⅱ型肺泡细胞和 / 或 Clara 细胞增生性病变，影像学上呈现磨玻璃样影<br>原位腺癌（adenocarcinoma in situ）：≤3cm 局灶性腺癌，癌细胞沿着已存在的肺泡结构生长，缺少乳头、微乳头和肺泡内瘤细胞，无间质、血管和胸膜的浸润，以非黏液型为主，黏液型少见 |

## 二、肺腺癌分子诊断及相应靶向药物

1. 表皮生长因子受体突变

（1）表皮生长因子受体（epidermal growth factor receptor, EGFR）酪氨酸激酶抑制剂（tyrosine kinase inhibitors, TKIs）敏感突变包括 exon 19 缺失突变，exon 21（L858R、L861）、exon 18（G719）和 exon 20（S768I）点突变。

exon 20 插入突变提示对 EGFR-TKIs 耐药。

二次突变 T790M 突变为最为常见的 EGFR-TKIs 获得性机制，奥希替尼（osimertinib）有效。10% 西方人群及约 50% 亚裔腺癌患者发生。

（2）检测方法：应用扩增阻滞突变系统（amplification refractory mutation system, ARMS）法。

（3）针对 EGFR 突变的 EGFR-TKIs 包括吉非替尼（gefitinib）、厄洛替尼（erlotinib）、埃克替尼（icotinib）、阿法替尼（afatinib）和奥希替尼（osimertinib）。

2. 间变淋巴瘤受体激酶融合基因

（1）肺癌中的间变淋巴瘤受体激酶（anaplastic lymphoma kinase, ALK）基因变异主要为 *ALK* 基因与其他基因融合发生重排，棘皮动物微管相关类蛋白 4（echinoderm microtubule-associated protein-like 4, EML4）-*ALK* 融合基因是主要类型。中国 NSCLC 患者 ALK 阳性率为 3%~11%。

（2）检测方法：ALK 荧光原位杂交（FISH）、Ventana 免疫组化。

（3）针对 *ALK* 融合基因的 ALK 抑制剂包括克唑替尼（crizotinib）、色瑞替尼（ceritinib）和阿雷替尼（alectinib）等。

3. 其他可考虑的分子检测靶点及相应靶向药物见表 25-4。

表 25-4　NSCLC 分子检测靶点及相应靶向药物

| 检测基因 | 靶向药物 |
| --- | --- |
| *ROS1* 重排 | 克唑替尼 |
| *BRAF V600E* | 达拉非尼 + 曲美替尼、达拉非尼、威罗非尼 |
| 高水平的 *MET* 扩增或 *MET14* 剪切点突变 | 克唑替尼 |
| *RET* 重排 | 卡博替尼、凡德他尼 |
| *HER2* 突变 | 曲妥珠单抗、阿法替尼 |

## 三、大细胞癌

肺大细胞癌（large cell carcinoma, LCC）亦称为大细胞未分化癌，起源于支气管黏膜上皮，局限于基底膜内者称为原位癌。它是一种没有任何形态学特征的未分化非小细胞癌，癌细胞较大，具有多形性，既无鳞癌的细胞特点如细胞角化、角化珠及细胞间桥，也无腺癌细胞的特点如形成腺泡或产生黏液，当然也无小细胞肺癌及神经内分泌的特点,但个别病例可以出现神经内分泌的形态。免疫组化表现为P40(－)、P63(－)、CK5/6(－)、NapsinA(－)、TTF-1(－)、Syn(－)、CD56(－)、CgA(－)。

大细胞癌临床上较为罕见,约占全部收治肺癌病例的1%。大细胞肺癌常发生于肺上叶,多为周围型,体积较大,边界清楚,分叶,少见空洞,容易出现多发转移。其恶性程度高,治疗效果差,预后不良。据Fernandez等报道,大细胞神经内分泌癌患者术后5年生存率为13%~57%。国内报道,LCC患者的5年生存率为11.6%~21.4%,术后5年生存率接近30%。

### 四、腺鳞癌

肺腺鳞癌(adenosquamous carcinoma)占所有肺癌的0.6%~2.3%。根据WHO新分类,肿瘤必须含有至少10%的腺癌或鳞癌成分时才能诊断为腺鳞癌。常位于外周并伴有中央瘢痕形成。在转移特征和分子生物学方面与其他非小细胞肺癌无差别。

病理上,肺腺鳞癌中腺癌成分起源于单克隆性鳞状成分,即肺腺鳞癌中腺癌和鳞癌成分起源于同一干细胞。提示起源于较小支气管的肺腺鳞癌(周围型)更易向腺癌方向分化,而起源于较大支气管的肺腺鳞癌(中央型)更容易向鳞癌方向分化。

### 五、非鳞非小细胞肺癌治疗

1. 根据分期决定治疗,总体治疗原则参见本章第1节肺癌概论。

2. 晚期肺腺癌患者(不能行同步放化疗的ⅢB、ⅢC及Ⅳ期)治疗,首先行 *EGFR*、*ALK* 融合基因、*ROS1* 融合基因、*BRAF* 基因检测以及 PD-L1 表达水平检测。

(1) *EGFR* 基因敏感突变的患者推荐 EGFR-TKI(吉非替尼、厄洛替尼、埃克替尼、阿法替尼、奥希替尼)一线治疗。靶向治疗进展后,如局部进展或脑转移,可行局部治疗(放疗/手术),并继续原EGFR-TKI治疗,系统性进展需行二次活检

（或血液检测），如 EGFRT790M 阳性，可给予奥希替尼治疗，如 EGFRT790M 阴性，可行系统性化疗。

（2）*ALK* 融合基因阳性患者推荐一线 ALK 抑制剂（克唑替尼、阿雷替尼、色瑞替尼）靶向治疗。靶向治疗进展后，如局部进展或脑转移，可行局部治疗（放疗／手术），并继续原 ALK 抑制剂治疗，系统性进展可考虑二代 ALK 抑制剂，或行系统性化疗。

（3）*ROS1* 融合基因阳性、BRAF V600E 突变及其他少见突变的一线靶向治疗药物见表 25-4，靶向治疗进展可行系统性化疗。

（4）PD-L1 表达 ≥50% 且驱动基因阴性或未知的肺腺癌患者，推荐帕博利珠单抗一线治疗。进展后可行化疗。

（5）驱动基因及 PD-L1 检测阴性或状况未知时，如果 ECOG 评分 0~1 分，应当尽早开始含铂两药的联合化疗，可考虑在此基础上联合贝伐单抗，4~6 个疗程化疗后，如疾病控制可进行培美曲塞和／或贝伐单抗维持治疗；如果 ECOG 评分为 2 分，可考虑单药化疗；如果 ECOG 为 3~4 分，不推荐细胞毒性药物化疗。

# 第3节 肺鳞状细胞癌

## 一、定义

肺鳞状细胞癌（lung squamous cell carcinoma），简称肺鳞癌，是非小细胞肺癌的一种病理类型，约占肺癌的 20%。吸烟者鳞癌比重大于非吸烟者，且吸烟指数越大，肺鳞癌比重越大。

## 二、临床表现

与吸烟相关性强，主要发生在段、叶支气管，2/3 为中央型，易出现咳嗽、咯血；中央型鳞癌向管腔生长，使支气管内腔狭窄甚至阻塞，可导致肺不张、支气管肺炎。周围型鳞癌可形成巨块,形成空洞的概率较高。

### 三、诊断

1. 病理诊断　肿瘤细胞产生角蛋白和/或细胞间桥粒(称为"细胞间桥")或免疫组织化学显示表达 p40、p63、CK5 或 CK5/6、桥粒芯糖蛋白。

2. 病理分类　2015 年版 WHO 肺部肿瘤组织学分类中,肺鳞癌又分为以下几类:①角化型鳞癌(keratinizing squamous cell carcinoma);②非角化型鳞癌(non-keratinizing squamous cell carcinoma);③基底样鳞癌(basaloid squamous cell carcinoma);④侵袭前病变(preinvasive lesion);⑤鳞状细胞原位癌(squamous cellcarcinoma in situ)。

3. 分子病理诊断　①对于小标本、不吸烟的患者,可考虑检测 *EGFR*、*ALK*、*ROS1*、*BRAF* 基因异常;②检测 PD-L1;③可考虑检测 MET 扩增或 MET 突变、RET 重排、ERBB2(HER2)突变、肿瘤突变负荷(TMB)。

### 四、治疗

总体治疗原则参见本章第 1 节。以下主要介绍晚期肺鳞癌(Ⅳ期)的治疗,其包括分子靶向治疗、化疗、免疫治疗。

1. 分子靶向治疗

(1)EGFR 敏感突变

一线治疗:吉非替尼、厄洛替尼、埃克替尼、阿法替尼、达克替尼、奥希替尼。

后线治疗:奥希替尼。

(2)ALK 重排

一线治疗:阿来替尼、布加替尼、克唑替尼、色瑞替尼。

后线治疗:阿来替尼、布加替尼、色瑞替尼。

(3)ROS1 重排

一线治疗:色瑞替尼、克唑替尼。

（4）BRAF V600E 突变

一线治疗：达拉非尼 + 曲美替尼。

后线治疗：达拉非尼 + 曲美替尼。

（5）其他突变

MET 高水平扩增或 MET14 外显子跳跃突变：克唑替尼。

RET 重排：卡博替尼、凡德他尼。

ERBB2（HER2）突变：曲妥珠单抗 – 美坦新偶联物。

肿瘤突变负荷（TMB）：纳武单抗 + 伊匹单抗，纳武单抗。

2. 化疗

（1）一线化疗方案

1）ECOG 评分 0~1 分：

没有帕博利珠单抗禁忌：帕博利珠单抗 / 卡铂或顺铂 / 紫杉醇或白蛋白紫杉醇。

有帕博利珠单抗禁忌：卡铂 / 白蛋白紫杉醇，卡铂 / 多西他赛，卡铂 / 吉西他滨，卡铂 / 紫杉醇，顺铂 / 依托泊苷，顺铂 / 吉西他滨，顺铂 / 紫杉醇，吉西他滨 / 多西他赛，吉西他滨 / 诺维本。

（注：方案中"/"表示联合用药，下文同。）

2）ECOG 评分 2 分：白蛋白紫杉醇，卡铂 / 白蛋白紫杉醇，卡铂 / 多西他赛，卡铂 / 依托泊苷，卡铂 / 吉西他滨，卡铂 / 紫杉醇，多西他赛，吉西他滨，吉西他滨 / 多西他赛，吉西他滨 / 诺维本，紫杉醇。

（2）二线化疗方案（ECOG 评分 0~2 分）：多西他赛；吉西他滨；雷莫芦单抗 / 多西他赛。

3. 免疫治疗

（1）一线治疗：PD–L1>50% 时，帕博利珠单抗，卡铂或顺铂 / 紫杉醇或白蛋白紫杉醇 / 帕博利珠单抗。

（2）二线治疗：纳武单抗，帕博利珠单抗（PD–L1 ≥1%），阿特珠单抗。

## 五、随访

2 年内，每 6~12 个月随访病史、查体、胸部 CT（平扫或增强）。2 年后每年随访病史、查体、胸部平扫 CT。

# 第 4 节　小细胞肺癌

## 一、定义

小 细 胞 肺 癌（small cell lung cancer，SCLC）占 肺 癌 的 20%~30%，是肺癌中分化最低、恶性程度最高的一型，癌细胞小而呈短梭形或淋巴细胞样，胞质少，形似裸核。癌细胞密集成群排列，由结缔组织加以分隔，有时癌细胞围绕小血管排列成团。免疫组织化学研究提示，癌细胞对神经烯醇化酶（NSE）、突触素（Syn）、嗜铬素 A（CgA）呈阳性反应。

## 二、临床表现

小细胞肺癌早期可无症状，诊断时最常见的症状为乏力（80%）、咳嗽（70%）、气短（60%）、体重下降（55%）、疼痛（40%~50%）、咯血（25%）等。其症状根据病因可以分类为：

1. 由原发肿瘤引起的症状和体征

（1）咳嗽：为常见的早期症状，多为刺激性干咳，当肿瘤引起支气管狭窄时，可出现持续性、高调金属音咳嗽。咳嗽多伴少量黏液痰，当继发感染时可合并脓痰。

（2）咯血：多为痰中带血或间断血痰，少数因侵蚀大血管出现大咯血。

（3）胸闷、气短：肿瘤引起支气管狭窄，或肿瘤转移至肺门或纵隔淋巴结，肿大的淋巴结压迫主支气管或气管隆嵴。

2. 肿瘤在胸腔内增大压迫或侵犯周围组织导致的症状和体征

（1）胸痛：肿瘤直接侵犯胸膜、肋骨或胸壁，引起不同程度的胸痛。肿瘤压迫肋间神经，胸痛可累及其分布区。

（2）上腔静脉综合征：上腔静脉受压迫或较少见的腔内瘤栓阻塞所致，表现为颜面、颈部、上肢水肿，颈静脉怒张，胸前部淤血及静脉曲张，可伴头晕、头胀、头痛等。

（3）吞咽困难：肿瘤侵犯或压迫食管，可引起吞咽困难、进食哽噎感。

（4）呛咳：气管食管瘘或喉返神经麻痹引起饮水或进食流质食物时呛咳。

（5）声音嘶哑：肿瘤直接压迫或转移使喉返神经受压（多为左侧）时出现。

（6）Horner 综合征：位于肺上尖部的肺癌称为肺上沟瘤（Pancoast 瘤），当压迫颈 8、胸 1 交感神经干时，出现典型的 Horner 综合征，表现为患侧眼睑下垂、瞳孔缩小、眼球内陷、同侧颜面部与胸壁无汗或少汗；侵犯臂丛时出现局部疼痛、肩关节活动受限。

（7）阻塞性肺炎：由于肿瘤压迫阻塞气道引起的、在同一部位可以呈反复发生的炎症。

3. 肿瘤转移灶引起的症状

（1）转移至淋巴结：锁骨上淋巴结转移多固定，质地坚硬，逐渐增大、增多、融合，多无痛感。

（2）转移至胸膜：引起胸痛、胸腔积液，胸腔积液多为血性。

（3）转移至骨：多呈隐匿经过，仅 1/3 有局部症状，如疼痛、病理性骨折。当转移至脊柱压迫脊髓神经根时，疼痛为持续性且夜间加重。脊髓内转移可于短时间内迅速出现不可逆的截瘫症候群。

（4）转移至脑：可由于颅内病灶水肿造成高颅压，出现头痛、恶心、呕吐的症状；也可由于占位效应导致复视、共济失调、脑神经麻痹、一侧肢体无力甚至偏瘫。

（5）转移至心包：可出现心包积液，甚至出现心脏压塞的表现，呼吸困难，平卧时明显，颈静脉怒张，血压降低，脉压缩小，体循环淤血，尿量减少等。

（6）转移至肾上腺、肝脏等部位，引起局部周围脏器功能紊乱。

4. 肿瘤全身表现及副肿瘤综合征　肿瘤的非特异性全身症状包括乏力、食欲下降、消瘦等。副肿瘤综合征常见于小细胞肺癌，包括以下几种：

（1）类癌综合征：因 5-羟色胺分泌过多导致哮喘样呼吸困难、阵发性心动过速、水样腹泻、皮肤潮红。

（2）Lambert-Eaton 肌无力综合征：是一种累及神经－肌肉突触前膜的自身免疫性疾病。致病的自身抗体直接抑制了神经末梢突触前的压力门控钙通道，从而导致了肌无力症状。临床表现为四肢近端及躯干无力，下肢重于上肢，短暂用力收缩后肌力反而增加，持续收缩后呈病态疲劳。

（3）抗利尿激素分泌不当综合征（syndrome of inappropriate secretion of antidiuretic hormone, SIADHS）：表现为稀释性低钠血症，食欲欠佳，恶心、呕吐，乏力、嗜睡，甚至定向力障碍。

（4）肥大性肺性骨关节病：多侵犯上、下肢长骨远端，表现为杵状指（趾），指端疼痛，肥大性骨关节病。

（5）库欣综合征（Cushing syndrome）：肿瘤分泌促肾上腺皮质激素样物质，脂肪重新分布等。

（6）边缘叶脑炎：自身免疫介导的副肿瘤综合征的一种特殊表现，为累及大脑边缘系统的海马回、带状回、额叶眶面等的脑炎样改变，临床多呈亚急性起病，进展达数周之久，也可隐袭起病。早期表现为焦虑和抑郁，以后则出现严重的近记忆力减退。其他尚有烦躁、错乱、幻觉、部分或全身性癫痫、嗜睡，有的有进行性痴呆，偶可缓解，痴呆和记忆力下降具有特征性。头CT 和 MRI 少数可见颞叶内侧异常。脑电图可正常，或出现双侧、单侧颞叶慢波或尖波。

## 三、诊断

SCLC 的确诊金标准为病理学诊断,因此有效地取得组织标本是关键,其标本来源可分为:

1. 痰细胞学检查　阳性率与肿瘤所在的部位、大小,痰的质量,是否并发感染等有关,中心型肺癌检出率较高,但难以明确类型,目前已不推荐应用。

2. 纤维支气管镜　可以观察到肿瘤位置、大小及支气管腔内浸润范围,在直视下取得组织行病理学检查。对于气道内未观察到明显病变者,可行超声支气管镜(endobronchial ultrasound,EBUS)检查,可以明确地观察到腔外病变,在超声指导下的腔外病变活检,提高了透壁活检的准确性。

3. 经皮穿刺肺活检　在 CT 引导下完成,活检阳性率高达 90%,若肿瘤含大部分坏死区则常呈假阴性。

4. 纵隔镜　对于常规方法难以确诊的可考虑纵隔镜活检,适合用于上纵隔淋巴结转移或前纵隔淋巴结侵犯的诊断。

5. 胸腔镜和开胸活检　对难以确诊的周围型病变、纵隔病变或胸膜病变可考虑胸腔镜或开胸探查活检。用于前述方法均不能诊断者。

## 四、病情评估及分期

SCLC 的全身评估包括:

1. 辅助检查

(1)肿瘤标志物:包括神经元特异性烯醇化酶(NSE)、癌胚抗原(CEA)、胃泌素释放肽前体(ProGRP)、鳞状细胞癌抗原(SCCAg)、细胞角质蛋白 19 片段抗原 21-1(CYFRA21-1)等,其中 ProGRP 对于 SCLC 的特异性较好,对病情监测有一定参考价值。

(2)影像学检查

胸部 CT 可显示肺内病灶范围及程度,增强 CT 可进一步评估纵隔及肺门淋巴结受累的范围和程度,对于临床分期很有必要,增强 CT 对于病变穿刺位置的选择也有指导意义。

磁共振成像(MRI)主要用于明确有无颅内转移,增强 MRI 为首选。

全身骨扫描用于评估是否有骨转移及部位,但是不能确切地评估骨转移灶的大小和骨质破坏的程度,因此对于骨扫描提示的四肢长骨以及中轴骨转移灶,有必要进行进一步的 CT 或 MRI 检查以明确其范围和骨质破坏性质及程度,以判断患者发生骨相关事件的风险及需采取的治疗措施。

全身 PET 在确定肺内肿块、淋巴结或远处转移方面的精确性明显高于 CT 及放射性核素骨扫描。

2. 肿瘤分期 SCLC 的 TNM 分期仍遵从国际抗癌联盟(UICC)第 8 版的肺癌 TNM 分期。除此之外,目前 SCLC 治疗领域最常用的分期系统为美国退伍军人医院肺癌研究小组制定的 SCLC 分期系统:如果肿瘤局限于一侧胸腔(包括其引流的区域淋巴结,如同侧肺门、纵隔或锁骨上淋巴结)且能被纳入一个放射治疗野即为局限期(limited disease,LD),如果肿瘤超出局限期范围即为广泛期(extensive disease,ED),其中前者约占 1/3,后者占 2/3。这种分期方法简单、易行,与治疗疗效及预后相关。

## 五、治疗

SCLC 的治疗原则:小细胞肺癌的治疗以化疗为主,可以联合或序贯以放疗,对于不到 5% 的仅限于肺实质内的早期患者考虑手术治疗。局限期 SCLC 以同步放化疗或化疗、放疗序贯治疗为主,同步放化疗优于序贯治疗,同步放化疗应尽早,并应给予预防性全脑放疗,预防性全脑放疗对生存的益处显著。广泛期 SCLC 以化疗为主,择期行局部或转移灶治疗。

具体如下:

1. Ⅰ期(T1-2N0)局 限 期 SCLC Ⅰ期 SCLC 在 SCLC 中

发生率不到 5%；超过 T1-2N0 的 SCLC 患者不能从手术中获益。经过标准的分期评估（包括胸部和上腹部 CT、脑 MRI 和 PET/CT 扫描）的临床 1 期（T1-2，N0）患者可考虑手术。

手术前应该行纵隔镜或其他外科纵隔分期以除外淋巴结转移。手术推荐肺叶切除 + 纵隔淋巴结清扫术或取样术。术后患者均需行化疗。

术后无淋巴结转移者单纯行化疗，存在淋巴结转移者应行术后化疗同步纵隔放疗（RT）。对于术后辅助化疗的早期 SCLC，推荐行预防性脑照射。但是功能状态（PS）评分差或者有神经系统异常的患者不推荐行预防性脑照射。如患者 PS 评分差无法行手术治疗，则推荐行同步放化疗。

2. T1-2N0 以上的其他局限期 SCLC　对于 PS 0~2 的 T1-2N0 以上局限期 SCLC，推荐行同步放化疗；如 PS 3~4（由于肿瘤引起的 PS 差），则推荐化疗为主，辅以放疗，如患者非肿瘤原因导致的 PS 3~4 分，则推荐根据具体情况行个体化治疗，包括支持治疗。

3. 广泛期 SCLC　广泛期 SCLC 的治疗以全身化疗为主，对于 PS 0~2 者，推荐行全身化疗；对于因 SCLC 病情导致 PS 差者，在积极支持治疗的同时仍建议行全身化疗；对于因患者肿瘤外其他原因导致的 PS 差者，则根据具体情况行个体化治疗，包括支持治疗。

若患者存在局部症状，如上腔静脉综合征、肺叶阻塞或骨转移等，建议化疗同时可在局部行姑息性放疗，如骨转移存在骨折的高风险，可考虑行局部放疗或加强骨稳固性治疗。有脊髓压迫者，应首先行局部放疗。合并脑转移者，如无症状，可先行全身化疗，再行头颅放疗；而有症状的脑转移患者，则先考虑全颅放疗，再行全身化疗；对于特殊患者甚至可考虑全颅放疗加全身化疗，但需注意其副作用。

4. 预防性脑照射　对于一线治疗获得完全缓解或部分缓解的局限期 SCLC，推荐行预防性脑照射。对于广泛期 SCLC 获得完全缓解（CR）或部分缓解（PR）者，也可考虑行预防性脑照射和胸腔放疗。

5. 随访 一线治疗后，患者在 1~2 年内可每 3~4 个月随访 1 次，第 3~5 年每 6 个月随访 1 次，5 年后每年随访 1 次。

6. 后续姑息性治疗 疾病复发或原发耐药进展的 SCLC 治疗疗效较差。对于 PS 0~2 分者可考虑行拓扑替康化疗，同时也可行姑息性治疗以控制局部症状，包括局部放疗等。而对于 PS 差不适合化疗者，建议行姑息性治疗控制症状，包括局部病灶的放疗。

## 六、药物及主要方案

1. 一线或者辅助化疗的方案推荐依托泊苷联合顺铂或卡铂。在一些特殊情况下也可考虑伊立替康合并卡铂 / 顺铂。

2. 对于一线治疗后复发的患者，二线治疗推荐参加合适的临床研究。

3. 二线化疗药物方面，对于化疗后 2~3 个月内复发而 PS 0~2 分适合化疗的患者，二线化疗可选择紫杉醇、多西他赛、吉西他滨、异环磷酰胺、替莫唑胺等，以及拓扑替康、伊立替康。

超过 3 个月复发的患者推荐二线使用拓扑替康化疗，也可选择紫杉醇、多西他赛、伊立替康、吉西他滨、长春瑞滨、表柔比星等。

对于超过 6 个月复发的患者，推荐用初始的一线方案进行化疗。

## 七、预后

局限期平均生存 12~20 个月，5 年生存率 10%~20%；广泛期平均生存 7~12 个月，5 年生存率 <2%。

（赵 静 徐 燕 斯晓燕 王汉萍）

## 参考文献

［1］支修益,石远凯,于金明,等.中国原发性肺癌诊疗规范(2015 年版)［J］.中华肿瘤杂志,2015,37(1):67-78.

［2］石远凯,孙燕,于金明,等.中国晚期原发性肺癌诊治专家共识(2016 年版)［J］.中国肺癌杂志,2016,19(1):1-15.

［3］Travis WD, Brambilla E, Burke AP, et al. WHO Classification of Tumors of Lung, Pleura, Thymus and Heart［M］. 4th ed. Lyon: IARC Press, 2015.

［4］Detterbeck FC, Boffa DJ, Kim AW, et al. The eighth edition lung cancer stage classification［J］. Chest, 2017, 151(1): 193-203.

［5］Rami-Porta R, Bolejack V, Crowley J, et al. The IASLC lung cancer staging project proposals for the revisions of the T descriptors in the forthcoming eighth edition of the TNM classification for lung cancer［J］. J Thorac Oncol, 2015, 10(7): 990-1003.

［6］Asamura H, Chansky K, Crowley J, et al. The international association for the study of lung cancer lung cancer staging project proposals for the revision of the N descriptors in the forthcoming 8th edition of the TNM classification for lung cancer［J］. J Thorac Oncol, 2015, 10(12): 1675-1684.

［7］Eberhardt WEE, Mitchell A, Crowley J, et al. The IASLC lung cancer staging project proposals for the revision of the M descriptors in the forthcoming eighth edition of the TNM classification of lung cancer［J］. J Thorac Oncol, 2015, 10(11): 1515-1522.

［8］Godstraw P, Chansky K, Crowley J, et al. The IASLC lung cancer staging project: proposals for revision of the TNM stage groupings in the forthcoming(eighth)edition of the TNM

classification for lung cancer[J]. J Thorac Oncol, 2015, 11(1):
39-51.

[9] Anon. NCCN Clinical Practice Guidelines in Oncology-
Non-small cell lung cancer: Version 9[DB/OL].(2017-09-28)
[2019-10-20]. http://www.nccn.org.

[10] Anon. NCCN Clinical Practice Guidelines in Oncology-
Non-small cell lung cancer: Version 1[DB/OL].(2018-9-18)
[2019-10-20]. http://www.nccn.org.

[11] Anon. NCCN Clinical Practice Guidelines in Oncology-
Small cell lung cancer: Version 1[DB/OL].(2018-9-18)[2019-
10-20]. http://www.nccn.org.

# 第 26 章

# 胸膜间皮瘤

**培训目标：**

掌握胸膜间皮瘤的诊断与治疗方法。

## 一、定义

胸膜间皮瘤（pleural mesothelioma）是原发于胸膜间皮组织或胸膜下间质组织的一种少见肿瘤。根据细胞类型可以分为上皮型、肉瘤型和混合型；根据病变范围和恶性程度，胸膜间皮瘤可以分为局限型和弥漫型两种，前者为良性或低度恶性，后者为高度恶性。

## 二、病因

病因未明，目前认为弥漫型间皮瘤大多与接触石棉有关，吸烟可能与石棉有协同作用。而局限型间皮瘤与接触石棉无关。本病与放射线、铍、钚、二氧化钍也可能有关。

## 三、诊断

1. 病史　起病隐匿，有石棉或其他稀有金属矿物接触史，潜伏期长达 20~50 年。

2. 临床表现

局限型胸膜间皮瘤患者年龄常在 40~50 岁，早期可无症状，当肿瘤增大时可压迫肺组织，产生轻度胸部钝痛、干咳、活动时气急等。部分患者可有骨关节疼痛、杵状指（趾）及低血糖表现。

弥漫型胸膜间皮瘤患者年龄平均在 50 岁以上，男性较常见，男女比例是 2∶1，累及右侧者多，起病隐匿，临床表现主要为气促、呼吸困难和持续性胸痛，逐渐加重，可出现干咳、疲乏、体重减轻，少数有咯血和不规则发热，偶有发作性低血糖、关节痛。后期胸腔积液和胸膜增厚体征日趋明显，肿瘤侵犯胸壁后可形成所谓的"冰冻胸"，限制了胸廓扩张运动。虽然胸膜明显增厚，却不伴有肋间或胸壁凹陷，反而有局部胸壁膨隆。晚期随着血性胸腔积液迅速增长，病情日渐恶化，因恶病质及呼吸衰竭而死亡。

3. 辅助检查

（1）胸部影像学检查：

局限型胸膜间皮瘤表现为孤立的均匀一致的球状阴影，边缘清楚，有轻度分叶，常位于肺外周或叶间裂，切线位胸片显示肿瘤基底贴近胸膜，瘤体边缘与胸壁呈钝角，恶性者可侵及肋骨和肺，可伴有胸腔积液。

弥漫型胸膜间皮瘤 X 线检查典型者为胸内侧弥漫不规则增厚和突向胸膜腔内多发性结节，呈波浪状或驼峰状阴影。

并发大量胸腔积液者，胸廓呈大片浓密阴影，纵隔向对侧移位。

CT 扫描能显示病灶形态、病变范围及胸腔脏器累及情况。胸部 CT 显示弥漫性或结节性胸膜增厚可提示间皮瘤。

（2）胸腔积液：多为血性，也可为黄色渗出性，非常黏稠，甚至可拉成细丝，堵塞穿刺针头。比重高，可达 1.020~1.028；胸腔积液蛋白含量高，葡萄糖和 pH 常降低。胸膜间皮瘤患者胸腔积液多数查不到恶性肿瘤细胞，但常可见大量的间皮细胞。

由于细胞学诊断具有较高的误诊率，因此不推荐单独应用细胞学诊断作为间皮瘤的诊断依据，推荐可先行间皮瘤的细胞学检查，再行组织学检查。

（3）胸腔镜：是首选的确诊手段，该检查有助于全面检查胸膜,获得较充足的活检组织以确定是否有肿瘤浸润,其诊断率>90%。由于细针穿刺敏感性不高(<30%),故不推荐作为间皮瘤的首选诊断方法。

### 四、鉴别诊断

1. 周围型肺癌邻近胸膜者可见肿块与胸膜关系密切,可与局限型间皮瘤相混淆,但肺癌边缘常不甚光滑而有小毛刺,且轮廓常呈分叶状,CT检查可确定肿瘤位于肺内而非胸膜上。

2. 结核性胸腔积液者常有低热、盗汗、乏力等结核中毒症状,可有胸闷、气短,但多无剧烈胸痛,结核菌素皮试强阳性,胸腔积液腺苷脱氨酶(ADA)、胸膜活检及胸腔镜有助于与弥漫性间皮瘤相鉴别。

3. 胸膜转移性肿瘤与弥漫性间皮瘤较难鉴别,胸膜上呈各自分离的多个小结节状阴影,以胸膜转移瘤可能性大,胸腔积液脱落细胞学检查及胸膜活检、胸腔镜检查有助于其与弥漫型间皮瘤相鉴别。

### 五、分期

胸膜间皮瘤的分期主要采用的是美国癌症联合委员会(AJCC)/国际抗癌联盟(UICC)胸膜间皮瘤TNM分期系统(2010年第7版),如表26-1和表26-2所示。

**表26-1　胸膜间皮瘤TNM分期系统**
**(AJCC/UICC 2010年第7版)**

| 分期 | 定义 |
| --- | --- |
| T 原发肿瘤 | |
| Tx | 原发肿瘤无法评估 |
| T0 | 无原发肿瘤证据 |
| T1 | 局限于同侧壁层胸膜,有或没有纵隔胸膜或横膈胸膜的侵犯 |

| 分期 | 定义 |
|---|---|
| T1a | 没有侵及脏层胸膜 |
| T1b | 侵及脏层胸膜 |
| T2 | 侵及同侧胸膜表面一个部位(胸膜顶、纵隔胸膜、膈胸膜、脏层胸膜),并具备至少一种以下特征:侵及膈肌、侵及脏层胸膜下肺实质 |
| T3 | 局部晚期但有潜在切除可能的肿瘤。侵及同侧胸膜表面的所有部位(胸膜顶、纵隔胸膜、膈胸膜、脏层胸膜),并具备至少一种以下特征:侵及胸内筋膜;侵及纵隔脂肪;侵及胸壁软组织的单个、可完整切除的病灶;非透壁性心包浸润 |
| T4 | 不可切除的局部晚期肿瘤。侵及同侧胸膜表面的所有部位(胸膜顶、纵隔胸膜、膈胸膜、脏层胸膜),并具备至少一种以下特征:胸壁的弥漫性浸润或多个病灶,有或没有肋骨破坏;直接经膈肌侵入腹腔;直接侵及对侧胸膜;直接侵及纵隔器官;直接侵及脊柱;穿透心包的内表面,有或没有心包积液,或侵犯心肌 |
| N 淋巴结转移 | |
| Nx | 淋巴结转移情况无法评估 |
| N0 | 无区域淋巴结转移 |
| N1 | 转移至同侧支气管或肺门淋巴结 |
| N2 | 转移至同侧纵隔或隆突下淋巴结,包括同侧的乳内和横膈旁淋巴结 |
| N3 | 转移至对侧纵隔、对侧乳内、同侧或对侧锁骨上淋巴结 |
| M 远处转移 | |
| M0 | 无远处转移 |
| M1 | 远处转移 |

表 26-2　胸膜间皮瘤的分期

| 分期 | T | N | M |
|---|---|---|---|
| I | T1 | N0 | M0 |
| IA | T1a | N0 | M0 |
| IB | T1b | N0 | M0 |
| II | T2 | N0 | M0 |
| III | T1、T2 | N1 | M0 |
| | T1、T2 | N2 | M0 |
| | T3 | N0、N1、N2 | M0 |
| IV | T4 | 任何 N | M0 |
| | 任何 T | N3 | M0 |
| | 任何 T | 任何 N | M1 |

## 六、治疗

1. **手术治疗**　对于可手术、分期为 I～III 期、无 N2 病变，且病理类型为上皮型的胸膜间皮瘤患者可考虑手术治疗。对于分期为 IV 期、N2 病变、病理类型为肉瘤型或者混合型患者不推荐手术。在手术前必须对患者进行仔细的评估。

（1）手术方式：①胸膜切除术/剥脱术（pleurectomy/decortication，P/D），完整切除受累胸膜和所有肉眼可见的肿瘤；②胸膜外肺切除术（extrapleural pneumonectomy，EPP），包括胸膜、肺、同侧膈肌及心包的整块切除。在 P/D 手术中推荐纵隔淋巴结清扫，至少包括 3 站淋巴结。

（2）恶性胸膜间皮瘤手术的目的是通过清除所有可见肿瘤进行细胞减灭术以达到宏观的完全切除。如果不能完全切除肉眼所见，手术应该中止。但是，如果可切除大块病变的大部分以帮助术后管理，并且并发症发生率低，则手术应该继续。

（3）P/D 或 EPP 手术的选择根据肺储备、手术经验、可利用的辅助治疗手段和术中策略以及手术探查做出决定。

2. 化疗 适用于：①可手术患者的新辅助 / 辅助治疗手段；②不可手术或拒绝手术患者；③N2 病变患者；④肉瘤型、混合型间皮瘤患者。

（1）培美曲塞联合顺铂是恶性间皮瘤治疗的一线方案。对于无出血或血栓形成的恶性间皮瘤患者可联合贝伐单抗，并采用贝伐单抗维持的方案。

（2）其他可接受的一线联合方案还包括：①培美曲塞 / 卡铂；②吉西他滨 / 顺铂。可接受的一线单药包括培美曲塞或者长春瑞滨。

（3）二线化疗选择包括培美曲塞（如果一线未使用）、长春瑞滨或者吉西他滨。如果患者一线治疗对培美曲塞反应良好，二线可考虑再次使用培美曲塞。

（4）目前最新的免疫检查点抑制剂，如纳武单抗（nivolumab）或帕博利珠单抗（pembrolizumab）等可用于二线治疗恶性间皮瘤。

3. 放射治疗

（1）对于接受 EPP 可切除的恶性胸膜间皮瘤患者，辅助放疗可用于功能状态良好的患者以改善局部控制。术后靶区包括：胸腔内的手术区域，还应包括手术瘢痕和胸壁活检路径。放疗剂量 50~60Gy，每次 1.8~2Gy。

（2）对于病变有限切除或者未切除时，在肺完整无损情况下对整个半胸给予高剂量放疗，尚未证明有显著的生存获益，而毒性明显。因此不推荐在 P/D 手术后放疗。但在有经验的中心可考虑在 P/D 后给予半侧胸廓调强放疗。

（3）此外，放疗可用于预防器械通道复发、缓解胸壁疼痛。对间皮瘤所致的支气管或食管梗阻以及其他相关症状，放疗是一种常用的姑息治疗手段。对于手术部位的预防性放疗，推荐总剂量为 21Gy（3×7Gy）。对于有肿瘤残存的患者，一些研究中心使用近距离放疗或术中体外照射联合手术。在缓解间皮瘤相关胸痛方面,每日 4Gy 剂量似乎更有效,但每日最佳剂量和总剂量尚不清楚。

(赵 静)

## 参考文献

Anon. NCCN Clinical Practice Guidelines in Oncology-Malignant Pleural Mesothelioma: Version 2 [DB/OL]. (2017-7-7) [2019-10-20]. http://www.nccn.org.

# 第27章

## 间质性肺炎

**培训目标:**

（1）掌握间质性肺炎的分类。

（2）掌握间质性肺炎的诊断与评估方法。

（3）掌握特发性肺纤维化的诊断、鉴别诊断与治疗方法。

（4）掌握抗纤维化药物吡非尼酮与尼达尼布的使用方法。

### 一、弥漫性间质性肺疾病概述

#### （一）几个容易混淆的概念

1. 弥漫性实质性肺疾病，diffuse parenchymal lung diseases，DPLD。

2. 弥漫性间质性肺疾病，diffuse interstitial lung diseases，DILD。

3. 间质性肺疾病/肺间质病，interstitial lung diseases，ILD。

4. 特发性间质性肺炎，idiopathic interstitial pneumonia，IIP。

5. 特发性肺纤维化，idiopathic pulmonary fibrosis，IPF。

其中，临床工作中所提及的间质性肺疾病（ILD），与弥漫性实质性肺疾病（DPLD）、弥漫性间质性肺疾病（DILD）的范畴一致，只是不同的阶段对于这个疾病的不同称呼。而特发性间质性肺炎（IIP）是ILD（或DPLD、DILD）中的一个特殊类型，特指经过系统筛查后没有明确的继发因素的一类间质性肺炎；IIP

根据临床表现、肺脏病理不同,进一步分为主要间质性肺炎[包括了特发性肺纤维化(IPF)]、罕见间质性肺炎和不能分类的特发性间质性肺炎(详见下述);因此,IPF 是 IIP 中的一个特殊类型。

**(二)ILD 的分类**

1. 已知病因的继发性 ILD

(1)结缔组织病相关间质性肺疾病(connective tissue disease associated interstitial lung diseases,CTD-ILD):如系统性硬化症相关性间质性肺疾病、肌炎/皮肌炎相关性间质性肺疾病等。

(2)药物/毒物相关性间质性肺疾病:如生物制剂、胺碘酮等药物相关性间质性肺疾病。

(3)职业环境相关性间质性肺疾病,包括各种职业相关性弥漫性间质性肺疾病(如石棉沉着病、铍病等)、外源性过敏性肺泡炎(如大棚肺、养鸽者肺等)。

(4)其他:①肉芽肿性肺病:结节病、外源性过敏性肺泡炎;②特殊类型的间质性肺疾病(一般有特殊的胸部影像学表现):肺泡蛋白沉积症、淋巴管肌瘤病、肺朗格汉斯细胞组织细胞增生症等。

2. 特发性间质性肺炎(IIP)(详见下述)。

**(三)ILD 的诊疗流程**

ILD 的诊疗流程见图 27-1。

**(四)IIP 的分类**

1. IIP 可分为 3 类

(1)主要特发性间质性肺炎:包括特发性肺纤维化、特发性非特异性间质性肺炎、呼吸性细支气管炎 - 间质性肺疾病、脱屑性间质性肺炎、隐源性机化性肺炎、急性间质性肺炎。

(2)罕见特发性间质性肺炎:包括特发性淋巴细胞性间质性肺炎、特发性胸膜肺实质弹力纤维增生症(PPFE)等。

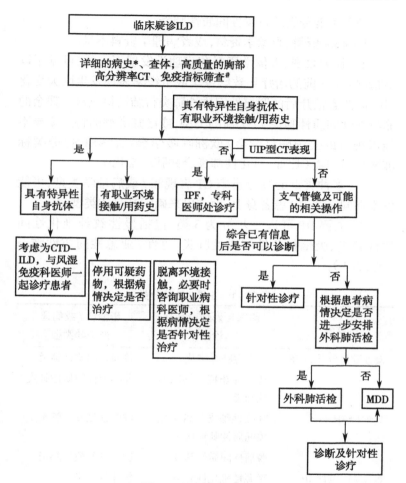

图 27-1 ILD 诊疗流程

ILD：间质性肺疾病；UIP：普通型间质性肺炎；IPF：特发性肺纤维化；
CTD-ILD：结缔组织病相关间质性肺疾病；MDD 指多学科讨论，包括间质性肺疾病专家、胸部影像学专家和病理学专家参与的讨论；* 包括关于职业接触、居住环境、长期用药等方面以及自身免疫性疾病常见的非特异性临床表现的详细问诊；# 一般需要包括抗核抗体谱系列等（包括抗核抗体、抗双链 DNA、抗可提取核抗原系列、抗中性粒细胞胞质抗体、类风湿因子、抗环瓜氨酸肽抗体）

（3）不能分类的特发性间质性肺炎

1）临床资料、影像学资料，或者病理学资料不足。

2）临床表现、影像学资料和病理学发现不一致，可见于以下情况：①先前的治疗导致影像学或组织学表现发生巨大变化（比如，激素治疗后的脱屑性间质性肺炎行肺活检只显示残余的非特异性间质性肺炎）；②新的类型，或已知类型的特殊变异不能以现行的美国胸科学会/欧洲呼吸学会（ATS/ERS）分类标准来具体归类（比如，机化性肺炎合并肺纤维化）。

3）多种类型的高分辨率 CT 表现和/或病理学类型，可能发生在同一个 IIP 患者身上，而难以来确定其具体类型。

2. 主要 IIP 可进一步分为 3 类，包括慢性致纤维化性间质性肺炎、吸烟相关性间质性肺炎、急性/亚急性间质性肺炎（表 27-1）。

表 27-1　主要 IIP 的分类

| 分类 | 临床 - 影像 - 病理诊断 | 影像和/或病理形态学类型 |
|---|---|---|
| 慢性致纤维化性 IP | 特发性肺纤维化 | 普通型间质性肺炎 |
| | 特发性非特异性间质性肺炎 | 非特异性间质性肺炎 |
| 吸烟相关性 IP* | 呼吸性细支气管炎相关间质性肺疾病 | 呼吸性细支气管炎 |
| | 脱屑性间质性肺炎 | 脱屑性间质性肺炎 |
| 急性/亚急性 IP | 隐源性机化性肺炎 | 机化性肺炎 |
| | 急性间质性肺炎 | 弥漫性肺泡损伤 |

注：IP：间质性肺炎；* 脱屑性间质性肺炎也可见于非吸烟者

### （五）DPLD 的治疗

根据不同原因、不同病理类型的 DPLD 予以不同的治疗方案。以下为 2013 年 IIP 指南中关于 IIP 的治疗原则——根据临床行为制定治疗原则（表 27-2）。

表 27-2　根据临床行为制定的 IIP 治疗原则

| 临床行为 | 治疗目的 | 监测策略 |
|---|---|---|
| 可逆性或自限性（如大多 RB-ILD 患者） | 去除可能的原因 | 短期（3~6 个月）观察以判断疾病进展 |
| 伴有进展因素的可逆性疾病（如富细胞型 NSIP、DIP、COP） | 取得初始效果后合理的长期治疗 | 短期观察证实治疗有效；长期观察保证治疗效果稳定 |
| 伴有部分残留的稳定病变（如某些纤维化型 NSIP） | 维持目前状态 | 长期观察评估疾病进程 |
| 具有潜在稳定，但可能进展的不可逆的疾病（如某些纤维化型 NSIP） | 预防进展 | 长期观察评估疾病进程 |
| 即使积极治疗，仍呈不可逆进行性进展的疾病（如 IPF，某些纤维化型 NSIP） | 延缓疾病进展 | 长期观察评估疾病进程，判定肺移植或有效的辅助治疗方法 |

注：COP：隐源性机化性肺炎；DIP：脱屑性间质性肺炎；IPF：特发性肺纤维化；NSIP：非特异性间质性肺炎；RB-ILD：呼吸性细支气管炎相关间质性肺疾病

表 27-2 归纳了多个因素后作出的分类：①IIP 中，某些多学科诊断表明了该疾病的临床行为如 IPF；但是某些 IIP 亚型（如非特异性间质性肺炎）的临床行为不止一个。②基于肺功能和 / 或高分辨率 CT（HRCT）来判断疾病严重程度，某些重症非特异性间质性肺炎病例常常表现为进行性进展的不可逆性病程。③通过 HRCT 和肺活检表现来综合判断 IIP 病例潜在的可逆性和不可逆性临床病程。④这种分类仅判断疾病的短期临床行为；针对具体的每个病例，应根据病程及时评估疾病的临床行为分类。

### 二、特发性肺纤维化

特发性肺纤维化（IPF）是一种病因和发病机制尚不明确的、慢性进行性纤维化性间质性肺疾病，病变主要局限于肺部，好发于中老年男性,其肺组织病理和/或胸部 HRCT 特征性表现为普通型间质性肺炎( usual interstitial pneumonia, UIP )。目前尚无确切有效的治疗药物,预后很差,中位生存期在 3 年左右。

**( 一 )临床表现**

起病隐匿,主要表现为干咳、劳力性呼吸困难,杵状指( 趾 )、双下肺分布为主的爆裂音是其典型体征。不少患者有吸烟史。

**( 二 )辅助检查**

1. 血清学　红细胞沉降率( 血沉 )、C 反应蛋白等炎症指标一般无明显升高,抗核抗体系列、抗中性粒细胞胞质抗体、类风湿关节炎的特异性抗体阴性,部分患者可以有抗核抗体、类风湿因子低滴度阳性。

2. 肺功能　限制性通气功能障碍伴弥散功能障碍,不过合并明显的肺气肿的患者,可以仅仅表现为弥散功能障碍。

3. 胸部影像学检查　高质量的胸部 HRCT 是诊断 IPF 的必要检查,典型的 UIP 型胸部影像学表现( 表 27-3、图 27-2 )是 IPF 的特征性表现——双下肺、近胸膜分布为主的网格影、蜂窝影,可以伴有牵张性支气管扩张;部分患者可以伴有少量、局限的磨玻璃影。可以伴有纵隔肺门淋巴结轻度肿大;若出现明显的纵隔肺门淋巴结肿大、广泛/明显的胸膜增厚、钙化,则不考虑 IPF。

4. 支气管镜及镜下相关操作　支气管镜、支气管肺泡灌洗及经支气管镜肺活检并不必要,相关操作可能引起 IPF 急性加重的发生。但对于不典型的 IPF 患者,需要与感染、石棉沉着病( 石棉肺 )纤维化、慢性过敏性肺泡炎等疾病鉴别时,可以安排上述操作。

5. 肺病理　肺活检不是诊断 IPF 所必要的辅助检查,但在鉴别疑似 IPF 的诊断过程中可以考虑。一般小标本的肺活检( 包括常规的经支气管镜肺活检、经皮肺穿刺活检等 )的辅助诊断价值不大,往往需要外科肺活检。

表 27-3　UIP 型的 HRCT 表现

| 典型 UIP 型<br>（所有四个特征） | 可能 UIP 型<br>（所有三个特征） | 不符合 UIP 型<br>（七个特征中任意一个） |
|---|---|---|
| ■ 病变主要位于胸膜下和肺基底部<br>■ 异常的网格状阴影<br>■ 蜂窝样改变，伴或不伴牵张性支气管扩张<br>■ 无不符合 UIP 型的任何一条（见不符合 UIP 型） | ■ 病变主要位于胸膜下和肺基底部<br>■ 异常的网格状阴影<br>■ 无不符合 UIP 型的任何一条（见不符合 UIP 型） | ■ 病变主要分布于上、中肺<br>■ 病变主要沿支气管血管束分布<br>■ 广泛磨玻璃样影（范围超过网格样影）<br>■ 大量微结节（双侧，上肺分布为主）<br>■ 散在囊状病变（多发，双侧，远离蜂窝肺区域）<br>■ 弥漫性马赛克征/气体陷闭（双侧，三叶或多肺叶受累）<br>■ 支气管肺段/肺叶实变 |

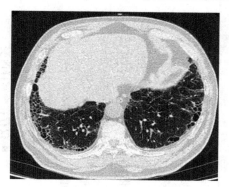

图 27-2　UIP 型胸 HRCT 表现
双下肺近胸膜分布为主的网格、蜂窝影

IPF 呈现典型的 UIP 型病理表现（表 27-4）：病变分布不均一，瘢痕形成和蜂窝样变的纤维化区域与正常肺组织交替分布，上述纤维化病变以胸膜下/间隔旁分布为主者，病变区域炎症反应不明显。

表 27-4　UIP 型型病理表现

| 典型 UIP 型<br>（满足所有四条标准） | 很可能 UIP 型 | 可能 UIP 型（满足所有<br>三条标准） | 不符合 UIP 型<br>（满足下列六条标准<br>中任意一条） |
|---|---|---|---|
| ■ 存在显著的纤维化／结构扭曲，伴或不伴主要分布于胸膜下／间隔旁的蜂窝样改变 | ■ 存在显著的纤维化／结构扭曲，伴或不伴蜂窝样病变 | ■ 肺实质斑片状或弥漫性纤维化，伴或不伴肺间质炎症 | ■ 透明膜<br>■ 机化性肺炎<br>■ 肉芽肿 |
| ■ 肺实质呈斑片状纤维化 | ■ 肺实质呈斑片状纤维化和成纤维细胞灶二者中缺少任意一条，但不 | ■ 不存在其他符合 UIP 型的特征（见典型 UIP 型） | ■ 远离蜂窝区有明显的炎性细胞浸润 |
| ■ 存在成纤维细胞灶 | 能全缺 | ■ 无任何不符合 UIP 型的特征（见不符合 UIP 型） | ■ 病变以气道为中心分布 |
| ■ 无任何不符合 UIP 型的特征（见不符合 UIP 型） | ■ 无任何不符合 UIP 型特征（见不符合 UIP 型）<br>或<br>■ 仅存在蜂窝样改变 | | ■ 其他提示另一种诊断的特征 |

**（三）诊断和鉴别诊断**

1. 诊断流程和标准

（1）建议患者到有间质性肺疾病诊疗经验的医疗机构进一步诊疗。通过有丰富间质性肺疾病诊断经验的呼吸内科医师、影像科医师和病理科医师之间多学科讨论（MDD），仔细排除其他各种间质性肺炎，包括其他类型的 IIP 和与环境暴露、药物或系统性疾病相关的间质性肺疾病，是获得准确诊断最为重要的环节。诊断流程见图 27-3。

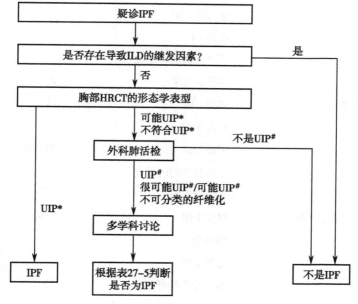

**图 27-3　IPF 的诊断流程**

IPF：特发性肺纤维化；ILD：间质性肺疾病
*：参照表 27-3 中的标准；#：参照表 27-4 中的标准

（2）诊断标准

1）除外其他已知病因所致的间质性肺疾病，如职业接触、室内外环境暴露、结缔组织病和药物性肺损害等。

2）未行外科肺活检的患者，HRCT 表现为 UIP 型（表 27–5）。

3）行外科肺活检的患者，结合 HRCT 和外科肺活检符合特定的类型（表 27–5）。

表 27–5　结合 HRCT 和组织病理学表现的 IPF

诊断标准（需要多学科讨论）

| HRCT 类型 | 外科肺活检组织病理类型（如果有） | 是否诊断 IPF？ |
|---|---|---|
| 典型 UIP | 典型 UIP | 是 |
| | 很可能 UIP | |
| | 可能 UIP | |
| | 不可分类的纤维化 | |
| | 不符合 UIP | 否 |
| 可能 UIP | 典型 UIP | 是 |
| | 很可能 UIP | |
| | 可能 UIP | 很可能 |
| | 不可分类的纤维化 | |
| | 不符合 UIP | 否 |
| 不符合 UIP | 典型 UIP | 可能 |
| | 很可能 UIP | |
| | 可能 UIP | |
| | 不可分类的纤维化 | 否 |
| | 不符合 UIP | |

2. 鉴别诊断　主要与已知病因的纤维化性间质性肺疾病相鉴别，包括：①职业环境暴露相关的肺纤维化，如慢性过敏性肺泡炎、石棉肺纤维化等职业环境相关性肺纤维化；②自身免疫性疾病相关性肺纤维化，如类风湿关节炎肺纤维化、显微镜下多血管炎等；③药物性或其他化学品所致肺损害，如胺碘酮肺

纤维化等；④放射性肺炎；⑤家族性肺纤维化。

**（四）合并症**

常见的呼吸系统合并症：肺动脉高压、肺气肿、肺栓塞、肺部恶性肿瘤、阻塞性睡眠呼吸暂停等。常见的肺外合并症：胃食管反流病、心血管疾病（如心律失常、心功能不全、缺血性心肌病等）、代谢性疾病（如糖尿病、高脂血症、体重异常等）。

**（五）IPF 急性加重**

指呼吸系统临床表现急性、明显的加剧恶化，胸部影像学上出现新发的、广泛的肺泡填充性病灶。IPF 急性加重的诊断标准如下：

1. 具有 IPF 病史，或目前临床、影像和／或组织学符合 IPF 的诊断标准。

2. 1 个月内急性加重或新发的呼吸困难，不能用其他原因解释。

3. 在 UIP 型 CT 表现的基础上，胸部 CT 新发出现双肺磨玻璃影和／或实变影（若无既往 CT，"新发" 可以忽略）。

4. 上述病情的加重不能单用心力衰竭、容量过负荷来解释。

若临床表现上符合 IPF 急性加重的表现，但缺乏胸部 CT 资料，则诊为 "疑似 IPF 急性加重"。

**（六）治疗**

目前尚缺乏有效的治愈性药物，建议予以包括抗纤维化药物在内的综合治疗。

1. 非药物治疗

（1）戒烟。

（2）氧疗：对于静息状态低氧血症（$PaO_2<55mmHg$ 或 $SpO_2<88\%$）的 IPF 患者应该接受长程氧疗，尽可能使 $SpO_2>90\%$。

（3）呼吸支持：①对于 IPF 相关的呼吸衰竭，不推荐有创性机械通气支持；可以尝试无创呼吸机辅助呼吸。②对于合并可能逆转的疾病所导致的呼吸衰竭，如新近合并的肺栓塞、急性缺血性心肌病（不稳定型心绞痛、急性心肌梗死）等，建议可以予以短期、积极的机械通气支持。

（4）肺康复锻炼：有条件的患者，可以在专家指导下进行个体化肺康复锻炼，具体措施可以参考慢性阻塞性肺疾病患者的肺康复锻炼。

（5）肺移植：是终末期肺纤维化患者的唯一有效的治疗措施，建议推荐符合肺移植适应证的 IPF 患者纳入等待名单，进行移植前评估；尤其是合并肺动脉高压的患者，建议尽早安排。

2. 药物治疗

（1）抗肺纤维化药物

1）吡非尼酮、尼达尼布：吡非尼酮最常见的不良反应是光敏性皮疹、胃肠道反应、肝功能损害等；尼达尼布最常见的不良反应是腹泻、胃肠道反应等。

2）对于已使用大剂量 N– 乙酰半胱氨酸治疗且无明显不良反应的患者，可以继续使用大剂量 N– 乙酰半胱氨酸治疗，但不推荐单药大剂量 N– 乙酰半胱氨酸治疗。

（2）抗酸反流治疗：有条件的患者建议常规加用质子泵抑制剂、组胺受体拮抗剂等抗胃食管反流病的治疗措施，主要适用于有胃食管反流病相关症状的患者。

（3）不推荐的治疗药物：华法林、单药糖皮质激素、糖皮质激素联合免疫抑制、大剂量 N– 乙酰半胱氨酸等。

3. IPF 急性加重的治疗　尚无推荐的共识性治疗措施，可以尝试大剂量糖皮质激素治疗，氧疗、呼吸支持等也是重要辅助治疗措施。

### 三、非特发性肺纤维化 – 特发性间质性肺炎

非特发性肺纤维化 – 特发性间质性肺炎（非 IPF–IIP）中主要掌握常见的 IIP 类型，即非特异性间质性肺炎（non-specific interstitial pneumonia, NSIP）、隐源性机化性肺炎（cryptogenic organizing pneumonia, COP); 对于吸烟相关性间质性肺炎、急性间质性肺炎、急性纤维素性机化性肺炎、特发性胸膜肺弹力纤维增生症等类型, 初步了解即可。

### (一) 非特异性间质性肺炎 (NSIP)

1. 概况及临床表现　NSIP 的病理表现除了见于特发性间质性肺炎中外, 还可以出现在结缔组织病相关间质性肺疾病 (CTD-ILD)、药物性肺病、过敏性肺炎以及一些家族性肺纤维化中。多学科讨论 (MDD) 的方法在诊断特发性 NSIP 中发挥了很重要的作用。对于病理、影像类型提示为 NSIP 型的患者, 需要进行系统的问诊和查体、完善的血清学检查等来除外上述继发因素。

NSIP 主要表现为干咳、活动后气短, 起病呈亚急性、慢性, 部分患者有发热。

2. 胸部影像学检查　NSIP 患者最常见的 HRCT 表现是双肺磨玻璃影 (图 27-4)。75% 的 NSIP 患者会出现不规则网格影伴牵拉性支气管扩张、细支气管扩张 (图 27-5)。

胸膜下肺部是否受累有助于区分 NSIP 和 UIP; 如果存在实变, 提示可能有机化性肺炎的成分, 这种 NSIP 可能多继发于 CTD。

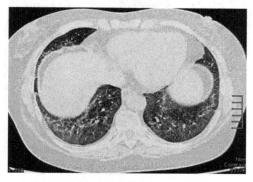

**图 27-4　NSIP 患者的胸部 CT 显示**
**双肺弥漫性磨玻璃影**

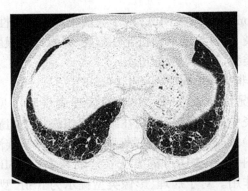

**图 27-5　NSIP 患者的胸部 CT 显示双下肺**
**沿血管束走行的网格影**

多数患者在就诊时没有肺部蜂窝影,但在随访中可能出现并会逐渐增多。

3. 肺病理　NSIP 患者的肺组织病理表现为不同程度的间质炎症和纤维化(图 27-6),上述病变在肺内分布呈现均一性。大多数 NSIP 病例为纤维化型,少部分病例是富细胞型;无或没有显著机化性肺炎和蜂窝状纤维化。

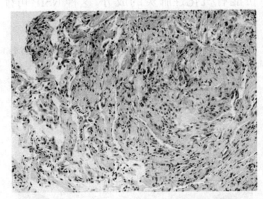

**图 27-6　NSIP 患者的肺组织病理表现**
**肺泡间隔增宽,间隔内有淋巴细胞浸润及纤维素沉着,**
**病变呈均一性分布**

4. 治疗　根据 2013 年 ATS/ERS 制定的 IIP 的治疗原则，对于富细胞型、富细胞为主型的 NSIP 则建议积极糖皮质激素（简称激素）治疗，一般起始剂量为泼尼松 0.8~1.0mg/（kg·d）；或激素联合免疫抑制剂（可以选用环磷酰胺、硫唑嘌呤、吗替麦考酚酯等）治疗。

对于纤维化型或纤维化为主型的 NSIP 则建议根据病程、病情变化来决定是否进行积极的激素联合免疫抑制剂治疗：

（1）若病情在较长一段时间内平稳、无进展且临床症状不明显，可以观察为主，暂不予以激素、免疫抑制剂治疗。

（2）若病情在进展，且患者有明显的临床表现，建议激素联合免疫抑制剂治疗：若激素治疗后临床症状、影像学改善，可以继续激素联合免疫抑制剂治疗；但若虽经激素联合免疫抑制剂治疗，病情无改善，则不建议继续积极应用激素联合免疫抑制剂，可以小剂量激素联合免疫抑制剂。

（3）对于晚期的纤维化型 NSIP 可以尝试吡非尼酮等抗纤维化药物治疗；药物无效者可以行肺移植。

5. 预后　NSIP 的预后多种多样，部分患者可以自愈，部分经治疗后病情稳定或改善，但部分患者可以进展为终末期纤维化，甚至导致死亡。

**（二）隐源性机化性肺炎（COP）**

1. 概况及临床表现　COP 是特发性的机化性肺炎，其病理、影像类型表现为机化性肺炎，但无明确的继发因素，如类风湿关节炎等结缔组织病或药物等因素。

COP 患者常常是亚急性起病，病程较短（中位病期 <3 个月），表现为不同程度的咳嗽和呼吸困难；部分患者合并发热。

2. 胸部影像学检查及病理　特征性的 HRCT 表现是胸膜下、细支气管周围的片状或带状实变影（图 27-7），病变常常呈现游走性，还常伴有磨玻璃样影；反晕征（或者环礁征）的出现更有助于该病的诊断；10%~30% 的患者会有少量单侧或双侧胸腔积液。

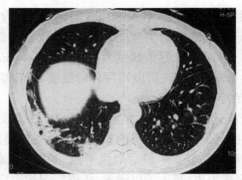

图 27-7　COP 患者的胸部 CT 可见右下肺基底段近
胸膜的片状实变影,内可见支气管充气征

病理表现为肺泡管和肺泡的机化,伴或不伴细支气管腔内息肉状实变;部分患者存在明显的肺间质炎症,这时与富细胞型 NSIP 很难鉴别。

3. 治疗及预后　大多数的 COP 患者经口服激素可完全康复,但容易复发。不过也有文献报道有些机化性肺炎患者即使延长治疗时间,也不能完全治愈;这些患者中部分会残留间质纤维化或发展为进展性的肺纤维化,伴或不伴有机化性肺炎的反复复发。

一般起始激素用量为泼尼松 0.8~1mg/(kg·d);对于反复复发的 COP 患者,可以考虑激素联合免疫抑制剂治疗。

（黄　慧）

**参考文献**

[1] American Thoracic Society, European Respiratory Society. American Thoracic Society/European Respiratory Society International Multidisciplinary Consensus Classification of the Idiopathic Interstitial Pneumonias[J]. Am J Respir Crit Care Med, 2002, 165(2): 277-304.

［ 2 ］Travis WD, Costabel U, Hansell DM, et al. An official American Thoracic Society/European Respiratory Society statement: Update of the international multidisciplinary classification of the idiopathic interstitial pneumonias［ J ］. Am J Respir Crit Care Med, 2013, 188（ 6 ）: 733–748.

［ 3 ］Raghu G, Collard HR, Egan JJ, et al. An official ATS/ERS/JRS/ALAT statement: idiopathic pulmonary fibrosis: evidence-based guidelines for diagnosis and management［ J ］. Am J Respir Crit Care Med, 2011, 183（ 6 ）: 788–824.

［ 4 ］Raghu G, Rochwerg B, Zhang Y, et al. An Official ATS/ERS/JRS/ALAT Clinical Practice Guideline: Treatment of Idiopathic Pulmonary Fibrosis. An Update of the 2011 Clinical Practice Guideline［ J ］. Am J Respir Crit Care Med, 2015, 192（ 2 ）: e3–e19.

［ 5 ］Raghu G, Amatto VC, Behr J, et al. Comorbidities in idiopathic pulmonary fibrosis patients: a systematic literature review［ J ］. Eur Respir J, 2015, 46（ 4 ）: 1113–1130.

［ 6 ］Collard HR, Ryerson CJ, Corte TJ, et al. Acute exacerbation of idiopathic pulmonary fibrosis: an international working group report［ J ］. Am J Respir Crit Care Med, 2016, 194（ 3 ）: 266–275.

# 第28章

## 淋巴管肌瘤病

**培训目标：**

（1）掌握淋巴管肌瘤病的诊断标准与诊断方法。

（2）熟悉西罗莫司的使用方法。

（3）熟悉淋巴管肌瘤病合并胸膜腔并发症（气胸、乳糜胸）的处理原则。

淋巴管肌瘤病（lymphangioleiomyomatosis，LAM）是一种几乎仅见于女性的罕见肺部疾病，以肺间质内淋巴管、血管以及小气道周围有异常的平滑肌样细胞增生为特点，肾脏、腹膜后和盆腔可以出现血管肌脂瘤、淋巴管肌瘤等肿瘤病灶。

### 一、流行病学

几乎仅见于育龄女性，发病率为（1~7.5）/100 万。分为散发型 LAM（sLAM）和结节性硬化症（tuberous sclerosis complex，TSC）相关 LAM（TSC-LAM）两种。前者为体细胞的 *TSC* 基因突变所致，后者为生殖细胞的 *TSC* 基因突变导致，因此后者为遗传性。全球大约有 150 万 TSC 患者，其中 40%~50% 女性患者发现存在 TSC-LAM。

### 二、临床特点

多见于 30~40 岁的女性患者。气短最常见，50%~80% 的患者可以出现反复气胸。可以出现咯血，也可以出现乳糜性浆膜腔积液以及咳乳糜痰。随着病情进展，可发展为呼吸衰竭。

### 三、辅助检查

#### （一）肺功能检查

多数患者表现为阻塞性通气功能障碍伴有气体潴留，以及弥散功能障碍。

#### （二）影像学检查

1. 胸片　疾病早期可以正常。气流阻塞进展可以出现肺充气过度。有时可以见到气胸、肺部囊性病变、网状影以及胸腔积液。疾病进展后部分患者可以见到肺动脉高压的征象，如图 28-1 所示。

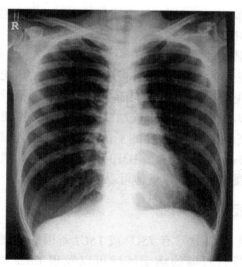

**图 28-1　LAM 患者胸片表现**

可见肺容积增大，肋骨变平直，肋间隙增宽，符合肺气肿的征象；
同时可见肺动脉段凸出，提示存在肺动脉高压

2. HRCT　多发的薄壁囊样病变，大小可以不一，囊在全肺均匀弥漫分布。结节罕见，间质纤维化不可见，如图 28-2 所示。

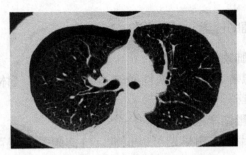

**图 28-2　LAM 患者胸部 HRCT 表现**

可见双肺多发的薄壁囊样病变,囊在全肺均匀弥漫分布,

可见右侧少量气胸

3. **腹部 CT**　可见肾脏、腹膜后或盆腔血管肌脂瘤、淋巴管肌瘤以及淋巴结肿大。

**(三)肺病理**

肺泡腔呈囊状扩张,部分被破坏,肺间质的淋巴管扩张,管壁增厚,可见增生的平滑肌样细胞,部分增生的平滑肌样细胞围绕淋巴管和小气道生长,形成结节状。平滑肌样细胞没有核分裂象。免疫组化显示,增生的平滑肌细胞人黑色素瘤抗体 -45(human melanoma black-45, HMB-45)阳性,平滑肌肌动蛋白阳性,孕激素受体和雌激素受体可以阳性表达。

## 四、病因及发病机制

散发性 LAM 常常有 *TSC2* 或 *TSC1* 基因的体细胞突变。在肺或肾血管肌脂瘤的病变区域可以发现 TSC2 的杂合缺失。TSC2 突变比起 TSC1 突变更常见于 LAM 患者。*TSC* 基因突变导致哺乳动物雷帕霉素靶蛋白(mTOR)的活化,LAM 细胞无控制的增生,从而发病。此外,雌激素可能在其发病中起重要作用,雌激素(内源或外源性)可以加速疾病进展。

## 五、诊断

如果胸部 CT 可见典型的双肺囊性病变以及病理检查明确诊断为 LAM，或满足以下临床诊断标准之一就可以诊断 LAM。临床诊断标准包括：肾血管肌脂瘤、乳糜胸腹水、腹部淋巴管肌瘤、*TSC2* 基因突变，或血清血管内皮生长因子 –D（vascular endothelial growth factor–D，VEGF–D）水平 >800ng/L。病理并非诊断 LAM 所必需。

## 六、治疗

1. LAM 常见临床问题的治疗建议

（1）推荐使用流感病毒疫苗和肺炎球菌疫苗预防肺部感染。

（2）是否可以妊娠需要个体化考虑，但妊娠可能加重病情，增加气胸、乳糜胸、肾血管肌脂瘤出血的风险。

（3）症状轻微或稳定的患者可以安全地乘坐飞机。但如果目前存在气胸或 1 个月内发生过气胸，建议避免乘坐飞机。

（4）推荐参加肺康复计划。

（5）脉搏氧饱和度不到 88% 的患者需要长期家庭氧疗。

（6）由于气胸复发率高，首次出现气胸即推荐胸膜粘连术，以降低再次气胸的风险。

（7）出现乳糜胸的患者应根据病情选择中链油或低脂甚至无脂饮食，减少乳糜液的产生，并推荐使用西罗莫司。

（8）出现肾血管肌脂瘤的患者可根据情况选择观察、西罗莫司治疗、栓塞或保留肾单位手术。

（9）对于肺功能或运动能力严重受损（美国纽约心脏病学会心功能分级Ⅲ/Ⅳ级）的患者，推荐肺移植评估，必要时需进行肺移植手术。

（10）结节性硬化症的患者根据其临床表现给予相应的治疗。

2. 西罗莫司治疗 西罗莫司（sirolimus，又称雷帕霉素），可以特异性抑制雷帕霉素靶蛋白的活性，从而达到有效治疗 LAM 的效果。2014 年和 2015 年西罗莫司已经分别在日本和美国批准用于 LAM 的治疗。临床研究证实，西罗莫司可以有效稳定或改善 LAM 患者的肺功能，对乳糜胸、肾血管肌脂瘤等病变也有效。西罗莫司已被临床指南推荐用于肺功能下降的 LAM 患者，或合并乳糜胸的患者。其他更多有潜在疗效的药物还在研究之中。

（田欣伦）

## 参考文献

［1］Xu KF, Lo BH. Lymphangioleiomyomatosis: differential diagnosis and optimal management［J］. Ther Clin Risk Manag, 2014, 10: 691-700.

［2］Johnson SR, Cordier JF, Lazor R, et al. European Respiratory Society guidelines for the diagnosis and management of lymphangioleiomyomatosis［J］. Eur Respir J, 2010, 35（1）: 14-26.

［3］Mccormack FX, Gupta N, Finlay GR, et al. Official American Thoracic Society/Japanese Respiratory Society Clinical Practice Guidelines: Lymphangioleiomyomatosis diagnosis and management［J］. Am J Respir Crit Care Med, 2016, 194（6）: 748-761.

［4］Harari S, Torre O, Cassandro R, et al. The changing face of a rare disease: lymphangioleiomyomatosis［J］. Eur Respir J, 2015, 46（5）: 1471-1485.

［5］刘鸿瑞. 肺非肿瘤性疾病诊断病理学［M］. 北京: 人民卫生出版社, 2010: 269-271.

［6］McCormack FX, Inoue Y, Moss J, et al. Efficacy and

safety of sirolimus in lymphangioleiomyomatosis [ J ]. N Engl J Med, 2011, 364 ( 17 ): 1595–1606.

[ 7 ] Bissler JJ, Kingswood JC, Radzikowska E, et al. Everolimus for angiomyolipoma associated with tuberous sclerosis complex or sporadic lymphangioleiomyomatosis ( EXIST–2 ): a multicentre, randomised, double–blind, placebo–controlled trial [ J ]. Lancet, 2013, 381 ( 9869 ): 817–824.

# 第 29 章

# 肺泡蛋白沉积症

肺泡蛋白沉积症（pulmonary alveolar proteinosis, PAP）是呼吸系统的一种罕见病，是以肺泡表面活性物质在肺泡腔内大量沉积为特征的疾病，其原因是肺泡巨噬细胞清除表面活性物质障碍或是异常的表面活性物质产生所致。

## 一、病因及分类

PAP 的分子病理机制尚不清楚，可能的机制包括：①抗粒细胞-巨噬细胞集落刺激因子（GM-CSF）抗体切断了 GM-CSF 的信号传导［自身免疫性 PAP（autoimmune PAP, APAP），约占 PAP 的 85%］或是 GM-CSF 受体突变（遗传性 PAP，约占 5%）；②其他疾病导致的肺泡巨噬细胞的数目或功能异常（继发性 PAP，约占 5%）；③表面活性物质数量异常或是突变导致表面活性物质的异常产生（肺泡表面活性物质代谢异常，约占 5%）。

PAP 分类如表 29-1 所示。

表 29-1　PAP 病因及类型

| 类型 | 可能的病因 |
| --- | --- |
| 自身免疫性 PAP | 最常见类型,血清或支气管肺泡灌洗液的抗 GM-CSF 抗体阳性 |
| 遗传性 PAP | 常染色体隐性遗传病,由表面活性物质 B、C,或 GM-CSF 受体的 β-C 链的基因突变所致 |
| 继发性 PAP | 可以继发于导致肺巨噬细胞功能下降的情况,如硅暴露、肺孢子菌肺炎、恶性肿瘤、某些自身免疫病、免疫缺陷及某些药物 |

## 二、临床表现

PAP 患病率为( 0.36~3.7 )/100 万。其中自身免疫性 PAP 约占 85%,中位诊断年龄约 39 岁,约 72% 患者有吸烟史,男性多于女性。临床上多起病隐匿,典型症状为活动后气短,可以进展至休息时亦感气短、咳嗽,咳白色或黄色痰,乏力、消瘦。继发感染时有发热、脓性痰,可以出现胸痛、咯血。少数病例可无症状,仅胸部影像学有异常表现。

体格检查可以没有阳性体征,50% 的患者出现吸气相的爆裂音,25% 的患者有发绀,少数患者可以出现杵状指( 趾 )。

呼吸功能障碍随着病情发展而加重。

## 三、辅助检查

### ( 一 )胸部影像学检查

1. 胸片　表现为从肺门为中心向外发散的弥漫性磨玻璃阴影,常融合成片状,类似肺水肿,但是没有其他左心功能不全的表现。患者的体征常明显较胸片表现轻,此为本病的特点。

2. 胸部 HRCT　表现为弥漫的磨玻璃影及小叶间隔增厚,

称为"铺路石征"（crazy-paving），同时病变与正常肺组织分界清楚，称为"地图征"；肺内结构完好（图 29-1）。

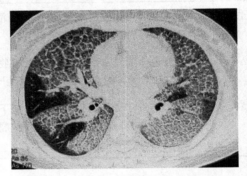

**图 29-1　PAP 患者的胸部 HRCT 表现**
双肺弥漫的磨玻璃影，可见明显的小叶
间隔增厚，呈"铺路石"改变

**（二）病理**

1. 支气管肺泡灌洗液　呈白色或豆浆样，静置后沉淀（图 29-2）。将沉淀物进行沉渣石蜡包埋，染色后可见大量粉染的均质物，淀粉酶消化后过碘酸希夫（periodic acid-Schiff，PAS）染色阳性。

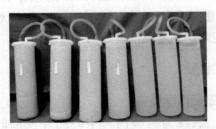

**图 29-2　全肺灌洗术患者的灌出液体，随着灌洗的进行，**
**自左至右沉淀逐渐减少，液体逐渐变得澄清**

2. 肺病理　肺大部分呈实变，胸膜下可见黄灰色网格，切面有黄白色液体渗出。镜检示肺泡及终末气腔内有 PAS 强阳性物质充塞,是肺泡Ⅱ型细胞产生的表面活性物质磷脂与肺泡内液体中的其他蛋白质和免疫球蛋白的复合物,肺泡壁及周围结构基本完好。电镜可见肺泡巨噬细胞大量增加,吞噬肺表面活性物质,胞质肿胀。

3. 提示为PAP的实验室检查 血清乳酸脱氢酶(LDH)升高,血癌胚抗原(CEA)水平升高,血清或支气管肺泡灌洗液中抗GM-CSF抗体升高,细胞角蛋白19片段升高,黏蛋白KL-6升高。

4. 肺功能表现 常出现限制性通气功能障碍和弥散障碍,但是弥散障碍常常先于限制性通气功能障碍出现。

## 四、诊断

临床表现和典型影像学改变,结合病理可以确诊本病。

自身免疫性PAP患者会出现抗GM-CSF抗体升高,可以作为辅助诊断手段。

## 五、鉴别诊断

PAP应与以下疾病相鉴别:①间质性肺炎;②肺泡癌;③血行播散性肺结核;④病毒性肺炎;⑤肺孢子菌肺炎;⑥肺水肿等。

## 六、治疗及预后

1. 继发性PAP 需要治疗原发病。

2. 自身免疫性PAP 治疗主要针对如何清除沉着于肺泡内的蛋白样物质。糖皮质激素对本病无效。

(1)全肺灌洗:近年来,用双腔气管插管做大容量全肺灌洗可获得较好疗效。一般认为全肺灌洗的指征是:①动脉血氧分压<60~65mmHg;②肺泡动脉氧分压差>40mmHg;③分流>10%~12%;④严重的运动时低氧。灌洗后部分患者复发,可再次灌洗。全肺灌洗的中位有效时间为15个月。

（2）针对抗 GM-CSF 自身抗体,目前采用雾化吸入或皮下注射 GM-CSF 治疗也有效。

（3）也有报道采用抗 CD20 单克隆抗体或血浆置换治疗。

（4）肺移植,但是有移植后肺疾病再发的报道。

（5）自身免疫性 PAP 患者容易合并机会性感染,常见的机会性感染病原菌包括分枝杆菌、诺卡菌、曲霉菌和隐球菌等,需要进行相应的治疗。

3. 先天性 PAP　多数需要肺移植。

4. 预后　本病的自然缓解率在 10% 左右,5 年存活率为 85%。先天性患者预后差。

（田欣伦）

## 参考文献

［1］李妍,田欣伦,桂耀松,等.特发性肺泡蛋白沉积症患者血清生物标记物的临床意义［J］.中华结核和呼吸杂志,2014,37（7）:497-501.

［2］Trapnell BC,Whitsett JA,Nakata K. Pulmonary alveolar proteinosis［J］. N Engl J Med,2003,349（26）:2527-2539.

［3］Uchida K,Nakata K,Trapnell BC,et al. High-affinity autoantibodies specifically eliminate granulocyte-macrophage colony-stimulating factor activity in the lungs of patients with idiopathic pulmonary alveolar proteinosis［J］. Blood,2004,103（3）:1089-1098.

［4］Seymour JF,Presneill JJ,Schoch OD,et al. Therapeutic efficacy of granulocyte-macrophage colony-stimulating factor in patients with idiopathic acquired alveolar proteinosis［J］. Am J Respir Crit Care Med,2001,163（2）:524-531.

［5］Tazawa R,Trapnell BC,Inoue Y,et al. Inhaled granulocyte/macrophage-colony stimulating factor as therapy for pulmonary alveolar proteinosis [ J ]. Am J Respir Crit Care Med, 2010, 181( 12 ): 1345-1354.

[ 6 ] Bonella F, Bauer PC, Griese M, et al. Pulmonary alveolar proteinosis: new insights from a single-center cohort of 70 patients [ J ]. Respir Med, 2011, 105( 12 ): 1908-1916.

# 第 30 章

# 结 节 病

> **培训目标：**
>
> （1）掌握结节病的诊断与鉴别诊断。
>
> （2）掌握结节病的治疗。

结节病是一种系统性上皮细胞样肉芽肿性疾病，可以累及全身多个系统、多个组织和器官。纵隔、肺门淋巴结以及肺是该病的好发部位。本章仅讨论胸内结节病。

## 一、诊断

1. 临床表现

（1）咳嗽、气短/胸闷，伴或不伴胸痛。

（2）伴或不伴发热、乏力、体重下降。

（3）伴或不伴视物模糊或畏光流泪等眼部不适，眼科检查提示为虹膜睫状体炎。

2. 体征

（1）伴或不伴有皮下结节。

（2）伴或不伴有浅表淋巴结肿大。

（3）伴或不伴有肺部爆裂音。

3. 一般检查

（1）血清血管紧张素转换酶升高。

（2）结核菌素试验（5 国际结素单位）阴性或为弱阳性，或外周血淋巴细胞培养 + 干扰素试验正常或轻度升高。

（3）胸部影像学检查显示纵隔、肺门淋巴结肿大，伴或不伴有肺部结节、斑片影或间质性改变。

（4）支气管肺泡灌洗液的细胞分类以淋巴细胞为主，且 CD4$^+$T 细胞数与 CD8$^+$T 细胞数比值升高。

4. 核素检查　$^{18}$F–FDG–PET 或 $^{67}$Ga 扫描符合结节病表现。

5. 病理检查　组织活检符合结节病的病理表现，即非干酪坏死性上皮细胞样肉芽肿。活检组织可以为皮下结节、气管黏膜、肺、浅表或纵隔 / 肺门淋巴结、肝脏等。

6. 除外疾病　结核、真菌等感染性疾病，淋巴瘤等淋巴增殖性疾病，转移性肿瘤以及其他肉芽肿性疾病。

## 二、影像学分期（根据胸片分期）

0 期：胸片无异常所见。

Ⅰ期：肺门淋巴结肿大，无肺部阴影。

Ⅱ期：肺门淋巴结肿大，伴有肺部弥漫性阴影（多发结节、斑片影）。

Ⅲ期：仅有肺部弥漫性阴影（多发结节、斑片影），无肺门淋巴结肿大。

Ⅳ期：肺纤维化。

## 三、诊治流程

结节病诊治流程详见图 30–1。

## 四、鉴别诊断

Ⅰ～Ⅱ期结节病需要与结核感染、淋巴增殖性疾病、IgG4 相关性疾病、恶性肿瘤等鉴别。

Ⅲ期结节病则需要与多种职业性肺病、肺结核等鉴别。

Ⅳ期结节病需要与多种病因所致的肺纤维化鉴别，比如多种职业性肺纤维化、特发性肺纤维化、其他多种原因引起的继发性肺纤维化。

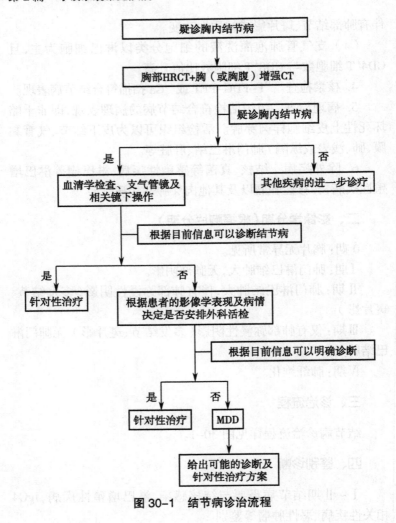

图 30-1　结节病诊治流程

## 五、治疗原则

1. 无症状的 I 期胸内结节病无须全身糖皮质激素治疗。

2. 无症状的 II 期或 III 期胸内结节病,若疾病稳定,且仅有轻度肺功能异常,也不主张全身糖皮质激素的治疗。

3. 全身糖皮质激素治疗

（1）适应证

1）有明显的呼吸系统症状，如咳嗽、呼吸困难、胸痛等和/或明显的全身症状，如乏力、发热、体重下降等。

2）肺功能进行性恶化。

3）肺内阴影进行性加重。

4）有肺外重要脏器的受累，如眼部、肝脏、心脏、神经系统等。

（2）糖皮质激素的用法及用量：起始剂量为泼尼松（或相当剂量的其他糖皮质激素）$0.5{\sim}0.8mg/(kg \cdot d)$；4周后逐渐减量，一般需要维持6~24个月。激素应用期间，对于无高钙血症的患者，可以加用二膦酸盐和钙剂，以减少糖皮质激素所致的骨质疏松。

4. 吸入糖皮质激素治疗　可以减轻咳嗽、气短等呼吸系统症状，尤其适用于气管镜下表现为支气管黏膜多发结节且不需要给予全身糖皮质激素治疗的胸内结节病患者。

5. 免疫抑制剂治疗

（1）适应证：糖皮质激素治疗不能控制疾病或患者不能耐受糖皮质激素治疗。

（2）用法及用量：一般建议选择甲氨蝶呤治疗，每周10~15mg；部分患者也可以选择来氟米特或硫唑嘌呤治疗。

6. 生物制剂　即肿瘤坏死因子（TNF）-α拮抗剂或TNF-α受体拮抗剂。对于激素联合免疫抑制剂治疗后仍无效、反复复发或合并神经系统受累的患者，可以考虑使用。

**（黄　慧）**

## 参考文献

［1］Iannuzzi MC, Rybicki BA, Teirstein AS. Sarcoidosis［J］.

N Engl J Med, 2007, 357 ( 21 ): 2153-2165.

[ 2 ] Baughman RP, Nunes H. Therapy for sarcoidosis: evidence-based recommendations [ J ]. Expert Rev Clin Immunol, 2012, 8 ( 1 ): 95-103.

# 第 31 章

## 过敏性肺炎

**培训目标：**

掌握过敏性肺炎的病因、诊断、鉴别诊断与治疗方法。

## 一、定义

过敏性肺炎（hypersensitivity pneumonitis，HP）是指有遗传易感基因的人群，单次或反复多次接触环境（生活居住环境和/或工作的职业环境）中的致敏原经免疫介导的机制而导致的间质性肺炎。目前认为可能是多种抗原混合致敏而非单一抗原导致外源性过敏性肺炎发生。

引起 HP 的抗原广泛存在于职业环境或生活环境中，常见抗原分为三类：微生物抗原、动物蛋白质抗原及低分子量化合物抗原（表 31-1）。需要警惕羽绒寝具的致敏作用，但即便进行很详细的调查，约 60% 的患者仍难以找到明确的过敏原。

表 31-1　过敏性肺炎常见暴露及抗原

| 疾病种类 | 暴露源 | 抗原种类 |
| --- | --- | --- |
| 农民肺 | 干草、谷物 | 细菌、真菌等微生物抗原 |
| 木工肺 | 木浆、木屑 | 真菌等微生物抗原 |
| 养鸟者肺、养鸽者肺等 | 鸟类、家禽、动物 | 动物蛋白质抗原 |

续表

| 疾病种类 | 暴露源 | 抗原种类 |
|---|---|---|
| 空调肺、加湿器肺、热浴肺等 | 通风系统、水源系统污染 | 霉菌、鸟胞内分枝杆菌等微生物抗原 |
| 化学工人肺 | 塑料制造、油漆、涂料、电子工业及其他化学物质 | 低分子化合物抗原 |

## 二、新分类

过去临床上把 HP 分为急性、亚急性、慢性 HP,但该分类中的三个分类很难准确界定,而且临床上对预后的预测价值小,因此新近根据临床 – 放射 – 病理学(CRP)特点,建议把 HP 分为两类:急性(炎症性)HP、慢性(纤维化性)HP(表 31–2);部分患者可以出现慢性 HP 急性加重的情况。急性 HP,病程 <6 个月(24 周),一般病情可逆,预后良好。慢性 HP,病程 ≥6 个月,胸部 HRCT 或肺组织病理上有纤维化的表现,中位生存期约 7 年。

对于有典型 HP 表现,但没有明确致敏原的患者,称为隐源性 HP。HP 患者提示预后不良的指标:年龄大、吸烟史、肺部爆裂音、低基线 TLC、$D_L CO$、BALF 中淋巴细胞不升高、影像学或组织病理学提示肺纤维化、致敏原不详。

## 三、诊断

HP 的鉴别诊断需要贯穿于所有初诊的 ILD 的鉴别诊断过程中;确诊 HP 需要有肺组织病理学支持,而临床诊断 HP 可以分为如下 4 个级别:临床确诊的 HP、HP 可能性大、HP 不除外、非 HP 可能性大。

HP 的诊断方法:①详尽地询问患者可能的环境接触史、详尽的体格检查。②血清特异性 IgG 抗体或者其他血清过敏原筛选试验。③胸部 HRCT。④支气管肺泡灌洗液分析。⑤经过上述方面仍未能诊断 HP 时,可以考虑肺活检;对于肺活检禁忌者,可以考虑特异性抗原吸入激发试验(specific inhalation challenge,SIC)(具体诊断流程见图 31–1)。

## 表 31-2　HP 新分类

| HP 类型[*] | 临床特点 | HRCT 的典型表现[**] | 肺组织病理类型 |
|---|---|---|---|
| 急性 HP（病程 <6 个月或 24 周） | 一般是可逆的；可能痊愈；由明确的致敏原引起的 HP 相关的临床症状可以在避免再次接触后完全消失（多见于职业性接触所致 HP） | 上中肺野分布；主要表现为磨玻璃影，边界不清的小叶中心型的小结节影，少见马赛克征，气体陷闭，少见实变影 | 炎性（细胞型）HP：以淋巴／浆细胞或单个核细胞浸润（巨噬细胞）浸润为主；气道中心型（细支气管周围）淋巴细胞浸润，不典型／疏松肉芽肿；多核巨细胞反应；富细胞型 NSIP 样表现 |
| 慢性 HP（病程 ≥6 个月或 24 周） | 病情存在潜在的部分可逆；有进行性进展的可能 | 上中肺野分布为主；纤维化性病灶为主；沿支气管血管束分布的纤维化，蜂窝，马赛克征，气体陷闭，小叶中心型结节；一般肺底不受累 | 纤维化 HP：UIP 样表现；纤维化型 NSIP 样表现；气道中心性纤维化；NOS；不能分类的 ILD；纤维化病灶背景上可出现细胞型 HP 的表现 |

注：HRCT：高分辨率 CT；UIP：普通型间质性肺炎；NSIP：非特异型间质性肺炎；NOS：无特征性表现

[*] 若临床、影像学和／或病理学表现均提示为典型的 HP 表现，但未找到明确的致敏原，则称之为隐源性 HP，这类 HP 的特点与有明确致敏原的急／慢性 HP 的类似，但可能预后更差。此外，某些临床表现为急性 HP 的患者可能有严重的肺功能损害以及广泛的肺纤维化，而部分慢性 HP 的患者可能表现为类似于 IPF 急性加重样的急性呼吸功能下降；某些慢性 HP 的患者可以间断表现为急性发作

[**] 需要除外其他疾病的特征性表现：结节病的某些典型表现，如明显的肺门淋巴结肿大（伴或不伴有钙化）、蛋壳样钙化等典型表现；肺内平滑肌瘤病、肺朗格汉斯细胞组织细胞增生症等典型表现，肺淋巴管平滑肌瘤病，肺内的小结节（沿裂分布的小结节、沿上肺叶间隔分布的肺内团块影）

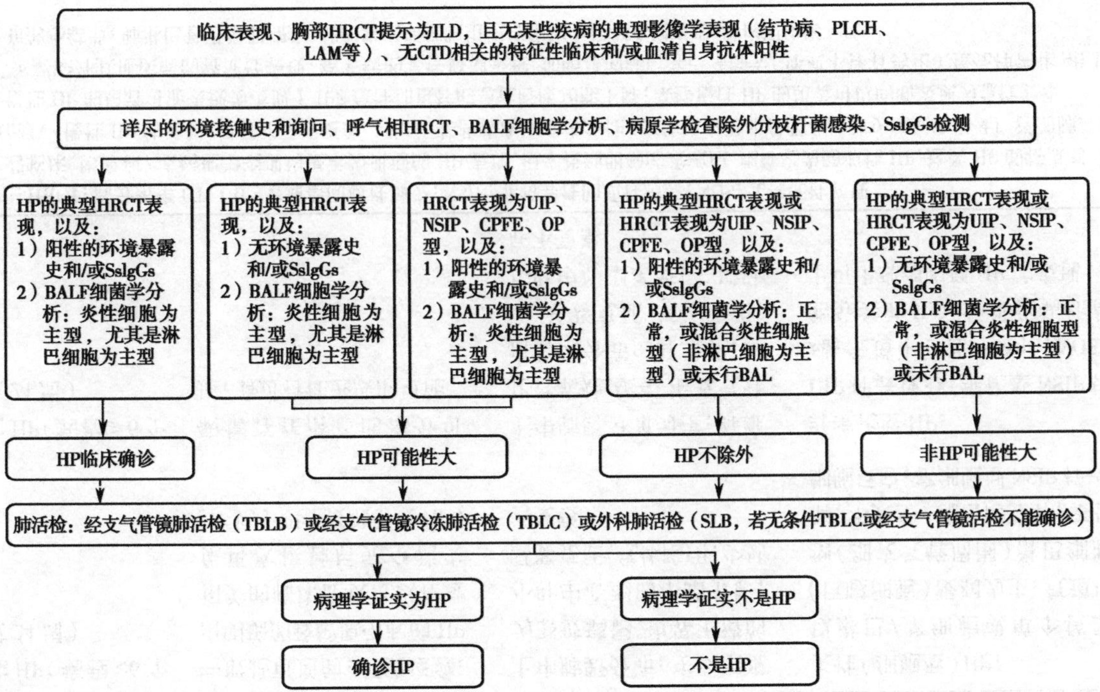

临床表现、胸部HRCT提示为ILD，且无其他疾病的典型影像学表现（结节病、PLCH、LAM等），无CTD相关临床征象和或血清自身抗体阳性

详尽的环境接触史和询问，呼气相HRCT，BALF细胞学分析，病原学查检除外分枝杆菌感染、SsIgGs检测

HP的典型HRCT表现，以及：
1) 阳性的环境暴露史和或SsIgGs
2) BALF细胞学分析：炎性细胞为主型，尤其是淋巴细胞为主型

↓

HP临床确诊

HP的典型HRCT表现，以及：
1) 无环境暴露史和或SsIgGs
2) BALF细胞学分析：炎性细胞为主型，尤其是淋巴细胞为主型

HRCT表现为UIP、NSIP、CPFE、OP型，以及：
1) 阳性的环境暴露史和或SsIgGs
2) BALF细胞学分析：炎性细胞为主型，尤其是淋巴细胞为主型

↓

HP可能性大

HP的典型HRCT表现或HRCT表现为UIP、NSIP、CPFE、OP型，以及：
1) 阳性的环境暴露史和或SsIgGs
2) BALF细胞学分析：正常，或混合炎性细胞型（非淋巴细胞为主型）或求行BAL

↓

HP不除外

HP的典型HRCT表现或HRCT表现为UIP、NSIP、CPFE、OP型，以及：
1) 无环境暴露史和或SsIgGs
2) BALF细胞学分析：正常，或混合炎性细胞型（非淋巴细胞为主型）或求行BAL

↓

非非HP可能性大

经支气管镜肺脏活检（TBLB）或经支气管镜冷冻肺脏活检（TBLC）或外科肺脏活检（SLB），若无条件TBLC或经支气管冷冻活检不能确诊

病理学证实为HP → 确诊HP

病理学证实不是HP → 不是HP

**图 31-1 HP 诊断流程**

BALF: 支气管肺泡灌洗液; CPFE: 肺纤维化并肺气肿; HP: 过敏性肺炎; NSIP: 非特异性间质性肺炎; OP: 机化性肺炎; SsIgGs: 血清特异性 IgG 抗体; TBLB: 经支气管肺活检; TBLC: 经支气管冷冻肺活检; UIP: 普通型间质性肺炎

## 四、治疗

迄今为止,尚无 HP 治疗的随机对照临床试验。主要治疗措施包括:

1. 脱离可能的致敏环境。

2. 药物治疗

(1)糖皮质激素:系统性糖皮质激素(简称激素)治疗是 HP 的治疗基石;但无共识性的激素方案,一般建议起始剂量泼尼松 0.5mg/(kg·d),之后逐渐减量至最低剂量,疗程为数月至 1 年或更长时间。

(2)免疫调节剂:主要用于病情进行性进展的慢性 HP 患者,可以选用硫唑嘌呤、吗替麦考酚酯等多种药物。

(3)抗纤维化药物:对于 UIP 型的慢性 HP,病情进行性进展时,可以尝试吡非尼酮等抗纤维化药物。

**(王 平 黄 慧)**

**参考文献** ----------------------------------------------

[1] Vasakova M, Morell F, Walsh S, et al. Hypersensitivity pneumonitis: perspectives in diagnosis and management[J]. Am J Respir Crit Care Med, 2017, 196(6): 680–689.

[2] Spagnolo P, Rossi G, Cavazza A, et al. Hypersensitivity pneumonitis: a comprehensive review[J]. J Investig Allergol Clin Immunol, 2015, 25(4): 237–250.

# 肺朗格汉斯细胞组织细胞增生症

肺朗格汉斯细胞组织细胞增生症(pulmonary Langerhans cell histiocytosis, PLCH)是一种病因不明的以朗格汉斯细胞组织细胞大量增生和浸润的肉芽肿性疾病,主要累及肺部远端呼吸性细支气管。以 20~40 岁吸烟男性多见,也可伴有其他多系统受累,其中吸烟相关者预后较好。

## 一、临床表现

无症状或干咳、活动后气短,15%~20% 的患者可发生自发性气胸,少数有胸痛,其中咯血罕见,可伴有发热、消瘦等消耗症状,严重者可有肺动脉高压,伴发肿瘤概率较一般人群高,如支气管来源肿瘤、淋巴瘤等,查体少有阳性体征。

## 二、辅助检查

1. 胸部影像学检查 胸片表现为以上中肺为主的网格结节影,肋膈角常不受累。胸 HRCT 病变早期以中上肺的小叶中心型结节为主(图 32-1),后发展至弥漫分布的形态怪异的囊泡影,可伴空洞、磨玻璃影、肺门淋巴结肿大、胸腔积液、气胸,晚期可出现蜂窝肺。

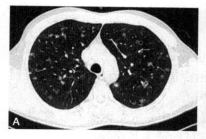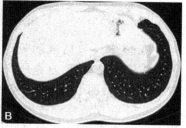

**图 32-1　胸部 CT 可见中上肺分布的结节和囊泡影（A），近肋膈角处大致正常（B）**

2. 肺功能　早期表现为弥散功能降低，晚期可出现阻塞性、限制性或混合型通气障碍。

3. 支气管肺泡灌洗　支气管肺泡灌洗液（BALF）中 CD1a 阳性的细胞数 >5% 提示该病，而经支气管肺活检（TBLB）的诊断阳性率为 10%~40%。

4. 病理　推荐胸腔镜肺活检取病理，光镜下为以细支气管为中心的星状结节伴瘢痕，病灶中富含大量的朗格汉斯细胞（LC），免疫组化 CD68、CD1a 和 S-100 阳性，可伴嗜酸性粒细胞浸润，电镜下可见 LC 内的 Birbeck 颗粒。

### 三、诊断及鉴别诊断

1. 诊断　确诊需要靠肺脏病理，且除外其他系统受累时考虑 PLCH。

2. 鉴别诊断

（1）当肺内病变以空洞样结节为主时需与转移癌、菌栓、肉芽肿性多血管炎、结核或真菌感染相鉴别。

（2）当肺内病变以囊泡为主时需与淋巴管肌瘤病、Birt-Högg-Dubé 综合征、淋巴细胞性间质性肺炎（特别是继发于干燥综合征时）和轻链沉积所致的肺囊性变等鉴别。

## 四、治疗

1. 戒烟　包括被动吸烟也要避免；对于所有的 PLCH 患者均建议严格戒烟，这是所有治疗措施的基础。对于部分早期 PLCH 戒烟后即可治愈或改善病情。

2. 中晚期或疾病进展者可使用中～大量糖皮质激素，半年到 1 年内减停，但缺乏确切临床试验证实其疗效。

3. 对于伴其他系统受累者，可考虑联合方案化疗；对于成人 PLCH 者，如疾病进展，其他治疗方案无效时，可以试用 2- 氯脱氧腺苷（2-CDA）（克拉屈滨）。

4. 终末期或合并严重肺动脉高压者可考虑肺移植，部分移植后仍可复发。

**（汪劭婷　黄　慧）**

参考文献

［1］Vassallo R, Harari S, Tazi A. Current understanding and management of pulmonary Langerhans cell histiocytosis［J］. Thorax, 2017, 72（10）: 937–945.

［2］Lorillon G, Tazi A. How I manage pulmonary Langerhans cell histiocytosis［J］. Eur Respir Rev, 2017, 26（145）: 170070.

［3］DeMartino E, Go RS, Vassallo R. Langerhans cell histiocytosis and other histiocytic diseases of the lung［J］. Clin Chest Med, 2016, 37（3）: 421–430.

［4］Roden AC, Yi ES. Pulmonary Langerhans cell histiocytosis: an update from the pathologists' perspective［J］. Arch Pathol Lab Med, 2016, 140（3）: 230–240.

# 第33章

# 社区获得性肺炎

**培训目标：**

（1）掌握社区获得性肺炎的定义、病原学特征、临床表现、诊断。

（2）掌握 CURB-65 评分、抗生素选择的原则。

（3）熟悉社区获得性肺炎治疗失败的原因。

社区获得性肺炎（community acquired pneumonia，CAP）是呼吸系统的常见病。其患病率和病死率在成人中随年龄增长而增加。我国 2017 年下呼吸道感染的死亡率为 35.4/10 万。

## 一、病原学

大约 50% 的 CAP 患者不能获得其病原学结果。表 33-1 为不同类型的 CAP 患者的常见病原体。

我国成人 CAP 患者中肺炎链球菌和肺炎支原体对大环内酯类药物的高耐药率是有别于欧美国家的重要特点。

不同病原体分别有各自的临床特点，见表 33-2。

## 二、临床诊断标准

1. 社区发病，或具有明确潜伏期的病原体感染，入院后在潜伏期内发病。

**表 33-1　不同类型的社区获得性肺炎（CAP）患者常见病原体**

| 门诊患者 | 住院患者（非 ICU） | 入住 ICU 的患者 |
|---|---|---|
| 肺炎链球菌 | 门诊患者的各种菌 | 肺炎链球菌 |
| 肺炎支原体 | 军团菌 | 葡萄球菌 |
| 流感嗜血杆菌 | 革兰氏阴性菌 | 军团菌 |
| 肺炎克雷伯菌 | 厌氧菌 | 革兰氏阴性菌 |
| 肺炎衣原体 | | 流感嗜血杆菌 |
| 金黄色葡萄球菌 | | |
| 呼吸道病毒* | | |

注：*我国成人 CAP 患者中病毒检出率为 15.0%~34.9%，流感病毒占首位，其他病毒包括副流感病毒、鼻病毒、腺病毒、人偏肺病毒及呼吸道合胞病毒等。病毒检测阳性患者中 5.8%~65.7% 可合并细菌或非典型病原体感染

**表 33-2　不同类型病原体社区获得性肺炎的临床表现**

| 可能病原体 | 临床特征及危险因素 |
|---|---|
| 细菌 | 急性起病，高热，可伴有寒战，脓痰、褐色痰或血痰，胸痛<br>肺部实变体征或湿啰音<br>外周血白细胞明显升高，C 反应蛋白（CRP）升高<br>影像学可表现为肺泡浸润或实变呈叶段分布 |
| 支原体、衣原体 | 年龄 <60 岁，基础病少，持续咳嗽，无痰或痰涂片检查未发现细菌<br>肺部体征少<br>外周血白细胞 $<10 \times 10^9/L$<br>影像学可表现为小叶中心性结节、树芽征、磨玻璃影以及支气管壁增厚，病情进展可呈实变 |
| 病毒 | 多数具有季节性，可有流行病学接触史或群聚性发病，急性上呼吸道症状，肌痛，抗菌药物治疗无效<br>外周血白细胞正常或减低，降钙素原（PCT）<0.1ng/ml<br>影像学表现为双侧、多叶间质性渗出，磨玻璃影，可伴有实变 |

2. 肺炎相关临床表现　①新近出现的咳嗽、咳痰或原有呼吸道疾病症状加重,伴或不伴脓痰/胸痛/呼吸困难/咯血;②发热;③肺实变体征和/或闻及湿啰音;④外周血白细胞 $>10 \times 10^9/L$ 或 $<4 \times 10^9/L$,伴或不伴细胞核左移。

3. 胸部影像学检查　显示新出现的磨玻璃影、斑片状浸润影、实变影或间质性改变,伴或不伴胸腔积液(图 33-1)。

符合上述 1、3 及 2 中任何一项,并除外肺结核、肺部肿瘤、非感染性肺间质性疾病、肺水肿、肺不张、肺栓塞、肺嗜酸性粒细胞浸润症及肺血管炎等后,可建立临床诊断。

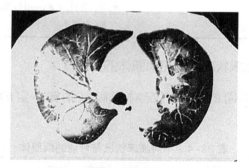

**图 33-1　一名 45 岁男性军团菌肺炎患者的胸部 HRCT**
可见双肺实变影,右肺显著,周围可见磨玻璃影

### 三、常用的严重程度评分

CAP 常用 CURB-65 作为评价其严重程度的评分系统。CURB-65 评分共有 5 项指标,满足 1 项得 1 分:①意识障碍;②尿素氮 $>7mmol/L$;③呼吸频率 $\geq 30$ 次/min;④收缩压 $<90mmHg$ 或舒张压 $\leq 60mmHg$;⑤年龄 $\geq 65$ 岁。0~1 分为低危,2 分为中危,3~5 分为高危。这一评分系统对细菌性肺炎的严重程度有较好的敏感性,但对病毒性肺炎的严重程度评估并不敏感。

重症 CAP 的诊断标准:符合下列 1 项主要标准或 $\geq 3$ 项次

要标准者可诊断为重症肺炎,需密切观察,积极救治,有条件时建议收住 ICU 治疗(表 33-3)。

表 33-3　重症 CAP 诊断标准

| 主要标准 | 次要标准 |
| --- | --- |
| ■ 需要气管插管行机械通气治疗<br>■ 脓毒症休克经积极液体复苏后仍需要血管活性药物治疗 | ■ 呼吸频率≥30 次 /min<br>■ $PaO_2/FiO_2$ ≤250mmHg<br>■ 多肺叶浸润<br>■ 意识障碍和 / 或定向障碍<br>■ 血尿素氮≥20mg/dl<br>■ 收缩压 <90mmHg 需要积极的液体复苏 |

## 四、临床状况与常见病原体的关系

患者不同的临床状况对于病原体有一定的提示作用(表 33-4)。

表 33-4　不同临床状况与可能的病原体

| 临床状况 | 常见的病原体 |
| --- | --- |
| 酗酒 | 肺炎链球菌、口腔厌氧菌、肺炎克雷伯菌、不动杆菌属、结核分枝杆菌 |
| COPD 和 / 或吸烟 | 流感嗜血杆菌、铜绿假单胞菌、军团菌、肺炎链球菌、卡他莫拉菌、肺炎衣原体 |
| 吸入 | 革兰氏阴性肠道病原体、口腔厌氧菌 |
| 肺脓肿 | 社区来源的耐甲氧西林金黄色葡萄球菌(MRSA)、口腔厌氧菌、地方性真菌、结核分枝杆菌、非典型分枝杆菌 |
| HIV 感染(早期) | 肺炎链球菌、流感嗜血杆菌、结核分枝杆菌 |
| HIV 感染(晚期) | 除了上述早期 HIV 感染的病原体之外,肺孢子菌肺炎、隐球菌、组织胞浆菌、曲霉菌、非典型分枝杆菌 |

| 临床状况 | 常见的病原体 |
| --- | --- |
| 近期旅行史 | 军团菌 |
| 流感活跃的社区 | 流感、肺炎链球菌、金黄色葡萄球菌、流感嗜血杆菌 |
| 持续数周的咳嗽 | 百日咳杆菌 |
| 结构性肺病（支气管扩张） | 铜绿假单胞菌、洋葱伯克霍尔德菌、金黄色葡萄球菌 |
| 支气管内阻塞 | 厌氧菌、肺炎链球菌、流感嗜血杆菌、金黄色葡萄球菌 |

## 五、诊治思路

第一步：判断 CAP 诊断是否成立。对于临床疑似 CAP 患者，要注意与肺结核等特殊感染以及非感染病因进行鉴别。

第二步：评估 CAP 病情严重程度，选择治疗场所。

第三步：推测 CAP 可能的病原体及耐药风险。推测依据可考虑年龄、发病季节、基础病和危险因素、症状 / 体征、胸部 X 线 /CT 特点、实验室检查、CAP 病情严重程度、既往抗菌药物应用史等。

第四步：合理安排病原学检查，及时启动经验性抗感染治疗。

第五步：动态评估 CAP 经验性抗感染效果，初始治疗失败时查找原因，并及时调整治疗方案。

第六步：治疗后随访，健康宣教。

## 六、经验性抗感染治疗策略

由于患者不同的临床基础状态，导致其常见的病原体各有不同，且约 50% 的 CAP 患者并不能获得确定的病原体类型，而患者的预后又与针对性抗菌药物开始使用的时间相关，因此 CAP 患者往往需要尽早开始有效的抗菌药物治疗。按照患者的基础临床状态不同，推荐不同类型的药物选择（表 33-5）。

表 33-5　初始经验性抗感染药物选择

| 不同人群 | 常见病原体 | 初始经验性抗感染药物选择 | |
| --- | --- | --- | --- |
| | | 药物推荐 | 备注 |
| 门诊治疗（推荐口服给药） | | | |
| 无基础疾病青壮年 | 肺炎链球菌、肺炎支原体、流感嗜血杆菌、肺炎衣原体、流感病毒、腺病毒、卡他莫拉菌 | ①阿莫西林、加酶抑制剂的青霉素类；②一代、二代头孢菌素；③四环素类；④呼吸喹诺酮类；⑤大环内酯类 | ①根据临床特征鉴别细菌性肺炎、支原体／衣原体肺炎和病毒性肺炎；②门诊轻症支原体、衣原体和病毒性肺炎多有自限性 |
| 有基础疾病或老年人（年龄≥65岁） | 肺炎链球菌、流感嗜血杆菌、肺炎克雷伯菌等肠杆菌科菌、肺炎衣原体、流感病毒、呼吸道合胞病毒、卡他莫拉菌 | ①加酶抑制剂的青霉素类；②二代头孢菌素；③三代头孢菌素（口服）；④呼吸喹诺酮类；⑤二代头孢菌素、加酶抑制剂的青霉素类、三代头孢菌素联合四环素类／大环内酯类 | 年龄＞65岁、存在基础疾病（慢性心、肺、肝、肾疾病、糖尿病、免疫抑制）、酗酒，3个月内接受β-内酰胺类药物治疗是耐药肺炎链球菌感染的危险因素，不宜单用四环素类／大环内酯类药物 |

续表

| 不同人群 | 常见病原体 | 初始经验性抗感染药物选择 | |
| --- | --- | --- | --- |
| | | 药物推荐 | 备注 |
| 需入院治疗但不必收住 ICU（可选择静脉或者口服给药） | | | |
| 无基础疾病青壮年 | 肺炎链球菌、流感嗜血杆菌、卡他莫拉菌、金黄色葡萄球菌、肺炎支原体、肺炎衣原体、流感病毒、腺病毒、其他呼吸道病毒 | ①青霉素 G、阿莫西林、加酶抑制剂的青霉素类；②三代头孢菌素、头霉素类、氧头孢烯类；③上述药物联合四环素类 / 大环内酯类；④呼吸喹诺酮类；⑤四环素类；⑥大环内酯类 | ①我国成人 CAP 致病菌中肺炎链球菌对青霉素耐药率仅 1.9%，中介率仅 9% 左右，青霉素中介肺炎链球菌感染的住院 CAP 患者仍可以通过提高青霉素剂量达到疗效；②疑似非典型病原体感染时首选四环素类和呼吸喹诺酮类，在支原体耐药率较低地区可选择大环内酯类 |
| 有基础疾病或老年人（≥65 岁） | 肺炎链球菌、流感嗜血杆菌、肺炎克雷伯菌、肠杆菌科菌、流感病毒、呼吸道合胞病毒、卡他莫拉菌、厌氧菌、军团菌 | ①加酶抑制剂的青霉素类；②三代头孢菌素及加酶抑制剂的复合制剂、头霉素类、氧头孢烯类、厄他培南等碳青霉烯类；③上述药物单用或者联合四环素类 / 大环内酯类；④呼吸喹诺酮类 | ①有基础病患者及老年人要考虑肠杆菌科细菌感染可能，并需要进一步评估产 ESBL 肠杆菌科菌感染的风险；②老年人需关注吸入风险因素 |

续表

| 不同人群 | 常见病原体 | 初始经验性抗感染药物选择 | |
| --- | --- | --- | --- |
| | | 药物推荐 | 备注 |
| 需入住 ICU（推荐静脉给药） | | | |
| 无基础疾病青壮年 | 肺炎链球菌，金黄色葡萄球菌，流感病毒，军团菌 | ①加酶抑制剂的青霉素类，三代头孢菌素，头孢素类，氧头孢烯类；厄他培南联合四环素类/大环内酯类；②呼吸喹诺酮类 | ①肺炎链球菌感染最常见，其他要考虑的病原体包括金黄色葡萄球菌、军团菌属、流感病毒等；②流感流行季节注意流感病毒感染，考虑联合神经氨酸酶抑制剂，并注意继发金黄色葡萄球菌感染，必要时联合抗 MRSA 药物 |
| 有基础疾病或老年人（年龄≥65岁） | 肺炎链球菌，军团菌，肺炎克雷伯菌等肠杆菌科细菌，金黄色葡萄球菌，厌氧菌，流感病毒，呼吸道合胞病毒 | ①加酶抑制剂的青霉素类，三代头孢菌素及加酶抑制剂的复合制剂，厄他培南等碳青霉烯类联合四环素类/大环内酯类；②加酶抑制剂及加酶抑制剂的复合制剂，头孢菌素及加酶抑制剂的复合制剂，厄他培南等碳青霉烯类联合呼吸喹诺酮类 | ①评估产 ESBL 肠杆菌科细菌感染风险；②关注吸入风险因素及相关病原菌的药物覆盖 |

有铜绿假单胞菌感染危险因素 CAP，需住院或者入住 ICU（推荐静脉给药）

续表

| 不同人群 | 常见病原体 | 初始经验性抗感染药物选择 | |
|---|---|---|---|
| | | 药物推荐 | 备注 |
| 有结构性肺病患者 | 铜绿假单胞菌、肺炎链球菌、军团菌、肺炎克雷伯菌等肠杆菌科菌、金黄色葡萄球菌、厌氧菌、流感病毒、呼吸道合胞病毒 | ①具有抗假单胞菌活性的β-内酰胺类；②有抗假单胞菌活性的喹诺酮类；③具有抗假单胞菌活性的β-内酰胺类联合有抗假单胞菌活性的β-内酰胺类；④具有抗假单胞菌活性的β-内酰胺类、氨基糖苷类、喹诺酮类三药联合 | 危险因素包括：①气道铜绿假单胞菌定植；②因慢性气道疾病反复使用抗菌药物或糖皮质激素；③重症患者或确诊耐药患者推荐联合用药 |

注：
一代头孢菌素：头孢唑林、头孢拉定、头孢氨苄、头孢硫脒
二代头孢菌素：头孢呋辛、头孢孟多、头孢替安、头孢克洛
三代头孢菌素：静脉注射——头孢曲松、头孢噻肟、头孢他啶、头孢唑肟、头孢哌酮、头孢克肟、头孢泊肟酯；口服——头孢地尼、头孢克肟、头孢泊肟酯
呼吸喹诺酮类：左氧氟沙星、莫西沙星、吉米沙星
加酶抑制剂的青霉素类：阿莫西林/克拉维酸、氨苄西林/舒巴坦、阿莫西林/舒巴坦等
大环内酯类：阿奇霉素、克拉霉素、红霉素
四环素类：多西环素、米诺环素
有抗假单胞菌活性的喹诺酮类：环丙沙星、左氧氟沙星
有抗假单胞菌活性的β-内酰胺类：头孢他啶、头孢吡肟、氨曲南、哌拉西林/他唑巴坦、头孢哌酮/舒巴坦、亚胺培南/西司他丁、美罗培南、帕尼培南/倍他米隆、比阿培南
头孢菌素类：头孢西丁、头孢美唑、头孢替坦、头孢米诺
氧头孢烯类：拉氧头孢、氟氧头孢
氨基糖苷类：阿米卡星、庆大霉素、依替米星、奈替米星、妥布霉素等
神经氨酸酶抑制剂：奥司他韦、扎那米韦、帕拉米韦
治疗肺炎的抗MRSA药物：万古霉素、替考拉宁、去甲万古霉素、头孢洛林
MRSA：耐甲氧西林金黄色葡萄球菌；ESBL：超广谱β-内酰胺酶

### 七、初始治疗失败处理流程

初始治疗失败的临床两种形式：

1. 进展性肺炎　在入院 72 小时内进展为急性呼吸衰竭需要机械通气支持，或脓毒性休克需要血管活性药物治疗。

2. 对治疗无反应　初始治疗 72 小时，患者不能达到临床稳定标准。

初始治疗失败处理流程见图 33-2。

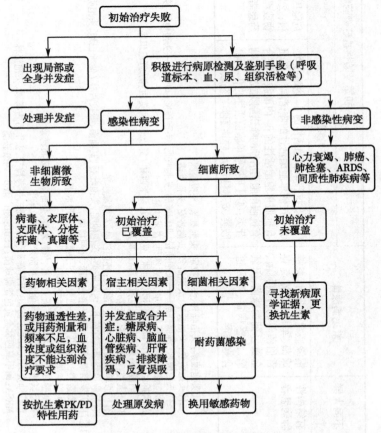

图 33-2　初始治疗失败处理流程

### 八、特殊类型的肺炎

1. 呼吸道病毒性肺炎,见表 33-6。

2. 其他特殊类型的肺炎,见表 33-7。

### 九、预防

1. 一般措施　戒烟、避免酗酒、保证充足营养、保持口腔健康有助于预防肺炎的发生。

2. 应用肺炎链球菌疫苗　预防接种肺炎链球菌疫苗可减少特定人群罹患肺炎的风险。目前应用的肺炎链球菌疫苗包括肺炎链球菌多糖疫苗(pneumococcal polysaccharides vaccine, PPV)和肺炎链球菌结合疫苗(pneumococcal conjugate vaccine, PCV)。

23 价肺炎链球菌多糖疫苗(PPV23)建议接种的人群:①年龄≥65 岁;②年龄 <65 岁,但伴有慢性肺部疾病、慢性心血管疾病、糖尿病、慢性肾衰竭、肾病综合征、慢性肝病(包括肝硬化)、酒精中毒、耳蜗移植、脑脊液漏、免疫缺陷。首次接种年龄≥65 岁者无须复种。

3. 应用流感疫苗　流感疫苗的适用人群:推荐半岁以上人群。特别是高危人群,包括出现并发症的高危人群以及可能将流感病毒传播给高危人群的人。

(1)出现并发症的高危人群:年龄 >75 岁;在养老院或是长期住院的人群;患有糖尿病、慢性肾脏疾病、免疫抑制或血红蛋白病的患者。

表 33-6　主要呼吸道病毒性肺炎的流行病学及临床特征

| 呼吸道病毒 | 流行病学要点 | 临床特征 | 影像学特征 | 抗病毒治疗 |
|---|---|---|---|---|
| 甲型 H1N1 流感病毒、H3N2 流感病毒 | 流行季节：北方 11 月底至次年 2 月底，南方还有 5~8 月份；流感大流行可发生在任何季节<br>高危人群：年龄≥65 岁、基础疾病、免疫功能抑制、妊娠中期以上孕妇等<br>传播途径：经空气、飞沫和直接接触传播<br>潜伏期：<7 天，多为 2~4 天 | 发热、咳嗽，白细胞正常或减低、淋巴细胞减低，C 反应蛋白（CRP）<20mg/L，肌酸激酶 / 乳酸脱氢酶可有升高，部分患者进展迅速，可出现持续高热，严重呼吸困难和顽固性低氧血症 | 重症者双肺磨玻璃或斑片结节状浸润影，可伴有实变 | 奥司他韦、扎那米韦、帕拉米韦 |
| 人感染禽流感病毒 | 人对禽流感病毒缺乏免疫力，与不明原因病死家禽、活禽市场或禽流感确诊患者密切接触者为高危暴露人群。H5N1 存在少数非持续的人间传播。潜伏期一般<7 天 | 与流感病毒肺炎相似，但更容易出现白细胞 / 淋巴细胞减低，谷丙转氨酶 / 乳酸脱氢酶 / 肌酸激酶升高更明显。H7N9 感染患者咯血及凝血功能异常常更常见 | 与流感病毒肺炎相似 | 与流感病毒肺炎相同 |

续表

| 呼吸道病毒 | 流行病学要点 | 临床特征 | 影像学特征 | 抗病毒治疗 |
| --- | --- | --- | --- | --- |
| 腺病毒 | 流行季节为每年2~5月份；无基础病的青壮年多见。潜伏期3~8天 | 与流感病毒肺炎相似，在免疫正常人群中常见于青壮年 | 重症者以肺实变为主，可伴有磨玻璃影和斑片影，可为单侧或双侧、多叶 | 西多福韦（cidofovir） |
| 呼吸道合胞病毒 | 是婴儿和幼儿下呼吸道感染最重要的病原体，在成人中多见于高龄、有心肺基础疾病、免疫抑制者。潜伏期4~5天 | 与流感病毒肺炎相似 | 特征性表现为结节影、树芽征伴支气管壁增粗 | 利巴韦林静脉或口服（不常规推荐） |
| 中东呼吸综合征冠状病毒 | 人群普遍易感，需特别注意有沙特阿拉伯、阿联酋等波斯湾工作或旅游史，或与中东呼吸综合征（MERS）确诊患者有密切接触史者。潜伏期2~14天 | 发热伴畏寒寒战、咳嗽，气短、肌肉酸痛；腹泻、恶心呕吐、腹痛等胃肠道症状较为常见；部分患者伴有血小板减少、淋巴细胞减少；乳酸脱氢酶及肌酐升高 | 以双侧胸膜下和基底部肺组织受累为主的广泛磨玻璃影，可伴有实变影。亦可有胸腔积液，小叶间隔增厚等表现 | 利巴韦林联合干扰素 |

续表

| 呼吸道病毒 | 流行病学要点 | 临床特征 | 影像学特征 | 抗病毒治疗 |
|---|---|---|---|---|
| 新型冠状病毒 | 人群普遍易感，传染源为新型冠状病毒感染患者，无症状感染者也可能成为传染源。呼吸道飞沫和密切接触为主要传播途径。在相对封闭环境、长期暴露于高浓度气溶胶时，存在经气溶胶传播风险。由于粪便及尿液中可分离到病毒，应注意排泄物对环境污染造成传播。潜伏期1~14天，多为3~7天 | 发热、干咳、乏力为主要临床表现，少数伴有鼻塞、流涕、咽痛和腹泻等症状。重症患者多在发病1~2周后出现呼吸困难、低氧血症，严重者可快速进展为急性呼吸窘迫综合征、脓毒休克、难以纠正的代谢性酸中毒、出凝血功能障碍及多脏器功能衰竭。发病早期外周血白细胞总数正常或减少，可见淋巴细胞减少，重者可出现肝酶、LDH、肌酶、D-二聚体升高 | 早期呈现多发磨玻璃影、小斑片影及间质改变，以肺外带明显。进而发展为双肺多发浸润影、实变影，胸腔积液少见 | 对于呼吸困难、低氧血症患者，可给予氧疗；尚无特效抗病毒药物治疗 |

表 33-7 特殊类型的肺炎

| 类型 | 一般情况及流行病学 | 临床特点 | 治疗 |
| --- | --- | --- | --- |
| 军团菌肺炎 | 军团菌肺炎常发展为重症,病死率达5%~30%<br><br>易感人群包括老年、男性及吸烟者、伴有慢性心肺基础疾病、糖尿病、恶性肿瘤、免疫抑制、应用 TNF-α 拮抗剂等<br><br>流行病学史包括接触被污染的空调或空调冷却塔以及被污染的饮用水、温泉洗浴、园艺工作、管道修理、军团菌病源地旅游史等 | 相对缓脉的发热、急性发作性头痛、非药物引发的意识障碍 / 嗜睡 / 腹泻、休克、急性肝肾功能损伤、低钠血症、低磷血症、对 β—内酰胺类抗菌药物无反应。<br><br>胸部影像相对特异性的表现是磨玻璃影中混杂着边缘相对清晰的实变影。影像学改善延迟于临床症状改善 | 免疫功能正常的轻、中度患者,可采用大环内酯类或呼吸喹诺酮类单药治疗<br><br>重症病例、单药治疗失败、免疫功能低下的患者建议喹诺酮类药物联合利福平或大环内酯类药物治疗。后者联合治疗时,应警惕发生心脏电生理异常的潜在风险 |

续表

| 类型 | 一般情况及流行病学 | 临床特点 | 治疗 |
|---|---|---|---|
| 老年社区获得性肺炎 | ≥65岁人群发生的肺炎,主要病原体为肺炎链球菌;伴有基础疾病的老年患者,要考虑肠杆菌科菌感染的可能 | 临床表现可不典型,有时仅表现为食欲减退,尿失禁,体力下降,精神状态异常,而发热,咳嗽,白细胞/中性粒细胞增高等典型肺炎表现不明显,容易漏诊和误诊。呼吸急促是老年CAP的一个敏感指标 | 有基础疾病的老年患者应进一步评估产ESBL肠杆菌科菌的危险因素,有高风险的患者可经验性选择加酶抑制剂的β-内酰胺类或碳青霉烯类药物。ESBL的危险因素包括:有产ESBL肠杆菌定植或感染史,前期曾使用三代头孢菌素,反复或长期住院史,留置医疗器械以及肾脏替代治疗等。老年住院CAP患者应评估深静脉血栓风险,必要时应用低分子肝素预防 |
| 吸入性肺炎 | 吸入性肺炎多由隐性误吸引起,约占老年CAP的71%。吸入性肺炎多为厌氧菌,革兰氏阴性杆菌感染,治疗覆盖以上病原体 | 有无吸入的危险因素(如脑血管病等各种原因所致的意识障碍,吞咽困难,牙周疾病或口腔卫生状况差等)。胸部影像学显示病灶是否以上叶后段,下叶背段或基底段为主,呈后坠积样特点 | 治疗应覆盖厌氧菌,革兰氏阴性菌及金黄色葡萄球菌,并根据患者病情严重程度选择具有抗厌氧菌活性的药物,或联合应用甲硝唑,克林霉素。对于有误吸危险因素的老年患者需要减少吸入性肺炎的发生:①长期卧床者无禁忌证,应把床头抬高35~40°进食;②保持口腔卫生;③对有严重吞咽困难和已发生误吸的老年患者,应权衡利弊留置胃管给予鼻饲饮食;④停用或少用抗精神病药物,抗组胺药物和抗胆碱能药物 |

（2）可能将流感病毒传播给高危人群的人：医务工作者、养老院的工作人员、高危患者的家庭成员。

（田欣伦）

## 参考文献

［1］刘又宁,陈民钧,赵铁梅,等.中国城市成人社区获得性肺炎 665 例病原学多中心调查［J］.中华结核和呼吸杂志,2006,29（1）:3-8.

［2］Tao LL, Hu BJ, He LX, et al. Etiology and antimicrobial resistance of community-acquired pneumonia in adult patients in China［J］. Chin Med J, 2012, 125（17）: 2967-2972.

［3］Cao B, Ren LL, Zhao F, et al. Viral and Mycoplasma pneumoniae community-acquired pneumonia and novel clinical outcome evaluation in ambulatory adult patients in China［J］. Eur J Clin Microbiol Infect Dis, 2010, 29（11）: 1443-1448.

［4］Lim WS, van der Eerden MM, Laing R, et al. Defining community acquired pneumonia severity on presentation to hospital: an international derivation and validation study［J］. Thorax, 2003, 58（5）: 377-382.

［5］中华医学会呼吸病学分会.中国成人社区获得性肺炎诊断和治疗指南（2015 年版）［J］.中华结核和呼吸杂志,2016,39（4）:253-279.

# 第34章

## 院内获得性肺炎

**培训目标:**

（1）掌握院内获得肺炎的定义。

（2）掌握院内获得性肺炎与社区获得性肺炎在病原学和临床特征上的区别。

（3）掌握院内获得性肺炎的抗生素选择。

### 一、定义及分类

1. 医院获得性（或院内）肺炎（hospital-acquired pneumonia，HAP） HAP 是指患者入院时不存在也不处于潜伏期，而于入院 48 小时及以上发生的肺炎。特别需要强调的是，HAP 是指与机械通气无关的医院获得性肺炎。

2. 呼吸机相关性肺炎（ventilator-associated pneumonia，VAP） VAP 是指发生于气管插管 48 小时以后的肺炎。

### 二、发病机制

HAP、VAP 感染的主要途径是微量吸入已定植于口咽部（或胃肠道）的微生物，气管插管有可能加重这一风险。呼吸机管道及其他呼吸机装置的污染，也是感染常见的机制。

HAP 最重要的危险因素是机械通气，其他重要危险因素包括年龄 >70 岁、慢性肺疾病、意识水平下降、误吸等。

### 三、常见病原体

HAP、VAP 常见的病原体包括革兰氏阴性需氧杆菌（如大肠埃希菌、肺炎克雷伯菌、肠杆菌属、铜绿假单胞菌、不动杆菌属）和革兰氏阳性球菌［如金黄色葡萄球菌,包括耐甲氧西林金黄色葡萄球菌（methicillin-resistant Staphylococcus aureus, MRSA）；链球菌属］。除免疫功能受损的患者以外,由病毒或真菌引起的院内肺炎不多见。

致病微生物的种类与患者住院时间、合并症、既往抗生素应用史、环境中致病菌的流行状况等相关。应警惕多药耐药（multidrug resistant, MDR）病原体感染的风险。在国内,应警惕 ESBL 阳性的革兰氏阴性菌,耐多药的铜绿假单胞菌、不动杆菌以及 MRSA、肠球菌的感染。宿主感染 MDR 病原体的危险因素包括：①既往 90 日内接受过抗生素治疗；②当前住院时间≥5 日；③社区或医院特定病房中抗生素耐药性的发生率较高；④罹患免疫抑制性疾病和 / 或接受免疫抑制治疗；⑤重度脓毒性休克。

### 四、诊断

HAP、VAP 由于其临床表现缺乏特异性,临床诊断较难作出。美国胸科学会 / 美国感染病学会（ATS/IDSA）2005 年版指南指出,易感宿主肺部影像学检查发现新的或进展性肺部浸润影并有以下临床特征时,应疑诊 HAP、VAP：①发热；②咳脓痰；③白细胞增多；④氧合功能下降。

### 五、治疗

1. 影像学检查发现存在新的或进展性肺部浸润影加上 3 种临床表现（发热 >38℃、白细胞增多或白细胞减少以及脓性分泌物）中的至少 2 种,应考虑开始经验性抗生素治疗。

2. 当给予治疗时,抗菌药物的选择应根据发生 MDR 病原体感染的危险因素、最近是否接受抗菌药物治疗、医院或病区的常居菌群、存在基础疾病及可获得的细菌培养结果等，综合考虑后决策。存在 MDR 病原体危险因素患者，推荐广谱抗生素、多药联合治疗，并根据用药前细菌培养的结果及治疗反应调整抗生素方案。

3. HAP 患者危险因素分层及经验性抗生素方案，详见表 34-1。

表 34-1　HAP 患者危险因素分层及经验性抗菌治疗方案

| 危险分层 | 抗生素方案 | 推荐指南数 ( $n=5$ )[*] |
|---|---|---|
| 无 MDR 细菌风险（早发肺炎，无抗生素应用史，非 VAP，无合并症，无其他器官衰竭） | 三代头孢菌素 | 3 |
| | 阿莫西林 / 克拉维酸 | 4 |
| | 呼吸喹诺酮（左氧氟沙星） | 3 |
| | 厄他培南 | 3 |
| 中度 MDR 细菌风险（抗生素应用史，晚发肺炎，合并症） | 四代头孢菌素 | 4 |
| | 哌拉西林 / 他唑巴坦 | 4 |
| | 亚胺培南或美罗培南 | 3 |
| 高度 MDR 细菌风险（晚发肺炎，VAP，抗生素应用史，合并症，终末期器官衰竭） | 中度 MDR 细菌风险者选用的上述 3 种抗生素 | 3 |
| | + 呼吸喹诺酮（左氧氟沙星） | 3 |
| | + 氨基糖苷类 | 3 |
| MRSA 风险 | 万古霉素 | 4 |
| | 利奈唑胺 | 4 |

注：[*]指南包括美国胸科学会（American Thoracic Society, ATS）、英国抗感染治疗协会（British Society for Antimicrobial Chemotherapy, BSAS）、加拿大危重症临床研究协作组（Canadian Critical Care Trials Group, CCCTG）、德国医院获得性肺炎指南（S3-Guideline for hospital-acquired pneumonia in Germany, G-HAP）、Paul-Ehrlich-Gesellschaft 指南（Paul-Ehrlich-Gesellschaft Guideline, PEG）

4. 调整治疗方案

（1）在获得可靠的微生物学结果后，应针对病原体及其药敏试验的结果简化 HAP、VAP 治疗方案，避免使用广谱治疗。如果质量良好的痰液标本中未能分离金黄色葡萄球菌或革兰氏阴性菌，可停止针对 MRSA 或 MDR 革兰氏阴性菌的覆盖治疗。

（2）临床改善、血流动力学稳定和能口服药物的患者，可改为口服药物治疗。可根据已确定的病原体及其药敏结果选择口服抗生素。如果病原体不明，可停用针对假单胞菌属和MRSA 的治疗，并选用与静脉抗菌药物相同或同类的抗菌药物。

（3）如果患者没有改善且怀疑有耐药性病原体，则应改为使用覆盖 MDR 病原体的治疗直到鉴定出病原体，这种情况下应根据药敏特点来选择针对病原体的治疗。此外，如果 72 小时没有改善，则应提示寻找是否有感染并发症、其他诊断或其他部位的感染。

5. 抗生素治疗疗程　推荐短疗程，通常在取得明显疗效后3~5 日停药，铜绿假单胞菌感染者可适当延长至 15 日，MRSA感染可用药 21 日。

## 六、预防

HAP 及 VAP 的预防措施包括：避免使用抑酸药物、口咽部去污染、调整患者体位和声门下吸引术。

（张　弘）

**参考文献**

［1］Muscedere JG, Day A, Heyland DK. Mortality, attributable mortality, and clinical events as end points for clinical trials of ventilator-associated pneumonia and hospital-acquired pneumonia［J］. Clin Infect Dis, 2010, 51（Suppl 1）: S120-S125.

［2］Jones RN. Microbial etiologies of hospital-acquired

bacterial pneumonia and ventilator-associated bacterial pneumonia [ J ]. Clin Infect Dis, 2010, 51 ( Suppl 1 ): S81-S87.

　　[ 3 ] Kalil AC, Metersky ML, Klompas M, et al. Management of Adults with Hospital-acquired and Ventilator-associated Pneumonia: 2016 Clinical Practice Guidelines by the Infectious Diseases Society of America and the American Thoracic Society [ J ]. Clin Infect Dis, 2016, 63 ( 5 ): e61-e111.

　　[ 4 ] 中华医学会呼吸病学分会感染学组 . 中国成人医院获得性肺炎与呼吸机相关性肺炎诊断和治疗指南（2018 年版）[ J ]. 中国结核和呼吸杂志, 2018, 41 ( 4 ): 255-280.

# 第 35 章

# 免疫缺陷患者肺部感染

**培训目标：**

掌握免疫缺陷患者肺部感染的常见病原菌、诊断与治疗方法。

## 一、概述

人类免疫缺陷病毒（human immunodeficiency virus，HIV）进入体内，破坏人类的免疫系统，导致患者出现免疫缺陷；化疗药物和免疫抑制药物的应用，也导致患者出现免疫缺陷。免疫缺陷患者易出现机会性感染。由于呼吸道持续暴露于周围环境，因而肺部是免疫缺陷患者最常见的感染部位。

值得注意的是，免疫缺陷宿主可能同时出现多种机会性感染或者序贯出现多种感染，或者与其他病程（肺损伤或药物毒性）重叠，因此，感染者症状严重，进展迅速，也增加了诊治的难度。随着新药物以及新治疗方法的应用，免疫缺陷的发生率有增无减，机会性感染更多见，也变得更加隐蔽。

及早确诊与针对性治疗，有助于改善患者的预后。肺部感染患者可能出现大叶性炎症、间质性渗出、结节性改变等影像学变化。虽然典型的影像学改变有助于早期诊断、早期经验性治疗，但积极的病原学检测是诊断和治疗的关键。病毒 PCR 检测和血清 β-D- 葡聚糖和半乳甘露聚糖等新检测方法有助于早期诊断。适时采用纤维支气管镜、经皮肺穿刺、电视胸腔镜外科手术（VATS）等有创性检查有助于早期诊断与治疗。

## 二、常见病原体

不同类型的免疫缺陷,其好发的感染也有差异(表 35-1)。

表 35-1　不同免疫缺陷情况下易感病原体

| 免疫缺陷类型 | 常见病原体 |
| --- | --- |
| 体液免疫障碍(B 细胞耗竭药物、先天性/获得性免疫球蛋白缺乏症、无脾症) | 肺炎链球菌、流感嗜血杆菌、支原体 |
| T 细胞免疫障碍(糖皮质激素、环孢素、他克莫司、西罗莫司、T 细胞耗竭药物) | 巨细胞病毒(CMV)、军团菌、耶氏肺孢子菌、曲霉菌、毛霉菌、组织胞浆菌、隐球菌、球孢子菌、皮炎芽生菌、分枝杆菌、诺卡菌 |
| 中性粒细胞缺乏(化疗、恶性肿瘤累及骨髓造血) | 金黄色葡萄球菌、革兰氏阴性杆菌(铜绿假单胞菌等)、曲霉菌 |
| TNF-α 抑制剂 | 分枝杆菌、真菌、耶氏肺孢子菌、军团菌 |

## 三、感染类型

患者暴露和宿主免疫缺陷性质会影响肺部感染类型。表 35-2 总结了各种病原菌分布比例。

表 35-2　免疫缺陷患者肺部感染病原体的大致分布比例

| 病原菌类型 | 比例/% |
| --- | --- |
| 细菌 | 37 |
| 真菌 | 14 |
| 病毒 | 15 |
| 肺孢子菌 | 8 |
| 诺卡菌 | 7 |
| 分枝杆菌 | 1 |
| 混合感染 | 20 |

1. 社区获得性感染　免疫功能受损宿主细菌性肺炎最常涉及的病原体与免疫功能正常宿主的社区获得性感染病原体相同,好发于呼吸道病毒、非典型病原体或 CMV 感染后。这类继发于病毒感染后的肺炎较严重,其进展迅速且并发症多,同时,耐药菌感染风险增高。

2. 院内获得性感染　免疫缺陷患者院内感染发生率增高,除常见病原体之外,真菌、军团菌等感染率增加。中性粒细胞缺乏患者易出现菌血症或真菌血症,并播散至肺引发感染。院内获得性肺炎的病原体多见耐药的革兰氏阴性杆菌或真菌。

3. 再激活感染　在初次暴露后很长时间,免疫功能受损患者因免疫缺陷可使许多潜伏性感染再激活,包括 CMV 感染、类圆线虫病、隐球菌病、弓形虫病或分枝杆菌感染。

4. 环境暴露感染　某些病原体存在于特殊环境中,如中国南方的马尔尼菲篮状菌(旧称马尔尼菲青霉菌),污染的水源与空气易出现嗜肺军团菌。因此,患者居住地及旅游史与感染病原体相关。

### 四、常见感染的诊断及治疗

#### (一)真菌

1. 免疫缺陷宿主　真菌是肺部感染最重要的病原体,常见耶氏肺孢子菌(旧称卡氏肺孢子菌)、曲霉菌属和新型隐球菌。其他一些少见真菌感染,部分对常用抗真菌药物无效,此时,明确诊断至关重要。

2. 侵袭性肺曲霉病(invasive pulmonary aspergillosis, IPA)　环境中大量存在曲霉菌孢子,在免疫缺陷宿主(中性粒细胞缺乏、T 细胞功能缺陷等)中易于出现 IPA。表现为突起高热、胸痛、呼吸困难、咯血等。早期在胸膜下出现结节,结节快速长大出现晕环征、新月征等典型影像学表现。IPA 患者还可能同时出现颅内曲霉菌感染。

3. 隐球菌肺炎 隐球菌肺部感染多表现为无症状肺结节或纵隔淋巴结增大,部分患者有可能出现呼吸急促、咳嗽和发热等症状。免疫缺陷患者,易于出现播散性隐球菌感染,累及中枢神经系统。因此,即使是无症状性肺隐球菌感染也必须进行积极的诊断性评估。

4. 念珠菌肺炎 念珠菌真菌血症时可经血行播散至肺部。真菌血症通常源于中心静脉插管、导尿管和腹腔脏器移植手术相关感染(尤其是胰腺或肝脏移植)。原发于肺部的侵袭病例极其罕见。

5. 毛霉菌 毛霉菌病的病原体包括根霉菌、毛霉菌和犁头霉属,可导致侵袭性疾病。肺部感染发生率较低,常合并累及眼眶和腭感染。糖尿病伴发中性粒细胞减少易于出现毛霉菌感染。肺炎为出血性肺炎且伴梗死,表现为迅速扩大的、常常为孤立性的肺部病灶。

6. 肺孢子菌肺炎(pneumocystis carinii pneumonia,PCP)PCP 是 HIV 患者常见感染,也常见于移植后 6 个月内和强化免疫抑制期间,主要与患者 $CD4^+$ T 淋巴细胞($CD4^+$ 细胞)下降有关。其中,新近暴露和治疗不充分的既往感染的再激活都是 PCP 发病的重要因素。未接受预防性治疗的患者中,PCP 发生与 CMV 感染高度相关,原因可能是 CMV 对肺泡巨噬细胞和 T 淋巴细胞功能的抑制作用。HIV 患者的 PCP 进展更快且病原体负荷量更大。

HIV 患者罹患 PCP 的危险因素包括 CD4 细胞计数 <200/μl,$CD4^+$ T 淋巴细胞百分比 <14%,以前有过 PCP 发作、口腔鹅口疮、反复发生细菌性肺炎、体重下降、HIV 病毒载量高。表 35-3 总结了 PCP 的临床特征。

确诊 PCP 需要在呼吸道分泌物中看到肺孢子菌的包囊或滋养体,呼吸道分泌物包括患者痰液(诱导痰)、气道内吸取物及支气管灌洗液。PCR 检测肺孢子菌核酸可以作为诊断参考。其他有创性检查如肺活检等,由于并发症发生率很高,需谨慎。

**表 35-3 PCP 的临床特征**

| 特征 | 具体表现 |
|---|---|
| 临床表现 | 亚急性或急性起病。干咳、呼吸困难、发热 |
| 体征 | 发热和呼吸过速。肺部阳性体征很少。部分合并鹅口疮 |
| CD4 细胞计数 | $<200/\mu l$ |
| 动脉血气分析 | 低氧血症,肺泡 – 动脉血氧分压差增大 |
| 血生化检查 | 血乳酸脱氢酶增高,G 试验(+) |
| 肺功能 | 肺一氧化碳弥散量($D_LCO$)下降 |
| 胸片 | 正常或双侧弥漫性、间质性浸润或肺泡浸润 |
| 胸部 HRCT | 早期斑片状或结节状毛玻璃影,典型表现为双肺弥漫磨玻璃影,后期出现肺间质纤维化表现 |

然而,免疫缺陷患者,如果临床表现和 X 线检查高度符合 PCP,血清 G 试验显著升高时,应临床诊断 PCP,并对急症患者予以经验性治疗。对这些患者必须进行密切监测疗效并开展积极的诊断性检查。

PCP 的治疗:

(1)首选复方磺胺甲噁唑(trimethoprim–sulfamethoxazole,TMP–SMZ)。标准剂量以 TMP(甲氧苄啶)计量,为 15~20mg/(kg·d),分 3 次或 4 次静脉给药或口服给药。胃肠道功能正常患者推荐口服给药。

(2)喷他脒:对于具有 TMP–SMZ 禁忌的重症 PCP 患者,应该接受静脉给予喷他脒(4mg/kg,每日 1 次)。然而,其毒性较大,如低血压、低血糖、肾毒性和胰腺炎等。

(3)其他:不能耐受 TMP–SMZ 的轻至中度 PCP 患者,可予以阿托伐醌(一次 750mg 口服,每日 2 次)或者克林霉素加伯氨喹。在使用氨苯砜或伯氨喹之前,应该检查患者是否存在葡萄糖 –6– 磷酸脱氢酶缺乏。克林霉素加伯氨喹也用于 TMP-SMZ 或氨苯砜治疗失败患者。

（4）治疗持续时间为 3 周。至治疗的第 7 日时,应出现临床改善。经过 7 日治疗后没有改善的患者被认为是治疗失败。治疗失败患者在调整治疗方案的同时,加强诊断试验。

（5）糖皮质激素:当自然状态下动脉血氧分压 ≤70mmHg 或肺泡 – 动脉血氧分压差 ≥35mmHg,或脉搏血氧测定提示低氧血症的患者,推荐辅助使用糖皮质激素治疗。

**（二）病毒**

1. 病毒类型　CMV 是免疫功能受损患者,尤其是移植受者中最常涉及的病毒。其他病毒[如流感病毒、副流感病毒（parainfluenza virus, PIV）和呼吸道合胞病毒（respiratory syncytial virus, RSV）]感染的频率增加。

2. 易患因素　①HIV 感染者,CMV 感染发生率低于 PCP,通常发生于 CD4+ T 淋巴细胞 <50/μl 时;②非 HIV 患者,CMV 感染的发生率与免疫抑制治疗的强度相关。CMV 肺炎好发于移植后 1~4 个月,尤其好发于肺移植术后,其发生率约为 50%。供者血清阳性而受者血清阴性时,实体器官移植受者发生原发性 CMV 感染的风险最高。相反,造血干细胞移植（HCT）后 CMV 肺炎风险最高的情况是血清阳性受者接受血清阴性干细胞。

3. 临床及影像学表现

（1）临床表现:起病隐匿,常有发热和干咳;一些患者有不同程度的呼吸过速、呼吸困难和低氧血症。

（2）胸部影像学表现:影像学表现多样化,但主要累及双下肺,气管血管周围和肺泡充填性病变常见。值得注意的是,CMV 肺炎与 PCP 或 IPA 可能同时出现,胸部影像学存在混合病变形式应警惕混合感染。

4. 诊断方法　①血清 CMV 抗体:CMV–IgM 阳性,提示近期感染；间断2周以上，CMV-IgG抗体滴度增加≥4倍也有确诊意义。②CMV抗原：CMV-pp65检测。③核酸检测：血清CMV-DNA阳性，有确诊意义；支气管肺泡灌洗液的CMV-DNA的阈值尚未定论，但若明显升高，则也有很好的确诊意义。

5. 治疗　①重症患者建议静脉给予更昔洛韦，轻症患者可考虑口服缬更昔洛韦；②疗程：症状好转，病毒血症减轻，疗程至少2周。

**（三）诺卡菌**

1. 诺卡菌是纤细的丝状革兰氏阳性分枝杆菌，弱抗酸染色阳性，可在需氧条件下生长。最常见的致病菌为星形诺卡菌、鼻疽诺卡菌、巴西诺卡菌等。

2. 大多数诺卡菌感染患者免疫功能受损，最常见的为细胞免疫异常。糖皮质激素治疗、恶性肿瘤、器官移植和造血干细胞移植，以及HIV感染等均可能出现诺卡菌病。诺卡菌病可累及全身脏器，肺部、中枢神经系统、皮下软组织均可能受累。

3. 肺诺卡菌病的临床表现包括发热、胸痛、咯血、乏力、消瘦等，缺乏特异性。影像学检查可表现为多发或单发脓肿，部分也可表现为肺炎。

4. 确诊需要痰液或脓液、肺组织涂片或培养发现弱抗酸阳性的丝状革兰氏阳性细菌。

5. 对诺卡菌敏感药物包括TMP-SMZ、阿米卡星、米诺环素、亚胺培南等，但不同种属诺卡菌对药物敏感度不一，应根据细菌学药敏试验确定治疗方案。

（张　弘）

**参考文献**

［1］George MP, Masur H, Norris KA, et al. Infections in the

immunosuppressed host[J]. Ann Am Thorac Soc, 2014, 11(Suppl 4): S211-S220.

[2] Linden PK. Approach to the immunocompromised host with infection in the intensive care unit[J]. Infect Dis Clin North Am, 2009, 23(3): 535-556.

# 第36章

# 肺 结 核

**培训目标:**

（1）掌握肺结核的分类、临床表现、诊断方法和病原学诊断方法。

（2）掌握抗结核药物治疗的原则与药物使用方法。

## 一、定义

肺结核是发生在肺组织、气管、支气管和胸膜的结核病变。

## 二、高危人群

1. 高危暴露人群　结核高发地区居民、流浪者、无医疗保障者、医务工作者、与活动性肺结核患者密切接触者。

2. 高危感染人群　免疫抑制人群（HIV/AIDS、恶性肿瘤、器官移植、长期服用激素或免疫抑制剂），慢性肾功能不全，糖尿病，长期饮酒，静脉吸毒，营养不良，使用特殊药物（如 TNF-α 抑制剂、CD20 单抗等）。

## 三、临床表现

### （一）症状

呼吸系统症状：①咳嗽、咳痰≥2 周，或痰中带血或咯血，为肺结核可疑症状；②病变位于胸膜：刺激性咳嗽、胸痛、呼吸困难；③病变位于气管、支气管：刺激性咳嗽。

全身症状：发热（午后低热多见）、盗汗、乏力、消瘦、食欲减退。

结核变态反应：结节红斑、滤泡性结膜炎 / 角膜炎、结核风湿症（Poncet 病）等。

20% 的活动性肺结核无明显症状。

**（二）影像学表现**

1. 继发性肺结核胸片特点

（1）部位：多发生于肺上叶尖后段、下叶背段、后基底段。

（2）分布：病变可局限，也可多肺段侵犯。

（3）可呈多形态表现（同时呈现渗出、增殖、纤维和干酪样病变），易出现空洞，可伴钙化。

（4）可伴有支气管播散灶。

（5）结核球直径多 <3cm，周围可有卫星灶，内侧端可有引流支气管征。

（6）病变吸收慢（1 个月以内变化较小）。

（7）活动性病灶特点：斑点斑片、粟粒、浸润渗出、干酪样、空洞、胸腔积液。

（8）非活动性病灶特点：硬结、钙化、净化空洞、纤维条索、胸膜肥厚。

2. 原发性肺结核　肺内原发病灶及胸内淋巴结肿大，或单纯胸内淋巴结肿大。

3. 血行播散性肺结核

（1）急性血行播散性肺结核：双肺均匀分布的大小、密度一致的粟粒阴影（"三均匀"）。

（2）亚急性或慢性血行播散性肺结核：弥漫病灶，多分布于双肺上中部，大小不一，密度不等，可有融合。

4. 气管、支气管结核　气管或支气管壁不规则增厚、管腔狭窄或阻塞，继发性肺不张或实变，支气管扩张及其他部位支气管播散病灶。

5. 结核性胸膜炎

（1）干性胸膜炎：胸膜的早期炎性反应，通常无明显影像学表现。

（2）渗出性胸膜炎：胸腔积液（少量或中大量，游离或包裹），可合并胸膜增厚粘连，也可演变为胸膜结核瘤及脓胸。

6. 胸部 CT　对如下情况有补充性诊断价值：

（1）发现胸内隐匿部位病变，包括气管、支气管内的病变。

（2）早期发现肺内粟粒状阴影。

（3）诊断有困难的肿块阴影、空洞、孤立结节和浸润阴影的鉴别诊断。

（4）了解肺门、纵隔淋巴结肿大情况，鉴别纵隔淋巴结结核与肿瘤。

（5）少量胸腔积液、包裹积液、叶间积液和其他胸膜病变的检出。

（6）囊肿与实体肿块的鉴别。

**（三）实验室检查**

1. 标本来源　痰液、诱导痰、支气管吸取物、支气管冲洗液、支气管肺泡灌洗液、肺及支气管活检标本、胸腔积液、胸膜活检标本等。

2. 结核分枝杆菌的检测

（1）细菌学检查

1）涂片显微镜检查：齐－内染色法、荧光染色法。涂片（＋）只能说明抗酸杆菌存在，不能区分是结核分枝杆菌还是非结核分枝杆菌；涂片（－）不能排除肺结核，连续检查≥3 次，可提高检出率。

2）分枝杆菌培养：固体培养基（罗氏培养基）、液体培养基。分离培养法灵敏度高于涂片镜检法，可直接获得菌落，用于菌种鉴定，便于与非结核分枝杆菌鉴别。

（2）分子生物学检测：①PCR 可区分结核和非结核分枝杆菌，推荐用于非结核分枝杆菌高发地区涂片（＋）病例；②PCR 不能区分活菌或死菌，不能用于疗效评估。

3. 免疫学检查

（1）结核菌素（PPD）皮试：72 小时（48~96 小时）观察反

应,以皮肤硬结为准。①阴性(－):硬结平均直径<5mm 或无反应;②阳性(＋):硬结平均直径≥5mm;③一般阳性:5mm≤硬结平均直径<10mm;④中度阳性:10mm≤硬结平均直径<15mm;⑤强阳性:硬结平均直径≥15mm 或局部出现双圈、水疱、坏死及淋巴管炎。

PPD 皮试不能鉴别潜伏性结核或活动性结核;当呈现强阳性时,提示机体处于结核感染强反应,结核发病概率高,可作为临床诊断结核病的参考指标。

（2）γ- 干扰素释放试验（IGRA）

1）原理:受到结核菌抗原刺激致敏的 T 细胞再次遇到同类抗原时可产生 IFN-γ,IGRA 通过检测全血或分离自全血的单核细胞在结核菌特异性抗原刺激下产生的 IFN-γ,判断受试者是否感染结核菌。

2）方法:①全血检测:采用 ELISA 法检测全血中致敏 T 细胞再次受到结核菌特异性抗原刺激后释放的 IFN-γ;②细胞检测（T-SPOT. TB）:采用酶联免疫斑点技术（ELISPOT）,检测在结核菌特异性抗原刺激下,外周血单个核细胞能够释放 IFN-γ的效应 T 细胞数量。

3）意义:①IGRA 可用于诊断结核菌感染,但不能区分活动性结核病和潜伏性结核病,也不能准确预测潜伏性结核病发展为活动性结核病的风险;②IGRA 对疑似结核病患者具有辅助诊断作用,IGRA 阴性结果对排除结核感染有一定帮助;③IGRA 用于筛查潜伏性结核时不受卡介苗接种的影响,较少受到非结核分枝杆菌感染的影响;④不推荐以 IGRA 替代 PPD 试验用于健康人群公共卫生干预中的筛查手段;⑤IGRA 在 HIV 感染人群中筛查潜伏性结核的敏感度优于 PPD试验。

（3）结核分枝杆菌抗体:特异性、敏感性均不高。

4. 病理学检查

（1）基本病理变化主要为渗出性病变、增生性病变和坏死性病变。与毒力、菌量及机体免疫力等因素有关,可共存或相互转化。

（2）典型病变:由融合的上皮样细胞结节组成,中心为干酪样坏死,周边可见朗汉斯巨细胞,外层为淋巴细胞浸润和增生的纤维结缔组织。

（3）病理符合典型结核结节的病理表现即可诊断,不具备典型结核病理表现的病例需借助抗酸染色、分子生物学手段在病变组织中找到结核分枝杆菌从而明确诊断。

5. 支气管镜检查

（1）可直接观察气管和支气管病变,也可抽吸分泌物、刷检及活检。

（2）支气管镜下表现

Ⅰ型:炎症浸润型,气管、支气管黏膜充血、水肿,黏膜可见灰白色粟粒状结节,由于黏膜及黏膜下组织肿胀,可致气道管腔有不同程度狭窄。此期刷检抗酸杆菌检出率较高。

Ⅱ型:溃疡坏死型,病变区域在充血水肿基础上,出现边缘不整、深浅不一的溃疡,溃疡表面常有灰白色干酪样坏死组织覆盖,病变区域触之易出血。刷检抗酸杆菌检出率较高。

Ⅲ型:肉芽增殖型,黏膜充血水肿减轻,溃疡面开始修复,病变明显处可见肉芽组织增生,导致管腔部分阻塞。此期活检常可见到较典型的朗汉斯巨细胞。

Ⅳ型:瘢痕狭窄型,瘢痕组织增生,瘢痕挛缩,导致管腔重度狭窄甚至闭塞。此期刷检及组织活检多无异常。

Ⅴ型:管壁软化型,受累处气管、支气管软骨环缺失或断裂,管腔塌陷,远端支气管扩张。

Ⅵ型:淋巴结瘘型,纵隔或肺门淋巴结结核破溃入气管形成支气管淋巴结瘘。

6. 结核分枝杆菌药物敏感性检测　用于以下情况:①肺结核痰菌阴转后复阳;②治疗6个月痰菌仍持续阳性;③经治疗痰菌减少后又持续增加;④复治患者;⑤原发耐药率较高地区

的初治患者。

## 四、诊断

肺结核诊断标准如表 36-1 所示。

表 36-1 肺结核诊断标准

| 诊断 | | 诊断标准 |
|---|---|---|
| 确诊病例 | 涂阳肺结核（任一条） | 痰涂片抗酸杆菌（+）×2 份 |
| | | 痰涂片抗酸杆菌（+）×1 份+影像学（+）* |
| | | 痰涂片抗酸杆菌（+）×1 份+痰培养（+）#×1 份 |
| | 仅培阳肺结核 | 至少2份痰涂片（-）+影像学（+）+痰培养（+） |
| | 分子生物学检查阳性肺结核 | 影像学（+）+TB 核酸检测（+） |
| | 肺组织病理学阳性肺结核 | 符合结核病理学表现 |
| | 气管支气管结核（任一条） | 支气管镜下（+）$+气管、支气管病理符合结核病理表现 |
| | | 支气管镜下（+）+气管、支气管分泌物涂阳或培阳或 TB 核酸检测（+） |
| | 结核性胸膜炎（任一条） | 影像学（+）+胸腔积液或胸膜病理学检查符合结核表现 |
| | | 影像学（+）+胸腔积液涂阳或培阳或 TB 核酸检测（+） |
| 临床诊断病例（任一条） | | 影像学（+）+肺结核可疑症状 |
| | | 影像学（+）+PPD 中度阳性或强阳性 |
| | | 影像学（+）+IGRA（+） |
| | | 影像学（+）+TB-Ab（+） |

| 诊断 | 诊断标准 |
|---|---|
| 临床诊断病例（任一条） | 影像学（+）+肺外组织病理证实为结核病变者<br>符合气管、支气管结核影像学+支气管镜下表现——诊断气管、支气管结核<br><br>符合结核性胸膜炎影像学+胸腔积液为渗出液+ADA升高+免疫学检测任一条（PPD中度阳性或强阳性、IGRA阳性、TB-Ab阳性）——可诊断结核性胸膜炎 |
| 疑似病例 | 仅影像学（+） |

注：该诊断标准未包括儿童肺结核。*影像学（+）：符合原发性肺结核、血行播散性肺结核、继发性肺结核、气管支气管结核、结核性胸膜炎中任一种活动性肺结核病变影像学表现，具体见本章"三、临床表现"中的"（二）影像学表现"；#痰培养（+）：指分枝杆菌培养阳性，且菌种鉴定为结核分枝杆菌复合群；$支气管镜下（+）：指符合气管、支气管结核的支气管镜下表现

## 五、分类

1. **原发性肺结核** 为原发结核感染所致的临床病症，包括原发综合征及胸内淋巴结结核。

2. **血行播散性肺结核** 包括急性血行播散性肺结核（又称急性粟粒型肺结核）及亚急性、慢性血行播散性肺结核。

3. **继发性肺结核** 是肺结核中的一个主要类型，包括浸润性肺结核、纤维空洞性肺结核及干酪样肺炎等。

4. **气管、支气管结核** 主要表现为气管或支气管壁不规则增厚、管腔狭窄或阻塞，狭窄支气管远端肺组织可出现不张、实变、支气管扩张或结核播散病灶。

5. **结核性胸膜炎** 临床上已排除其他原因引起的胸膜炎。包括结核性干性胸膜炎、结核性渗出性胸膜炎和结核性脓胸。

6. **其他肺外结核** 按部位及脏器命名，如骨关节结核、结核性脑膜炎、肾结核、肠结核等。

## 六、鉴别诊断

1. 原发性肺结核  支气管淋巴结结核应与中央型肺癌、结节病、淋巴瘤、组织细胞增生症、转移性恶性肿瘤和各种纵隔恶性肿瘤等疾病相鉴别。如果胸片仅显示肺内病灶而肺门淋巴结无肿大时,应与各种非结核性肺部炎症相鉴别。如果原发病灶出现干酪坏死和空洞时,应与肺脓肿鉴别。

2. 血行播散性肺结核  应与非结核肺部感染、支气管肺泡癌、肺淋巴管癌、肺含铁血黄素沉着症和弥漫性实质性肺疾病相鉴别。

3. 继发性肺结核  肺内表现为渗出性病变时,应与各种细菌性肺炎、肺真菌病、肺寄生虫等感染性肺疾病相鉴别。肺结核空洞时应与肺脓肿、癌性空洞、肺囊肿、囊性支气管扩张相鉴别。结节状结核病灶、结核球等应与肺癌、炎性假瘤、肺错构瘤、肺隔离症等相鉴别。

4. 结核性胸膜炎  应与各种漏出性胸腔积液、癌性胸腔积液和肺炎旁胸腔积液相鉴别。

5. 肺结核与非结核分枝杆菌肺病鉴别  非结核分枝杆菌肺病多继发于支气管扩张、肺结核等慢性肺病,也是 HIV 感染 / AIDS 的常见并发症,其临床表现、影像学及病理学均与肺结核类似,只有通过分枝杆菌培养菌种鉴定予以鉴别。

## 七、特殊肺结核

1. 免疫损害患者(原发免疫缺陷性疾病及接受放化疗和免疫抑制药物治疗者),肺结核的症状隐匿或轻微,可缺乏呼吸道症状,也可以突发高热起病,病变进展迅速,呈暴发性经过。

免疫损害患者的肺结核,以血行播散性肺结核居多,合并胸膜炎或肺外结核多。胸片上"多形性"不明显,以均质性片絮状阴影表现多,可在结核病非好发部位、中下肺叶及上叶前段发生,需和急性肺炎鉴别。

2. 极度免疫功能低下患者可首先出现高热、肝脾和淋巴结肿大等全身症状,而肺部 X 线阴影出现时间明显延长或长时间表现为无典型粟粒样病变的无反应性结核病(暴发性结核性败血症)。

3. HIV/AIDS 合并肺结核时可出现肺门、纵隔淋巴结肿大,中下肺野浸润病变多,类似原发性肺结核表现,且有合并胸膜炎与肺外结核多、PPD 试验(-)等特点。

4. 糖尿病合并肺结核时胸片特点以渗出性干酪样为主,可呈大片状、巨块状、易形成空洞,好发于肺门区及中下肺野,病变进展快,应注意与急性肺炎、肺脓肿、肺癌等鉴别。

5. 支气管结核所致肺结核多在中下肺野或邻近肺段,由于有支气管狭窄因素存在,常可合并细菌感染致病变表现不典型,易与肺炎混淆,肺不张也常是支气管结核的并发症。

### 八、耐药结核

1. 单一耐药结核病 对 1 种抗结核药物耐药。

2. 多耐药结核病 对至少 2 种抗结核药物耐药,但不同时对异烟肼和利福平耐药。

3. 耐多药结核病(MDR-TB) 至少对包括异烟肼和利福平耐药。

4. 泛耐药结核病(XDR-TB) 至少对异烟肼和利福平、任何氟喹诺酮类和 3 种注射用二线药物(阿米卡星、卷曲霉素、卡那霉素)中的至少一种耐药。

### 九、治疗

治疗原则:早期、规律、全程、适量、联合。

1. 初治肺结核的治疗

(1)下列情况之一为初治患者:①尚未开始抗结核治疗的患者;②正进行标准治疗方案用药而未满疗程的患者;③不规

则治疗未满 1 个月的患者。

（2）初治方案：强化期 2 个月 / 巩固期 4 个月。

1）世界卫生组织（WHO）推荐方案：2HRZ/4HR。

2）国家卫生健康委员会推荐方案：①初治菌阳肺结核：2HRZE（S）/4HR，2HRZE（S）/4H$_3$R$_3$，2H$_3$R$_3$Z$_3$（S）/4H$_3$R$_3$；②初治菌阴肺结核：2HRZ/4HR，2HRZ/4H$_3$R$_3$，2H$_3$R$_3$Z$_3$/4H$_3$R$_3$。

2. 复治肺结核的治疗

（1）有下列情况之一者为复治患者：①初治失败的患者；②规则用药满疗程后痰菌又复阳的患者；③不规律治疗超过 1 个月的患者；④慢性排菌患者。

（2）复治方案：强化期 5 药和巩固期 3 药，疗程适当延长。

（3）常用方案：2SHRZE/1HRZE/5HRE；2SHRZE/1HRZE/5H$_3$R$_3$E$_3$；2S$_3$H$_3$R$_3$Z$_3$E$_3$/1H$_3$R$_3$Z$_3$E$_3$/5H$_3$R$_3$E$_3$。

（4）复治患者应做药敏试验。

（5）上述方案治疗无效，可参考 MDR-TB 治疗方案并根据药敏试验加以调整。

（6）慢性排菌者用上述方案疗效多不理想，具备手术条件者可行手术治疗。

（7）对久治不愈的排菌者要警惕非结核分枝杆菌感染的可能性。

3. 耐多药肺结核的治疗

（1）耐多药肺结核须有痰结核分枝杆菌药敏试验结果才能确诊。

（2）耐多药结核治疗方案，主张采用每日用药，疗程要延长至 21 个月为宜。

（3）WHO 推荐一线和二线抗结核药可混合用于治疗 MDR-TB。

一线药物除异烟肼（INH）和利福平（RFP）耐药，可根据敏感情况选用：①链霉素（SM）；②吡嗪酰胺（PZA）；③乙胺丁醇（EMB）。

二线药物是 MDR-TB 治疗的主要药物,包括:①氨基糖苷类:阿米卡星(AMK)和多肽类卷曲霉素等;②硫胺类:乙硫异烟胺、丙硫异烟胺(TH);③氟喹诺酮类:氧氟沙星(OFLX)和左氧氟沙星(LVFX),与 PZA 联用杀灭巨噬细胞内结核菌有协同作用;④环丝氨酸:对神经系统毒性大,应用范围受限;⑤对氨基水杨酸钠:用于预防其他药物产生耐药性;⑥利福布汀(RBT):耐 RFP 菌株中部分对它仍敏感;⑦异烟肼对氨基水杨酸盐[帕星肼(PSNA)]。

(4)未获得药敏试验结果,但临床考虑 MDR-TB 时,可使用的治疗方案为:

1)强化期:丁胺卡那(AMK)[或卷曲霉素(CPM)]+丙硫异烟胺(TH)+吡嗪酰胺(PZA)+氧氟沙星(OFLX)联合 3 个月。

2)巩固期:丙硫异烟胺(TH)+氧氟沙星(OFLX)联合至少 18 个月。

若治疗前或治疗中获得了药敏结果,可在上述药物基础上调整,保证敏感药物在 3 种以上。

4. 常用抗结核药物的剂量、副作用见表 36-2。

### 十、并发症及处理

1. 咯血 绝大多数情况表明病情活动、进展,但少数也可在肺结核已好转或稳定时发生。咯血原因多为存在渗出和空洞病变或支气管结核及局部结核病变引起支气管变形、扭曲和扩张。

咯血者应进行抗结核治疗,中、大量咯血应积极止血,保持气道通畅,注意防止窒息和出血性休克的发生。

2. 自发性气胸 多种肺结核病变可引起气胸:胸膜下病灶或空洞破入胸腔;结核病灶纤维化或瘢痕化导致肺气肿或肺大疱破裂;血行播散性肺结核的病变在肺间质也可引起间质性肺气肿性肺大疱破裂。病灶或空洞破入胸腔,胸腔常见渗出液体多,可形成液气胸、脓气胸。

表 36-2　抗结核药物的剂量及副作用

| 药名 | 每日剂量成人 /g | | 间歇疗法成人 /g | | 用法 | 主要副作用 |
|---|---|---|---|---|---|---|
| | <50kg | >50kg | <50kg | >50kg | | |
| 异烟肼（INH, H） | 0.3 | 0.3 | 0.5 | 0.6 | 用药每日 1 次顿服 | 肝毒性，外周神经炎 |
| 利福平（RFP, R） | 0.45 | 0.6 | 0.6 | 0.6 | 用药每日 1 次饭前 2 小时顿服 | 肝毒性，胃肠反应，过敏 |
| 利福喷丁（RFT, L） | | | 0.45 | 0.6 | 每周 2 次，用药每日 1 次顿服 | 同利福平 |
| 乙胺丁醇（EMB, E） | 0.75 | 1.0 | 1.0 | 1.2 | 用药每日 1 次顿服 | 视力障碍，视野缩小 |
| 吡嗪酰胺（PZA, Z） | 1.5 | 1.5 | 2.0 | 2.0 | 用药每日 1 次顿服或分 2~3 次服 | 肝毒性，胃肠反应，过敏，高尿酸血症 |
| 链霉素（SM, S） | 0.75 | 0.75 | 0.75 | 0.75 | 用药每日 1 次肌内注射 | 听力障碍，眩晕，肾毒性，过敏 |
| 丙硫异烟胺（PTH, TH） | 0.75 | 1.0 | | | 每日分 3 次服 | 胃肠反应，口感金属味 |

续表

| 药名 | 每日剂量 /g 成人 /g | | 间歇疗法 成人 /g | | 用法 | 主要副作用 |
|---|---|---|---|---|---|---|
| | <50kg | >50kg | <50kg | >50kg | | |
| 对氨基水杨酸钠（PAS, P） | 8.0 | 8.0 | 10 | 12 | 用药每日分 3 次服 | 肝毒性,胃肠反应,过敏 |
| 阿米卡星（AMK） | 0.4 | 0.4 | 0.4 | 0.4 | 用药每日 1 次肌内注射 | 同链霉素 |
| 卷曲霉素（CPM） | 0.75 | 0.75 | 0.75 | 0.75 | 用药每日 1 次肌内注射 | 同链霉素,电解质紊乱 |
| 氧氟沙星（OFLX, O） | 0.4 | 0.6 | | | 每日 1 次或分 2~3 次 | 肝肾毒性,胃肠反应,过敏,光敏反应,中枢神经系统反应,肌腱反应 |
| 左氧氟沙星（LVFX, V） | 0.3 | 0.3 | | | 每日 1 次或分 2~3 次 | 同氧氟沙星 |
| 异烟肼对氨基水杨酸（PSNZ） | 0.6 | 0.9 | | | 每日分 2~3 次 | 同异烟肼 |

3. 肺部继发感染　肺结核空洞(尤其是纤维空洞)、胸膜肥厚、结核纤维病变引起支气管扩张、肺不张及支气管结核所致气道阻塞是造成肺结核继发其他细菌感染的病理基础。继发真菌感染时,常见在空洞、支气管扩张囊腔中有曲霉球寄生,临床可有反复大咯血,内科治疗效果不佳。

## 十一、潜伏性结核

1. 定义　潜伏性结核是宿主感染结核菌后的一种特殊状态,感染者体内的结核菌处于持留状态,而临床没有活动性结核病的证据,但具有发展为活动性结核病的风险。

2. 需要筛查、治疗的人群

原则:潜伏性结核感染的患者很可能进展为活动性结核病。

重点筛查人群:HIV 感染者,肺结核病例的密切接触者(成人及儿童),准备行 TNF-α 单抗治疗的患者,透析患者,准备行器官移植或骨髓移植的患者。

筛查方法:PPD 或 IGRA+ 胸部影像学。

治疗建议:异烟肼 6 个月;异烟肼 9 个月;利福喷丁 + 异烟肼,每周一次,3 个月;异烟肼 + 利福平,3~4 个月;利福平单药3~4 个月。

(张　婷)

## 参考文献

[1] 国家卫生和计划生育委员会 . 肺结核诊断标准: WS 288-2017 [EB/OL]. [2019-08-12]. http://www.nhc.gov.cn/ewebeditor/uploadfile/2017/12/20171212154852389.pdf.

[2] 中华医学会结核病学分会 . 肺结核诊断和治疗指南[J]. 中华结核和呼吸杂志, 2001, 24(2): 70-74.

[3] 中华医学会结核病学分会 . γ- 干扰素释放试验在中

国应用的建议［J］．中华结核和呼吸杂志，2014，37（10）：744-747.

［4］中华医学会结核病学分会．中国结核病病理学诊断专家共识［J］．中华结核和呼吸杂志，2017，40（6）：419-425.

［5］World Health Organization. Guidelines on the management of latent tuberculosis infection. 2015［EB/OL］.［2020-03-21］. https：//www.ncbi.nlm.nih.gov/pubmed/25973515

# 第 37 章

# 肺部真菌感染

---

## 一、定义

侵袭性真菌感染（invasive fungal infection, IFI）是指穿透通常无菌状态的人体浅表组织侵犯至人体深部组织器官的真菌感染，其发生取决于外界致病因素和人体免疫力的相互作用。IFI 中最常见的种类是侵袭性肺部真菌感染（invasive pulmonary fungal infection, IPFI），是指真菌对气管、支气管和肺部的侵犯，引起气道黏膜炎症和肺部炎症肉芽肿，严重者引起坏死性肺炎，甚至血行播散到其他部位。

IPFI 不包括真菌寄生和过敏引起的肺部改变；引起 IPFI 常见的真菌主要是念珠菌属、曲霉属、隐球菌属、接合菌（主要是毛霉）和肺孢子菌等。

IPFI 可分为原发性和继发性两种类型，前者是指免疫功能正常、有或无临床症状的肺部真菌病，而后者是指伴有宿主因素和 / 或免疫功能受损的肺部真菌病。

## 二、容易发生肺部真菌感染的宿主因素

1. 外周血中性粒细胞减少，中性粒细胞计数 $<0.5 \times 10^9/L$，

且持续 10 天以上。

2. 体温 >38℃或 <36℃，并伴有以下情况之一

（1）之前 60 天内出现过持续的中性粒细胞减少（>10 天）。

（2）之前 30 天内曾接受或正在接受免疫抑制剂治疗。

（3）有侵袭性真菌感染病史。

（4）患有艾滋病。

（5）存在移植物抗宿主病的症状和体征。

（6）持续应用类固醇激素 3 周以上。

（7）有慢性基础疾病，或外伤、手术后长期住 ICU，长期使用机械通气，体内留置导管，全胃肠外营养和长期使用广谱抗生素治疗等。

### 三、临床及影像学特征

1. 主要特征

（1）侵袭性肺曲霉感染的胸部影像学特征：早期出现胸膜下结节实变影，数天后病灶周围可出现晕轮征，10~15 天后肺实变区出现空腔阴影或新月征。

（2）肺孢子菌肺炎的影像学特征：两肺出现毛玻璃样肺间质病变征象，伴有低氧血症。

2. 次要特征

（1）肺部感染的症状和体征。

（2）影像学出现新的肺部浸润影。

（3）持续发热 96 小时，经积极的抗细菌治疗无效。

### 四、微生物检查

1. 合格痰液经直接镜检发现菌丝，真菌培养 2 次阳性（包括曲霉菌、镰刀菌属、接合菌）。

2. 支气管肺泡灌洗液经直接镜检发现菌丝，真菌培养阳性。

3. 合格痰液或支气管肺泡灌洗液直接镜检或培养新型隐

球菌阳性。

4. 支气管肺泡灌洗液或痰液中发现肺孢子菌包囊、滋养体或囊性小体。

5. 血液标本曲霉半乳甘露聚糖（GM）检测连续 2 次阳性。

6. 血液标本 G 试验连续 2 次阳性。

7. 血液、胸腔积液标本隐球菌抗原阳性。

### 五、诊断

确诊 IPFI 主要依靠肺组织活检病理学检查有真菌侵袭和相应炎症反应与肺部损伤的证据，以及无菌腔液（如血液、胸腔积液）真菌培养阳性。但在临床工作中并非所有患者均能得到组织病理学证据，故临床上 IPFI 的诊断必须综合考虑四方面因素：宿主危险因素、临床表现、影像学改变和实验室检查。诊断分为确诊（proven）、临床诊断（probable）及拟诊（possible）三个级别。

1. **确诊** 至少符合 1 项宿主因素，肺部感染的 1 项主要或 2 项次要临床特征及下列 1 项微生物或组织病理学依据。

（1）霉菌：肺组织标本检出菌丝或球形体（非酵母菌的丝状真菌），并发现伴有相应的肺组织损害。肺组织标本、胸腔积液或血液霉菌培养阳性，但血液中的曲霉菌属和青霉属（除外马尔尼菲篮状菌）真菌培养阳性时需结合临床，要排除标本污染。

（2）酵母菌：肺组织标本检出酵母菌细胞和 / 或假菌丝。肺组织标本、胸腔积液或血液酵母菌培养阳性，或经镜检发现隐球菌。

（3）肺孢子菌：肺组织标本染色、支气管肺泡灌洗液或痰液中发现肺孢子菌包囊、滋养体或囊内小体。

2. **临床诊断** 至少符合 1 项宿主因素，肺部感染的 1 项主要或 2 项次要临床特征及 1 项微生物检查依据。

3. **拟诊** 至少符合 1 项宿主因素，肺部感染的 1 项主要或 2 项次要临床特征。

## 六、治疗原则

原发性 IPFI 多见于社区获得性感染,临床过程相对缓和,尽可能确诊后针对性治疗(确诊治疗);继发性 IPFI 多为医院获得性感染,临床进展常凶险,建议及时行拟诊治疗(经验治疗)或临床诊断治疗。对于这类患者,以预防为主,积极处理原发病,尽可能去除危险因素,加强支持治疗,及时抗真菌治疗,合理选用抗真菌药物(表 37-1)。

表 37-1　抗真菌药物的抗真菌活性

| 致病真菌 | 三唑类 | | | | 棘白菌素 | 两性霉素 B |
|---|---|---|---|---|---|---|
| | 氟康唑 | 伊曲康唑 | 伏立康唑 | 泊沙康唑 | 卡泊芬净 | |
| 白念珠菌 | +++ | +++ | +++ | +++ | +++ | +++ |
| 杜氏念珠菌 | +++ | +++ | +++ | +++ | +++ | +++ |
| 光滑念珠菌 | ± | ± | + | + | +++ | ++ |
| 热带念珠菌 | +++ | +++ | +++ | +++ | +++ | +++ |
| 近平滑念珠菌 | +++ | +++ | +++ | +++ | ++ (高 MIC) | +++ |
| 季也蒙念珠菌 | +++ | +++ | +++ | +++ | ++ (高 MIC) | ++ |
| 克柔念珠菌 | − | + | ++ | ++ | +++ | ++ |
| 烟曲菌 | − | ++ | +++ | +++ | ++ | +++ |
| 黄曲菌 | − | ++ | +++ | +++ | ++ | ++ (高 MIC) |
| 土曲菌 | − | ++ | +++ | +++ | ++ | − |
| 接合菌(毛/根霉) | − | − | − | +++ | − | +++ |
| 镰刀菌属 | − | ± | ++ | ++ | − | ++ |
| 新型隐球菌 | +++ | + | +++ | +++ | − | +++ |

注:MIC 指最低抑菌浓度

## 七、常见的侵袭性肺部真菌感染

### （一）侵袭性肺曲霉病

1. 曲霉属在自然环境中普遍存在，目前超过 250 种曲霉被鉴定，但超过 50% 的感染由烟曲霉导致，其他常与侵袭性真菌感染相关的有黄曲霉、黑曲霉和土曲霉。

2. 侵袭性曲霉感染多发生在血液系统恶性肿瘤治疗、造血干细胞移植或实体器官移植相关的免疫抑制的情况中。也可发生于免疫抑制不明显的宿主，尤其是有慢性阻塞性肺疾病并接受糖皮质激素治疗的宿主。

3. 临床表现　侵袭性曲霉菌最常累及肺部，表现有发热、胸痛、呼吸急促、咳嗽和 / 或咯血。但对于高危患者，没有症状也不能排除该诊断，因为中性粒细胞减少患者常常出现发热而无局部肺部症状。

4. 影像学改变　侵袭性肺曲霉病（IPA）通常表现为单个或多个结节（伴或不伴空洞、斑片状或节段性实变），或者支气管周围浸润（伴或不伴树芽征）。在中性粒细胞减少患者，初始表现通常包括周围毛玻璃浸润围绕的结节（晕轮征），反映了真菌感染周围区域的出血，结节常会扩大，最后可能形成空洞产生空气新月征。其他真菌感染和铜绿假单胞菌感染的 CT 表现可与侵袭性曲霉病相似。

5. 诊断　IPA 诊断需要综合考虑危险因素、临床表现和实验室检查结果，分为确诊、临床诊断和拟诊三个级别。深部正常无菌组织培养生长曲霉或组织病理学检查发现曲霉菌丝是确诊依据。

6. 治疗　伏立康唑、伊曲康唑、两性霉素 B、棘白菌素对曲霉菌属有效。氟康唑对曲霉菌无效。

### （二）隐球菌肺炎

1. 隐球菌是有包膜的芽殖酵母菌，广泛存在于土壤，尤其在鸽子的排泄物中；隐球菌常侵犯 HIV 患者及其他免疫受损患者；但也可发生在机体免疫力正常的人群中。迄今发现37 种隐球菌株，但在人类致病的菌株则不多见。其中新型隐球菌、哥特隐球菌比较多见，前者在免疫缺陷或免疫抑制人群中的肺感染中多见，后者则在机体免疫力正常的隐球菌肺炎中多见。

2. 临床表现　　免疫缺陷患者隐球菌感染最常表现为脑膜脑炎，常有明显的高颅压表现及发热等全身表现。但机体免疫正常的人群中，常仅仅表现为隐球菌肺炎，部分患者可以无明显临床表现，因胸部影像学异常而检查被诊断为隐球菌肺炎；大多数患者全身表现不明显，可以有乏力、低热、咳嗽，少部分患者可以有咯血。

3. 影像学表现　　机体免疫正常的隐球菌肺炎的胸部影像学，常常表现为肺内实变、团块影，很少有空洞。但免疫缺陷的隐球菌肺炎，则胸部影像学不典型，可以有多种表现，如肺内磨玻璃影、粟粒样病变、淋巴结肿大、胸腔积液与空洞形成等。

4. 诊断

（1）组织标本中观察到厚荚膜包被的酵母菌型，提示存在隐球菌肺部感染。

（2）通过痰液、支气管肺泡灌洗液等呼吸道分泌物培养获得隐球菌可确诊。

（3）隐球菌抗原阳性率的不确定性。播散性隐球菌感染病例，血清隐球菌抗原大多阳性，但对于机体免疫力正常的隐球菌肺炎患者，血清隐球菌抗原的阳性率仅为 25%~56%，且一般滴度不高；但这类患者支气管肺泡灌洗液的隐球菌抗原阳性率远高于血清隐球菌抗原阳性。

5. 治疗　　详见表 37-2。

表 37-2　隐球菌肺炎治疗推荐

| 隐球菌肺炎特点 | 治疗推荐 | 预防性治疗 |
| --- | --- | --- |
| 免疫抑制,轻至中度肺炎 | 氟康唑 400mg/d,6~12 个月 | 氟康唑 200mg/d |
| 免疫抑制(HIV,$CD4^+$ T 淋巴细胞<100/μl)及血清隐球菌抗原阳性 | 氟康唑 800mg/d×2 周,序贯 400mg/d×8 周 | 氟康唑 200mg/d |
| 免疫抑制的重症肺炎和 / 或合并肺外感染 | 两性霉素 B* 0.7~1mg/(kg·d)+氟胞嘧啶 100mg/(kg·d)×2 周,序贯氟康唑 400mg/d×8 周<br>其他方案:两性霉素 B* 0.7~1mg/(kg·d)+氟胞嘧啶 100mg/(kg·d)×6~10 周,或两性霉素 B 0.7~1mg/(kg·d)×6~10 周,或氟康唑 1 200mg/d+氟胞嘧啶 100mg/(kg·d)×6 周,或氟康唑 1 200~2 000mg/d×10~12 周 | 氟康唑 200mg/d |
| 机体免疫正常,轻至中度肺炎 | 氟康唑 400mg/d,6 个月 | – |
| 机体免疫正常,重度肺炎和 / 或合并肺外感染 | 两性霉素 B* 0.7~1mg/(kg·d) ± 氟胞嘧啶 100mg/(kg·d)×2 周,序贯氟康唑 400mg/d×8 周 | – |

注:* 也可以用两性霉素 B 脂质体[3~5mg/(kg·d)]代替两性霉素 B

**（叶秋月　黄　慧）**

## 参考文献

[1]中国侵袭性肺部真菌感染工作组,中华内科杂志编辑委员会.侵袭性肺部真菌感染的诊断标准与治疗原则（草案）

［J］. 中华内科杂志, 2006, 45（8）: 697-700.

［2］Patterson TF, Thompson GR 3rd, Denning DW, et al. Practice Guidelines for the Diagnosis and Management of Aspergillosis: 2016 Update by the Infectious Diseases Society of America［J］. Clin Infect Dis, 2016, 63（4）: e1-e60.

［3］Skolnik K, Huston S, Mody CH. Cryptococcal lung infections［J］. Clin Chest Med, 2017, 38（3）: 451-464.

# 第38章

# 肺 栓 塞

**培训目标：**

（1）掌握肺栓塞的高危因素、临床表现的识别、诊断方法、危险分层、治疗方法。

（2）掌握抗凝治疗和溶栓治疗方法。

## 一、定义及流行病学

1. 肺栓塞是指由于内源性或外源性的物质（如血栓、肿瘤、空气或脂肪）阻塞肺动脉或其分支，引起肺循环障碍的临床和病理生理综合征。如无特别说明，肺栓塞一般指肺血栓栓塞。

2. 肺栓塞与深静脉血栓症实质上是一种疾病过程在不同部位、不同阶段的表现，合称为静脉血栓栓塞症。引起临床症状的肺栓塞中 90% 由下肢深静脉血栓脱落而来。

3. 肺栓塞的患病率在心血管疾病中仅次于冠状动脉粥样硬化性心脏病（简称冠心病）与高血压，排第三位，年发病率为 100~200/10 万。

## 二、危险因素

1. 绝大多数肺栓塞患者都可能存在危险因素。这些危险因素通过 Virchow 三要素（静脉血液淤滞、静脉内皮损伤和血液高凝状态）而增加深静脉血栓形成的风险，从而增加肺栓塞的发病风险。

2. 通常认为，肺栓塞是在患者相关永久性危险因素（遗传性危险因素）和环境相关临时性危险因素的相互作用下形成的。

3. 如果在确诊前 6 周至 3 个月内存在临时或可逆的危险因素（比如手术、创伤、妊娠等），认为是诱发型肺栓塞；否则认为是非诱发型肺栓塞。

4. 最常见的危险因素有严重创伤、手术、下肢骨折、关节置换、脊柱创伤和肿瘤。对于育龄期女性，使用避孕药和妊娠是重要的危险因素。

### 三、临床表现

1. 肺栓塞的临床体征和症状缺乏特异性。

2. 对大多数患者，呼吸困难、胸痛、先兆晕厥或晕厥，以及咯血等症状提示可能存在肺栓塞。

3. 动脉低血压和休克尽管少见，却是非常重要的临床表现。

4. 肺栓塞患者也可以完全无症状。

### 四、辅助检查

1. 低氧血症是急性肺栓塞的典型表现，但 20%~40% 患者的血气分析可以完全正常。

2. 在严重的肺栓塞患者心电图上可见 $V_1$~$V_4$ 导联中 T 波倒置，$V_1$ 导联呈 QR 波型，$S_1Q_3T_3$，以及完全或不完全右束支传导阻滞。

3. D- 二聚体的敏感性可达到 95% 以上，但特异性差，主要用以排除肺栓塞。

4. 肺动脉造影在数十年里一直是诊断肺栓塞的金标准。由于其属于有创操作，存在一定的死亡率（约为 0.5%），目前已经被其他无创的检查所替代，但仍会用于肺栓塞的导管介入治疗。

5. CT 肺动脉造影（CTPA）的敏感性为 83%，特异性可达 96%。由于其操作便捷、省时，可作为诊断肺栓塞的首选检查。在肺栓塞非高临床可能性的患者中，CTPA 阴性是排除肺栓塞的一个充分标准。

在肺栓塞非低临床可能性的患者中,CTPA 发现段或更近端存在栓塞是诊断肺栓塞的充分证据。在低临床可能性的患者中,CTPA 看到段或亚段的阳性发现建议进一步检查以证实。

6. 肺通气与血流灌注(V/Q)核素显像结果可判读为正常、低度可能、中度可能和高度可能。正常可除外肺栓塞,高度可能可确诊肺栓塞,但更多的患者会判读为低中度可能,此时 V/Q 结果无诊断性,需要其他检查来进一步确诊。

V/Q 核素显像辐射量小,可优先用于低临床可能性和胸片正常的门诊患者、年轻女性患者、妊娠期间、有对比剂过敏反应病史、严重肾衰竭患者,以及骨髓瘤和异型蛋白血症患者。

7. 磁共振血管成像(MRA)是一种很有前景的诊断肺栓塞的检查,但目前的研究结果显示其敏感性低,结果的不确定性高,也不便于在急诊操作,因此目前很少应用于临床。

### 五、诊断标准

对于存在静脉血栓栓塞的危险因素的患者,如果出现不明原因的呼吸困难、胸痛、晕厥或休克等临床表现,尤其是伴有单侧或双侧不对称性下肢肿胀、疼痛等症状者,通过肺动脉造影、CTPA 或 V/Q 核素显像中的任何一项证实存在肺动脉血栓,可诊断肺栓塞。

### 六、诊断流程

按照图 38-1 所示流程诊治肺栓塞。

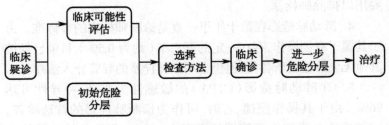

**图 38-1　肺栓塞诊治流程**

1. 临床可能性评估　如表 38-1 所示。

表 38-1　Wells 简化版肺栓塞临床可能性评估

| 临床情况 | 临床判断评分点 |
| --- | --- |
| DVT 临床表现 | 1 |
| 咯血 | 1 |
| 心率≥100 次 /min | 1 |
| 既往肺栓塞或 DVT 病史 | 1 |
| 过去 4 周内有手术或制动史 | 1 |
| 肿瘤活动期 | 1 |
| 其他鉴别诊断的可能性低于肺栓塞 | 1 |
| 0~1 肺栓塞不可能,≥2 肺栓塞可能 | |

注:DVT,深静脉血栓形成

2. 初始危险分层　根据患者是否存在休克或低血压,将疑诊肺栓塞的患者分为高危或非高危,此即肺栓塞的初始危险分层(图 38-2)。对于高危患者,根据图 38-3 来确定患者是否为肺栓塞;对于非高危患者,根据图 38-4 来确定患者是否为肺栓塞。

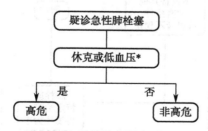

图 38-2　肺栓塞初始危险分层

* 定义为收缩压 <90mmHg 或收缩压下降≥40mmHg,持续 >14 分钟,并且除外新发心律不齐、容量不足或脓毒血症

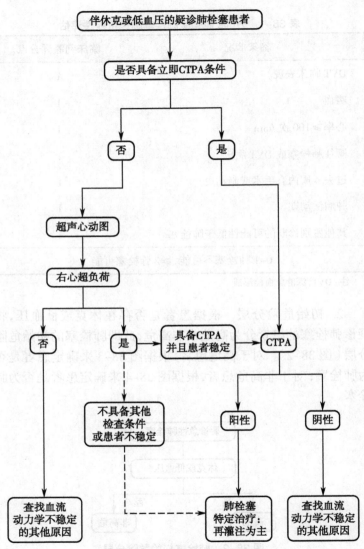

图 38-3　高危患者肺栓塞诊断流程

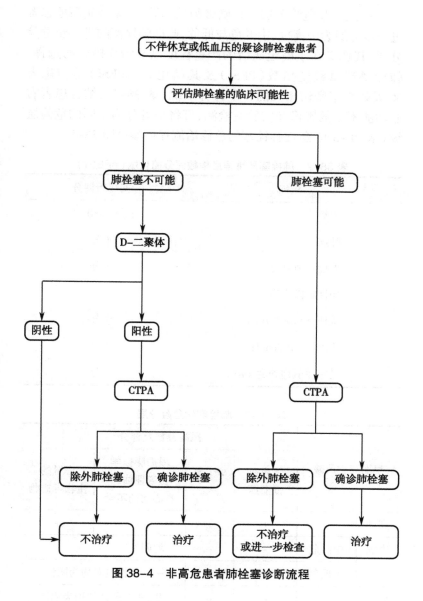

图 38-4 非高危患者肺栓塞诊断流程

3. 进一步危险分层　　在确诊肺栓塞后,尚需将非高危患者进一步分层为中高危、中低危与低危,此即肺栓塞的进一步危险分层,其意义在于确定病情的严重程度以及治疗措施的选择。肺栓塞严重程度指数( PESI )及其简化版( sPESI )是与患者 30 天死亡率密切相关的一个评分系统( 表 38–2 ),结合患者右心功能不全的影像及实验室检测,可将患者分为不同的危险层级( 表 38–3 )。急性肺栓塞的总诊治流程可参见图 38–5。

表 38-2　肺栓塞严重程度指数评分简化版( sPESI )

| 指标 | 简化版评分 |
| --- | --- |
| 年龄 | 1 分（>80 岁 ） |
| 肿瘤 | 1 分 |
| 慢性心力衰竭 | 1 分 |
| 慢性肺部疾病 | |
| 脉搏≥110 次 /min | 1 分 |
| 收缩压 <100mmHg | 1 分 |
| 动脉血氧饱和度 <90% | 1 分 |

表 38-3　肺栓塞的危险分层

| 早期死亡风险 | | 风险参数及评分 | | | |
| --- | --- | --- | --- | --- | --- |
| | | 休克或低血压 | sPESI ≥1 | 根据影像学检查评估为右心功能不全 | 心脏的生物标志物 |
| 高危 | | + | + | + | + |
| 中危 | 中高危 | - | + | 均阳性 | |
| | 中低危 | - | + | 一项阳性或者均为阴性 | |
| 低危 | | - | - | 非必需,若评估均为阴性 | |

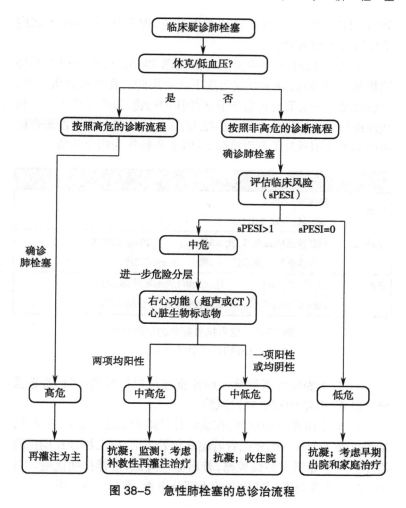

图 38-5　急性肺栓塞的总诊治流程

## 七、急性肺栓塞的治疗

1. 对于所有院内急性肺栓塞患者,如无抗凝禁忌,均应立即给予抗凝治疗,并尽快请相关科室会诊。对于临床可能性评估为肺栓塞可能的患者,在等待检查结果的同时就应开始抗凝治疗。

2. 溶栓治疗仅用于高危及部分中高危患者,在症状出现后

48 小时内开始溶栓可观察到最大获益,但患病后 6~14 天之内溶栓同样可以获益。

3. 常用抗凝药物的使用方法见图 38-6。肝素一般需要持续静脉注射,而低分子肝素为皮下注射用药。在各种口服药中,华法林是唯一需要与低分子肝素桥接的药物,重叠至少 5 天。利伐沙班与阿哌沙班可直接口服抗凝,而达比加群与依度沙班在使用前必须先用低分子肝素抗凝 5~10 天再转换为相应药物。

| | D1 | D5 | W3 |
|---|---|---|---|
| 桥接 | LMWH≥5 日 | | |
| | 华法林,INR 2.0~3.0 | | |
| 单药口服 | 利伐沙班 15mg 每日 2 次 × 3 周 | | 20mg 每日 1 次 |
| | 阿哌沙班 10mg 每日 2 次 × 1 周 | 5mg 每日 2 次 | |
| 转换 | LMWH 5~10 日 | 达比加群 150mg 每日 2 次口服 | |
| | LMWH 5~10 日 | 依度沙班 60mg 每日 1 次口服 | |

**图 38-6　常用抗凝药物的使用方法**
LMWH:低分子肝素

4. 对于癌症患者静脉血栓栓塞症长期抗凝治疗时,首选低分子肝素,有助于减少复发风险。

5. 对于诱发型肺栓塞,在临时性危险因素已不存在情况下,推荐抗凝 3 个月。癌症患者若癌症仍处于活动期,推荐长期抗凝治疗。对于非诱发型肺栓塞,若出血风险低,推荐长期抗凝。对于二次发生非诱发型肺栓塞的大部分患者,推荐终身抗凝。

## 八、慢性血栓栓塞性肺动脉高压

1. 诊断　在有效抗凝至少 3 个月后,右心漂浮导管检查提示肺动脉平均压 ≥25mmHg,肺动脉楔压 ≤15mmHg,且 V/Q 显像发现至少有一个段灌注缺陷或 CTPA/ 肺动脉造影发现肺动脉阻塞,则可诊断慢性血栓栓塞性肺动脉高压( pulmonary hypertension due

to chronic thrombotic and/or embolic disease，CTEPH）。

2. 发病率　CTEPH 是肺栓塞的长期并发症,发生肺栓塞后 2 年内的累积发病率为 0.1%~9.1%。

3. 治疗流程　CTEPH 的治疗见图 38-7。最佳药物治疗包括抗凝剂、利尿剂和吸氧。即使在肺动脉内膜切除术后也推荐终身抗凝。利奥西呱是目前唯一被批准用于 CTEPH 的靶向药物。

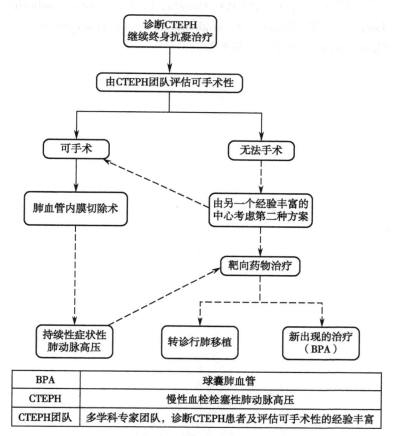

| BPA | 球囊肺血管 |
|---|---|
| CTEPH | 慢性血栓栓塞性肺动脉高压 |
| CTEPH团队 | 多学科专家团队,诊断CTEPH患者及评估可手术性的经验丰富 |

图 38-7　慢性血栓栓塞性肺动脉高压治疗流程

（孙雪峰）

## 参考文献

［1］Konstantinides SV, Torbick A, Agnelli G, et al. 2014 ESC Guidelines on the diagnosis and management of acute pulmonary embolism［J］. Eur Heart J, 2014, 35（43）: 3033-3069.

［2］Kearon C, Akl EA, Ornelas J, et al. Antithrombotic therapy for VTE disease chest guideline and expert panel report［J］. Chest, 2016, 149（2）: 315-352.

# 第 39 章

# 肺动脉高压

**培训目标:**

（1）掌握肺动脉高压的定义、分类、诊断方法。

（2）掌握肺动脉高压治疗药物的类型与用法。

（3）掌握低氧相关的肺动脉高压的治疗原则。

（4）掌握血栓栓塞性肺动脉高压的治疗方法。

## 一、定义

1. 肺动脉高压（pulmonary hypertension, PH） 是由多种病因引起肺血管床受累而使肺循环阻力进行性增加，最终导致右心衰竭的一类病理生理综合征。目前 PH 的诊断标准是：在海平面、静息状态下，通过右心导管测得的肺动脉平均压（mean pulmonary arterial pressure, mPAP）≥25mmHg（1mmHg=0.133kPa）的血流动力学状态。PH 的血流动力学定义见表 39-1。

表 39-1  肺动脉高压（PH）的血流动力学定义

| 定义 | 特征 | 临床分型 |
|------|------|----------|
| PH | mPAP≥25mmHg | 全部种类 |
| 毛细血管前 PH | mPAP≥25mmHg<br>PAWP≤15mmHg | 1. PAH<br>3. 肺疾病所致 PH<br>4. CTEPH<br>5. 机制不明和 / 或多因素所致 PH |

续表

| 定义 | 特征 | 临床分型 |
| --- | --- | --- |
| 毛细血管后 PH | mPAP ≥25mmHg<br>PAWP>15mmHg | 2. 左心疾病相关性 PH<br>5. 机制不明和 / 或多因素所致 PH |
| 单独的毛细血管后 PH（Ipc-PH） | DPG<7mmHg 和 / 或<br>PVR ≤3WU | |
| 同时存在毛细血管前和毛细血管后 PH（Cpc-PH） | DPG ≥7mmHg 和 /<br>或<br>PVR>3WU | |

注：DPG，舒张期压力阶差（舒张期 PAP- 平均 PAWP）；mPAP，肺动脉平均压；PAWP，肺动脉楔压；PVR，肺血管阻力；CTEPH，慢性血栓栓塞性肺动脉高压

2. 动脉型肺动脉高压（pulmonary arterial hypertension，PAH）是毛细血管前肺动脉高压，是指肺动脉楔压（pulmonary artery wedge pressure，PAWP）≤15mmHg 且肺血管阻力（pulmonary vascular resistance，PVR）>3 伍德单位（WU）的血流动力学状态，同时除外其他原因（如肺疾病、慢性血栓栓塞性肺动脉高压或其他少见疾病）所致的毛细血管前肺动脉高压。

## 二、临床分类

根据临床表现、病理、血流动力学特点和治疗策略将其分为五类，见表 39-2。

### 表 39-2　肺动脉高压临床分类（ESC/ERS 2015）

| | |
| --- | --- |
| 1. 动脉型肺动脉高压（PAH）<br>　1.1　特发性（IPAH）<br>　1.2　遗传性<br>　　1.2.1　BMPR$_2$ 突变<br>　　1.2.2　其他突变<br>　1.3　药物和毒素诱发 | 1.4　相关因素所致<br>　　1.4.1　结缔组织病<br>　　1.4.2　人类免疫缺陷病毒（HIV）感染<br>　　1.4.3　门静脉高压<br>　　1.4.4　先天性心脏病 |

1.4.5　血吸虫病

1'.VOD 和 / 或肺毛细血管瘤（PCH）

1'.1　特发性

1'.2　遗传性

　　1'.2.1　EIF2AK 突变

　　1'.2.2　其他突变

1'.3　其他突变

1'.4　相关因素所致

　　1'.4.1　结缔组织病

　　1'.4.2　HIV 感染

1".新生儿持续性肺动脉高压

2. 与左心疾病相关的肺动脉高压

2.1　左室收缩功能障碍

2.2　左室舒张功能障碍

2.3　心脏瓣膜疾病

2.4　先天性 / 获得性左室流入道 / 流出道阻塞和先天性心肌病

2.5　先天性 / 获得性肺静脉狭窄

3. 肺疾病和 / 或低氧导致的肺动脉高压

3.1　慢性阻塞性肺疾病

3.2　间质性肺疾病

3.3　其他兼有限制性和阻塞性通气功能障碍的肺疾病

3.4　睡眠呼吸障碍

3.5　肺泡低通气综合征

3.6　慢性高原病

3.7　肺发育不良性疾病

4. CTEPH 和其他肺动脉梗阻

4.1　CTEPH

4.2　其他肺动脉阻塞性疾病

　　4.2.1　血管肉瘤

　　4.2.2　其他血管内肿瘤

　　4.2.3　动脉炎

　　4.2.4　先天性肺动脉狭窄

　　4.2.5　寄生虫病（棘球蚴病）

5. 机制不明和 / 或多因素所致肺动脉高压

5.1　血液系统疾病：慢性溶血性贫血、骨髓增生性疾病、脾切除

5.2　全身性疾病：结节病、肺朗格汉斯细胞组织细胞增生症、淋巴管肌瘤病

5.3　代谢性疾病：糖原贮积病、戈谢病、甲状腺疾病

5.4　其他：肺肿瘤栓塞性微血管病、纤维性纵隔炎、慢性肾衰竭（接受 / 不接受透析）、节段性肺动脉高压

注：PVOD,肺静脉闭塞症

## 三、诊断

### （一）临床表现

1. 症状　非特异性,包括气短、乏力、虚弱、心绞痛、干咳和

晕厥。仅重症病例才在休息时表现为上述症状。

2. 阳性体征　包括左侧胸骨旁抬举样搏动、肺动脉瓣区第二音亢进、右心室区闻及第三心音、三尖瓣听诊区收缩期反流性杂音及肺动脉瓣听诊区舒张期反流性杂音；颈静脉压力增高、肝大、腹水、外周水肿，晚期患者四肢末梢发凉。

**（二）辅助检查**

1. 心电图　电轴右偏；Ⅰ 导联出现 S 波；右心室高电压；右胸前导联可出现 ST 段压低、T 波低平或倒置。但心电图正常不能除外 PH。

2. 胸片　可表现为肺动脉段突出及右下肺动脉扩张，伴外周肺血管"截断 / 减少"征；右心房和右心室扩大。

3. 经胸超声心动图　可反映 PH 对心脏的影响并估算肺动脉压（pulmonary arterial pressure，PAP），见表 39-3。

表 39-3　具有肺动脉高压（PH）可疑症状的
患者超声心动图发现 PH 的可能性

| 三尖瓣反流速率<br>（m/s） | 是否存在其他<br>支持 PH 的超声表现* | 超声心动图<br>发现 PH 的可能性 |
| --- | --- | --- |
| ≤2.8 或测不出 | 否 | 低 |
| ≤2.8 或测不出 | 是 | 中 |
| 2.9~3.4 | 否 | 中 |
| 2.9~3.4 | 是 | 高 |
| >3.4 | 不需要 | 高 |

注：*其他提示 PH 的征象包括心室、肺动脉、下腔静脉和右心房等异常

4. 肺功能检查和动脉血气分析　可识别潜在的气道或肺实质疾病。

5. 睡眠监测　约有 15% 阻塞性睡眠呼吸障碍的患者合并 PH，PH 患者应常规行睡眠监测。

6. 肺通气 / 灌注扫描　怀疑 CTEPH 是导致 PH 的原因时应进行此项检查。

7. 胸部高分辨率 CT 和增强 CT　分别用于识别肺部疾病和 CTEPH 的患者。

8. 心脏磁共振成像　准确评估右心室内径、形态和功能。

9. 血液化验、免疫学检查和腹部 B 超　用于鉴别一些类型的 PH 的病因和可能造成的终末器官损伤。

10. 右心导管检查（right heart catheterization, RHC）　确诊 PAH 和 CTEPH，评估血流动力学损害的严重程度，并对部分患者行肺循环的急性血管扩张试验。血管扩张试验阳性是指 mPAP 下降 ≥10mmHg，下降绝对值达到 mPAP ≤40mmHg，且心排血量增加或无变化。

11. 肺动脉造影检查　临床怀疑有 CTEPH 而无创检查不能提供充分证据；CTEPH 术前评价；临床诊断为肺血管炎，需要了解肺血管受累程度；诊断肺动脉内肿瘤。注意，肺动脉造影并非 PH 的常规检查项目。

**（三）诊断流程**

当疑诊 PH 和超声心动图表现符合 PH 时应开始诊断流程，见图 39-1。

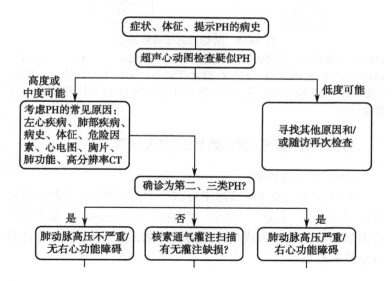

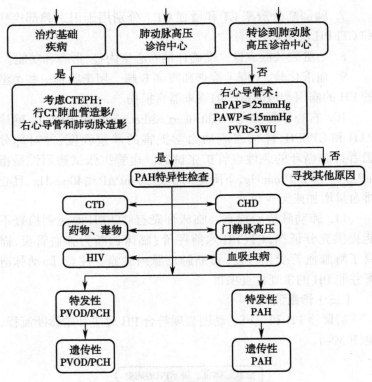

**图 39-1　肺动脉高压诊断流程**

PH：肺动脉高压；CTEPH：慢性血栓栓塞性肺动脉高压；mPAP：肺动脉平均压；PAWP：肺动脉楔压；PVR：肺血管阻力；PAH：动脉型肺动脉高压；CTD：结缔组织病；CHD：先天性心脏病；PVOD/PCH：肺静脉闭塞症 / 肺毛细血管瘤

## 四、肺动脉高压（第1类）的评估及治疗

### （一）严重度评估

PAH 患者应在 PH 诊治中心进行全面评估，将患者按恶化死亡风险分为"低危""中危"或"高危"，见表 39-4。每 3~6 个月对病情稳定的患者进行定期随访评估，通过治疗使患者达到或维持低危状态。

表39-4 肺动脉高压的危险评估

| 评估项目 | 预后评估（1年死亡率） | | |
|---|---|---|---|
| | 低危<5% | 中危5%~10% | 高危>10% |
| 右心衰竭的临床表现 | 无 | 无 | 有 |
| 症状进展 | 无 | 慢 | 快 |
| 晕厥 | 无 | 偶发晕厥 | 反复晕厥 |
| WHO功能分级 | I、II | III | IV |
| 6分钟步行距离 | >440m | 165~440m | <165m |
| 心肺运动试验 | 最高氧耗>15ml/(min·kg)（>65%预计值）VE/VCO$_2$<36 | 最高氧耗11~15ml/(min·kg)（35%~65%预计值）VE/VCO$_2$ 36~44.9 | 最高氧耗<11ml/(min·kg)（<35%预计值）VE/VCO$_2$≥45 |
| 血浆BNP水平 | BNP<50ng/L NT-proBNP<300ng/L | BNP 50-300ng/L NT-proBNP 300~1 400ng/L | BNP>300ng/L NT-proBNP>1 400ng/L |
| 影像学检查 | 右心房面积<18cm$^2$ 无心包积液 | 右心房面积18~26cm$^2$ 无或少量心包积液 | 右心房面积>26cm$^2$ 心包积液 |
| 血流动力学 | RAP<8mmHg CI≥2.5L/(min·m$^2$) SvO$_2$>65% | RAP 8~14mmHg CI 2.0~2.4L/(min·m$^2$) SvO$_2$60%~65% | RAP>14mmHg CI<2.0L/(min·m$^2$) SvO$_2$<65% |

注：WHO：世界卫生组织；VE/VCO$_2$：二氧化碳通气量；BNP：脑钠肽；NT-proBNP：N末端脑钠肽前体；RAP：右心房压；CI：心排血指数；SvO$_2$：混合静脉血氧饱和度；影像学检查包括超声心动图和心脏磁共振成像

## （二）治疗

PAH 患者的治疗是一套完整的治疗策略，包括患者起始治疗对病情严重程度的评估、血管反应性的评价、疗效评价等，见图 39-2。

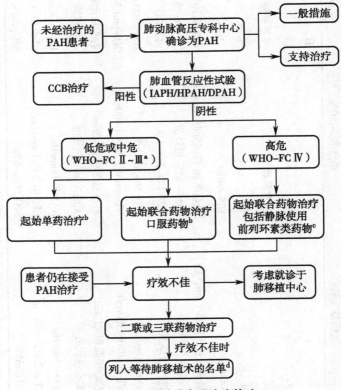

**图 39-2　肺动脉高压治疗策略**

PAH：动脉型肺动脉高压；CCB：钙通道阻滞剂；IPAH：特发性 PAH；HPAP：遗传性 PAH；DPAH：疾病相关性 PAH；WHO-FC：世界卫生组织功能分级。a：一些 WHO-FC Ⅲ 级的患者为高危患者；b：安立生坦和他达那非治疗的预后优于单用其中一种药物治疗；c：无论单药治疗还是联合治疗对于高危患者均应静脉使用前列环素类似物，可以降低 3 个月内的死亡率；d：可选择房间隔造口术作为肺移植的过渡治疗

1. 一般治疗注意事项

（1）避免妊娠。

（2）接受疫苗注射以防流感和肺炎链球菌感染。

（3）对患者进行社会心理关怀。

（4）身体条件允许者在监护下进行运动康复治疗。

（5）WHO Ⅲ、Ⅳ级以及动脉血氧 <60mmHg 者,乘坐飞机时应吸氧。

（6）择期手术的患者,应避免全身麻醉而采用硬膜外麻醉。

（7）不推荐进行过度体力活动,避免症状加重。

2. 支持治疗 / 传统治疗

（1）氧疗:动脉血氧分压 <60mmHg 的 PAH 患者,给予长期持续性氧疗。

（2）利尿剂:有右心衰竭和体液潴留的 PAH 患者,给予利尿剂治疗。

（3）地高辛:心排血量 <4L/min 或心搏指数 <2.5L/（min·m$^2$）是应用地高辛的绝对指征。另外,右心室明显扩张、基础心率 >100 次 /min、心室率偏快的心房颤动等均是应用地高辛的指征。

（4）抗凝:对于特发性肺动脉高压、遗传性肺动脉高压及食欲抑制剂相关性肺动脉高压患者,给予口服抗凝剂治疗。

（5）对 PAH 患者可给予纠正贫血和 / 或铁剂贮备的治疗。

（6）不推荐 PAH 患者使用血管紧张素转换酶抑制剂、血管紧张素受体拮抗剂、β 受体阻滞剂、伊伐布雷定等药物,除非需要治疗相关并发症（例如高血压、冠心病、左心衰竭）。

3. 钙通道阻滞剂（CCB）

（1）适用于血管反应试验阳性的患者。

（2）常用药物:硝苯地平、氨氯地平适用于心率相对较慢者;地尔硫䓬适用于心率相对较快者。

（3）推荐高剂量 CCB 治疗（从小剂量开始）：硝苯地平120~240mg/d，地尔硫䓬 240~720mg/d。

（4）高剂量 CCB 治疗 3~4 个月后，应严密随访并重新评估治疗效果（包括右心导管术）。

4. 降肺动脉高压药物

（1）内皮素受体拮抗剂：安立生坦（ambrisentan，5~10mg，每日 1 次）；波生坦（bosentan，125mg，每 12 小时 1 次）；马西替坦（macitentan）。

（2）磷酸二酯酶 V 型抑制剂：西地那非（sildenafil，20~25mg，每 8 小时 1 次）；他达那非（tadalafil，10~40mg，每日 1 次）；伐地那非（vardenafil，5mg，每 12 小时 1 次）。

（3）鸟苷酸环化酶激动剂：利奥西呱（riociguat）。

（4）前列环素类似物：依前列醇（epoprostenol）；伊洛前列素（iloprost，2.5~5μg 吸入，6~9 次 /d）；曲前列环素（treprostinil，皮下、静脉、口服）；贝前列素（beraprost）。

（5）前列环素受体激动剂：赛乐西帕（selexipag）。

5. 进一步治疗策略

（1）心率快（>110 次 /min）、低血压（收缩压 <90mmHg）、少尿及乳酸水平升高患者，推荐进入 ICU 治疗。

（2）低血压患者推荐应用强心治疗。

（3）最大量药物治疗未能取得显著临床疗效的患者推荐进行肺移植。

（4）最大量药物治疗失败的患者可考虑行球囊房间隔造口术。

## 五、特殊类型肺动脉高压的诊治

1. 儿童肺动脉高压

（1）儿童 PH 的诊断及病因类型的确定，推荐使用 PH 的诊断流程。

（2）PAH 的治疗流程也适用于儿童 PAH。

（3）儿童 PH 患者应考虑联合用药。

（4）评估风险因素应考虑特定的儿科指标。

2. 与成人先天性心脏病相关的肺动脉高压

（1）符合手术适应证的先天性心脏病患者可行体－肺分流治疗。

（2）波生坦适用于治疗 WHO-FC Ⅲ级伴有艾森门格综合征的 PAH 患者。

（3）其他内皮素受体拮抗剂、磷酸二酯酶 Ⅴ 型抑制剂和前列环素类似物应考虑用于艾森门格综合征的患者。

（4）没有大咯血的情况下，口服抗凝剂可应用于肺动脉血栓形成或有心力衰竭征象的患者。

（5）氧疗可使动脉血氧饱和度增加并减少症状。

（6）如果存在血液高黏症状，当血细胞比容≥65% 时，应放血并行等容血液稀释。

（7）血浆中铁蛋白水平低的患者可补铁治疗。

（8）艾森门格综合征的患者可考虑联合用药治疗；不建议用 CCB 治疗。

3. 结缔组织病相关的肺动脉高压

（1）治疗与 IPAH 相同。

（2）推荐对无症状的系统性硬化症患者行静息超声心动图筛查，并每年进行超声心动图、肺弥散功能和生物标志物的检测。

（3）所有疑诊结缔组织病相关的 PAH 患者，均应做右心导管检查（RHC）。

（4）应用口服抗凝剂应考虑个体差异及有无血栓形成倾向。

4. 门脉高压相关的肺动脉高压

（1）对有症状的肝病或门脉高压患者及所有准备行肝移植的患者均应进行超声心动图筛查 PH。

（2）门脉高压相关的 PAH 患者推荐去有管理这两种疾病的专家的中心治疗。

（3）治疗与其他 PAH 的治疗流程相同,但应考虑肝病的严重程度。

（4）不推荐抗凝治疗。

（5）治疗反应良好的患者可考虑肝移植;严重未控制的 PAH 属于肝移植的禁忌。

5. HIV 感染相关的肺动脉高压

（1）不推荐无症状的 HIV 患者行超声心动图筛查 PH。

（2）治疗与 IPAH 患者的治疗相同,还应考虑合并症及药物的相互作用。

（3）不推荐抗凝治疗。

6. 肺静脉闭塞症和 / 或肺毛细血管瘤相关的肺动脉高压

（1）根据临床表现、查体、气管镜、影像学等联合诊断肺静脉闭塞症( pulmonary veno-occlusive disease, PVOD )/ 肺毛细血管瘤( pulmonary capillary hemangiomatosis, PCH )。

（2）若没有组织学证据,建议送检 *EIF2AK4* 基因突变用于排查遗传性 PVOD/PCH。

（3）诊断明确应立即转诊至移植中心进行评估。

（4）考虑到 PAH 的治疗可能导致肺水肿,建议将 PVOD/PCH 患者转入经验丰富的医疗中心后再开始治疗。

### 六、其他类型肺动脉高压的诊治

1. 左心疾病相关的肺动脉高压( PH-LHD )( 第 2 类 )

（1）在评估 PH-LHD 前,推荐对基础疾病进行优化治疗( 例如治疗结构性心脏病 )。

（2）评估前建议找到其他引起 PH 的病因（如慢性阻塞性肺疾病、睡眠呼吸暂停综合征、肺栓塞、CTEPH）并进行有效治疗。

（3）血流动力学稳定的患者，建议行右心导管检查。

（4）若 PH-LHD 患者合并严重毛细血管前因素（表现为高 DPG 和 / 或高 PVR），应由 PH 专科中心进行全面诊断评估并制订个体化治疗方案。

（5）肺血管反应试验的作用和重要性尚不明确，考虑行心脏移植和 / 或左室辅助装置植入的患者除外。

（6）不建议应用针对 PAH 的特异性药物治疗。

2. 肺疾病和 / 或低氧导致的肺动脉高压（第 3 类）

（1）疑似肺部疾病相关的 PH 患者，推荐应用超声心动图作为无创性筛查，若提示严重 PH 和 / 或严重右心室功能不全表现，推荐至 PH 专科中心治疗。

（2）推荐优化治疗基础肺疾病，包括对慢性低氧血症的患者进行长期氧疗。

（3）疑似肺部疾病相关的 PH 患者不推荐行 RHC 检查；除非可能影响后续治疗选择。

（4）不建议应用针对 PAH 的特异性药物治疗。

3. 慢性血栓栓塞性肺动脉高压（CTEPH）（第 4 类）

（1）肺栓塞患者有运动后呼吸困难，应考虑是否有 CTEPH。

（2）所有 CTEPH 患者均需终身抗凝治疗。

（3）CTEPH 患者手术指征的评估及其他相关治疗，应当由多学科的专家团队拟定。

（4）外科术后持续 / 再发的 CTEPH 或不能手术的患者，若有症状，推荐应用利奥西呱（riociguat），也可考虑使用其他 PAH 靶向药物。

（5）不能进行肺动脉内膜切除术的患者，可考虑行干预性球囊房间隔造口术。

（6）对于无症状的肺栓塞患者，暂不推荐筛查 CTEPH。

4. 机制不明和 / 或多因素所致肺动脉高压（第 5 类）

（1）首先要明确诊断基础疾病，主要针对基础疾病进行治疗，对 PH 的治疗是次要的。

（2）能否应用 PAH 靶向药物治疗该类 PH 有待进一步证实。

（3）某些疾病引起的 PH，有静脉病变参与，应用肺血管扩张剂可能使病情恶化。

（4）处理该类 PH 患者，需在明确诊断的基础上，进行个体化治疗。

（杨燕丽）

## 参考文献

［1］Galiè N, Humbert M, Vachiery JL, et al. 2015 ESC/ERS Guidelines for the diagnosis and treatment of pulmonary hypertension: The Joint Task Force for the Diagnosis and Treatment of Pulmonary Hypertension of the European Society of Cardiology（ESC）and the European Respiratory Society（ERS）: Endorsed by: Association for European Paediatric and Congenital Cardiology（AEPC）, International Society for Heart and Lung Transplantation（ISHLT）［J］.Eur Respir J, 2015, 46（4）: 903–975.

［2］McLaughlin VV, Archer SL, Badesch DB, et al. ACCF/AHA 2009 expert consensus document on pulmonary hypertension a report of the American College of Cardiology Foundation Task Force on Expert Consensus Documents and the American Heart Association developed in collaboration with the American College of Chest Physicians; American Thoracic Society, Inc.; and the Pulmonary Hypertension Association［J］. J Am Coll Cardiol, 2009, 53（17）: 1573–1619.

［3］Galiè N, Corris PA, Frost A, et al. Updated treatment algorithm of pulmonary arterial hypertension［J］. J Am Coll Cardiol, 2013, 62（25 Suppl）: D60-D72.

［4］中华医学会心血管病学会, 中华心血管病杂志编辑委员会. 肺动脉高压筛查诊断与治疗专家共识［J］. 中华心血管病杂志, 2007, 35（11）: 979-987.

# 第 40 章

# 肺血管炎及弥漫性肺泡出血综合征

## 第 1 节　肺　血　管　炎

### 一、血管炎概述

血管炎是以血管壁及血管周围炎症细胞浸润为主要病理表现的一组疾病，全身大小血管均可受累，主要累及动脉，亦可同时累及动、静脉及毛细血管。

2012 年 Chapel Hill 会议（CHCC）对血管炎进行了系统分类（见下文"二"部分）。由于病因、受累脏器范围和严重程度不同，这组疾病临床表现、预后具有很大的异质性。

### 二、分类及其临床特征

#### （一）肺血管炎种类

多种血管炎均可累及肺血管。其中抗中性粒细胞胞质抗体（ANCA）相关小血管炎呼吸系统受累最常见。

1. 原发性血管炎

（1）小血管炎：ANCA 相关小血管炎（肉芽肿性多血管炎、

嗜酸性肉芽肿性多血管炎及显微镜下多血管炎），抗肾小球基底膜病。

（2）大血管炎：大动脉炎。

（3）变异性血管炎：白塞病。

2. 继发性血管炎

（1）继发于结缔组织病，如系统性红斑狼疮、类风湿关节炎、硬皮病、皮肌炎、干燥综合征等。

（2）其他继发原因：药物、炎性肠病、肿瘤、感染等。

## （二）ANCA 相关小血管炎

共有三种 ANCA 相关小血管炎，其临床特征见表 40-1。

表 40-1　三种 ANCA 相关小血管炎临床特征比较

| 临床特征 | GPA | MPA | EGPA |
|---|---|---|---|
| 流行病学 | | | |
| 年龄 | 任何年龄 | 任何年龄，>50岁更常见 | 任何年龄 |
| 性别（男/女） | 1:1 | 1:1 | 1:1 |
| 临床表现 | | | |
| 上呼吸道受累 | 90%~95% | – | 50%~60% |
| 肺实质受累 | 54%~85% | 20% | 30% |
| 肺泡出血 | 5%~15% | 10%~50% | <3% |
| 哮喘 | – | – | 有 |
| 皮肤受累 | 33%~46% | 62% | 50%~60% |
| 肾小球肾炎 | 51%~80% | 60%~90% | 10%~25% |
| 眼受累 | 35%~52% | <5% | <5% |
| 中枢神经系统受累 | 20%~50% | 60%~70% | 70%~80% |
| 消化道受累 | <5% | 30% | 30%~50% |
| 心脏受累 | 8%~16% | 10%~15% | 10%~15% |

续表

| 临床特征 | GPA | MPA | EGPA |
|---|---|---|---|
| 炎症类型 | | | |
| 　肉芽肿 | 是 | 否 | 是 |
| 　炎症细胞类型 | 中性粒细胞 | 中性粒细胞 | 嗜酸性粒细胞 |
| 组织病理 | | | |
| 　肺 | 毛细血管炎 ±<br>肉芽肿 | 毛细血管炎 | 坏死性嗜酸性<br>肉芽肿性炎 |
| 　肾 | 节段性坏死,新<br>月体 | 节段性坏死,新<br>月体 | 坏死性新月体<br>性肾小球肾炎 |
| 血清标志物 | | | |
| 　ANCA 阳性率 | 90% | 70% | 50% |
| 　ANCA 类型 | cANCA<br>（80%~90%）<br>（PR3-ANCA） | pANCA<br>（70%~80%）<br>（MPO-ANCA） | pANCA<br>（70%~75%）<br>（MPO-ANCA） |

1. 肉芽肿性多血管炎（granulomatosis with polyangitis，GPA），以前称为韦格纳肉芽肿（Wegener granulomatosis，WG）

（1）"经典型"GPA 以上呼吸道和下呼吸道的坏死性肉芽肿性炎症、系统性坏死性血管炎和坏死性肾小球肾炎为特征。

（2）"局限型"GPA 临床表现局限于上呼吸道或肺部,见于约 1/4 的病例。

（3）耳鼻喉受累常见;>85% 的患者有耳鼻喉受累;主要症状和体征包括慢性鼻 - 鼻窦炎、脓性 / 血性鼻分泌物、鼻中隔穿孔、鞍鼻畸形、听力损失、声门下狭窄和气管塌陷。

（4）GPA 肺部表现包括咳嗽、咯血、呼吸困难以及胸膜炎性胸痛,甚至可以出现急性暴发性肺泡出血伴呼吸衰竭。

（5）胸部 CT:典型表现为结节、团块影或者实变影,可伴有空洞。少见表现有网格影、小叶间隔增厚、蜂窝肺、支气管扩张、胸腔积液。

（6）超过90%患者的血清ANCA阳性,最常见的是丝氨酸蛋白酶3-ANCA（PR3-ANCA）/胞质型ANCA（C-ANCA）,但也可能是髓过氧化物酶-ANCA（MPO-ANCA）/核周型-ANCA（P-ANCA）。但是,局限型GPA中,ANCA可能为阴性。

2. 显微镜下多血管炎（microscopic polyangitis,MPA）

（1）MPA是全身性、非肉芽肿性小血管炎;伴有节段性坏死性肾小球肾炎。

（2）呼吸系统表现:弥漫性肺泡出血见于11%~33%的MPA患者。

（3）肾脏受累常见。

（4）影像表现:弥漫或片状磨玻璃影,少见表现包括肺纤维化。

3. 嗜酸性肉芽肿性多血管炎（eosinophilic granulomatosis with polyangitis,EGPA）,以前称为Churg-Strauss综合征（Churg-Strauss syndrome）

（1）哮喘、鼻炎鼻窦炎和嗜酸性粒细胞增多提示EGPA诊断。

（2）哮喘是EGPA的重要特征（见于>95%的患者）,通常发生在血管炎期前8~10年。

（3）特征性全身表现:75%的EGPA患者可见周围神经病变。2/3的EGPA患者有皮肤受累、紫癜或者皮下结节,皮肤活检有助于诊断。心脏受累较常见,约占EGPA所致死亡的一半。

（4）实验室特点:大多数EGPA患者外周血嗜酸性粒细胞增多。40%~60%的EGPA患者ANCA阳性,多为MPO-ANCA或P-ANCA。胸HRCT表现包括片状肺实质实变或毛玻璃样影,也可有结节影。

**（三）其他血管炎的呼吸系统表现**

1. 巨细胞动脉炎　咳嗽、声音嘶哑、肺结节、间质病变、支气管中心型肉芽肿病。

2. 大动脉炎　肺动脉狭窄闭塞、肺动脉高压。

3. 抗肾小球基底膜抗体综合征　50% 有肺受累,表现为弥漫性肺泡出血。

4. IgA 血管炎（Henoch-Schönlein 紫癜）　偶有肺泡出血。

### 三、抗中性粒细胞胞质抗体相关小血管炎的治疗

1. 治疗阶段　治疗包括两个阶段:诱导缓解、维持治疗。

2. 治疗方案　取决于疾病严重程度和受累脏器。

（1）严重疾病是指危及生命或者造成脏器不可逆损伤的疾病,如:肾小球肾炎、肺泡出血、眼受累（不包括单纯性巩膜外层炎）、中枢性神经系统受累（脑血管炎、进行性神经病）、心肌炎、消化道出血。

（2）轻度定义为没有活动性肾小球肾炎证据、没有重要脏器受累或者威胁生命的表现。

（3）EGPA 目前用"五因素评分"（five-factors score, FFS）来评价严重程度和预后,包括:年龄 >65 岁、心功能不全、肾功能不全、消化道受累、缺乏耳鼻喉表现。

3. 诱导缓解　主要治疗药物包括激素和其他免疫抑制剂（表 40-2）;重症患者需要皮质激素加环磷酰胺（或者利妥昔单抗）治疗;部分重症患者需要激素冲击治疗或者血浆置换。

4. 维持治疗　诱导缓解治疗之后（通常需要 3~6 个月）,转为毒性作用更小的免疫抑制剂维持治疗（甲氨蝶呤、硫唑嘌呤、利妥昔单抗、吗替麦考酚酯）,维持治疗通常需要 12~24 个月。

表 40-2　ANCA 相关小血管炎治疗

| 治疗阶段 | GPA | MPA | EGPA |
|---|---|---|---|
| 诱导缓解<br>（轻症） | GCS+MTX 或<br>AZA | GCS+MTX 或<br>AZA | GCS ± MTX<br>或 AZA |
| 诱导缓解<br>（重症） | GCS+CYC 或<br>RTX | GCS+CYC 或<br>RTX | GCS+CYC 或<br>RTX |

续表

| 治疗阶段 | GPA | MPA | EGPA |
|---|---|---|---|
| 维持缓解 | AZA、MTX 或 RTX | AZA、MTX 或 RTX | AZA、MTX 或来氟米特 |
| 难治性 | GCS+RTX/CYC 血浆置换 | GCS+RTX 血浆置换 | GCS+CYC 或 RTX 血浆置换 |

注：AZA：硫唑嘌呤；CYC：环磷酰胺；GCS：糖皮质激素；MMF：吗替麦考酚酯；MTX：甲氨蝶呤；RTX：利妥昔单抗

# 第2节　弥漫性肺泡出血综合征

## 一、定义及病因

1. 弥漫性肺泡出血（diffuse alveolar hemorrhage，DAH）综合征，是由于肺小动脉、小静脉或肺泡间隔毛细血管损伤或炎症，导致肺泡－毛细血管基底膜破裂、血液流入肺泡腔所引起的临床综合征。

2. 引起 DAH 的病因非常多（表 40-3），根据肺组织病理特点分为 3 种类型：

（1）肺毛细血管炎：特点是肺泡间隔中性粒细胞浸润、坏死，毛细血管结构完整性破坏，红细胞涌入肺泡腔和间质中。

（2）温和性肺出血：特点为不伴肺泡结构的炎症或破坏，由于左心室舒张末期压力升高、凝血障碍和抗凝治疗等原因所致的血液进入肺泡腔。

（3）弥漫性肺泡损伤（diffuse alveolar damage，DAD）：特点是肺泡间隔水肿以及肺泡腔透明膜形成，可以伴有肺泡出血。DAD 病因包括药物、感染以及结缔组织疾病等。

表 40-3　弥漫性肺泡出血的病因

| 类型 | 原因 |
| --- | --- |
| 肺毛细血管炎 | 系统性血管炎 |
| | ANCA 相关小血管炎（GPA、MPA、EGPA） |
| | 免疫复合物小血管炎（抗肾小球基底膜病、冷球蛋白血管炎、IgA 血管炎） |
| | 白塞病 |
| | 结缔组织病：SLE、RA、mCTD、PM/DM、SSc、抗磷脂抗体综合征 |
| | 药物：丙硫氧嘧啶、卡比马唑、维 A 酸、苯妥英、肼屈嗪、TNF-α 拮抗剂 |
| | 其他：自体造血干细胞移植、肺移植急性排异、特发性肺含铁血黄素沉积症、感染性心内膜炎、溃疡性结肠炎、钩端螺旋体病、孤立性肺毛细血管炎 |
| 温和出血 | 自身免疫病：SLE、抗肾小球基底膜病 |
| | 药物：抗凝药 |
| | 其他：血小板减少、早幼粒细胞性白血病、钩端螺旋体病、二尖瓣狭窄、特发性肺含铁血黄素沉积症 |
| 弥漫性肺泡损伤 | 感染：导致 ARDS 的感染（细菌、病毒）、免疫抑制患者的机会性感染 |
| | 风湿免疫病：PM/DM、SLE |
| | 药物：胺碘酮、苯丙胺、可卡因、细胞毒性药物、异氰酸盐、呋喃妥英、青霉胺、丙硫氧嘧啶、西罗莫司 |
| 其他 | 肿瘤：血管肉瘤、绒癌、上皮样血管内皮瘤、转移性肾细胞癌 |
| | 肺静脉狭窄、肺静脉闭塞症、肺毛细血管瘤病 |

注：ANCA，抗中性粒细胞胞质抗体；ARDS，急性呼吸窘迫综合征；DM，皮肌炎；EGPA，嗜酸性肉芽肿性多血管炎；GPA，肉芽肿性多血管炎；mCTD，混合性结缔组织病；MPA，显微镜下多血管炎；PM，多发性肌炎；RA，类风湿关节炎；SLE，系统性红斑狼疮；SSc，系统性硬化症；TNF，肿瘤坏死因子

## 二、临床表现

常见症状是咳嗽、咯血、呼吸困难,可伴有发热。部分患者可有呼吸衰竭甚至需要机械通气。高达 33% 的患者可能无咯血症状。

## 三、辅助检查

1. 影像学检查

（1）胸片无特异性,为新出现的片状或弥漫性肺泡阴影。

（2）胸部 CT 表现为毛玻璃影、气腔充盈影或者腺泡样结节,通常为弥漫性、双侧,但偶尔可为单侧影。DAH 反复发作可能导致肺间质病变。

（3）肺泡出血通常在 2~3 天内吸收,吸收速度介于肺水肿和感染之间,为特征性表现。

2. 实验室检查　血红蛋白下降。伴有基础疾病相应的实验室检查异常,如肺 – 肾综合征患者可有肾脏受累表现,包括血肌酐浓度升高,尿常规结果异常（红细胞、白细胞、蛋白尿、红细胞管型和白细胞管型）。

3. 肺功能检查　有不同程度的低氧血症。特征性表现为一氧化碳弥散量（$D_LCO$）升高,这是由于肺泡腔内可利用的血红蛋白增加引起。

4. 支气管肺泡灌洗　在胸部 CT 所示病变部位进行连续支气管肺泡灌洗（bronchoalveolar lavage, BAL）。依次将三等分的 50~60ml 无菌生理盐水灌入并回收,若回收液呈血性且颜色逐渐加深则提示肺泡出血。普鲁士蓝染色法可以发现含铁血黄素细胞,有助于 DAH 诊断。

## 四、诊断

1. 诊断 DAH

（1）症状是咳嗽、咯血、呼吸困难,可伴有发热。

（2）影像学表现为双肺弥漫或者片状磨玻璃影。

（3）血常规：血红蛋白下降。

（4）支气管镜：BAL 灌洗液呈血性且颜色逐渐加深则提示肺泡出血。

（5）无咯血症状的情况下，肺内新发肺泡阴影、血红蛋白降低以及连续 BAL 灌洗液血性成分逐渐加深则支持诊断。

2. 病因诊断

（1）仔细回顾病史、体格检查，有无药物、毒物接触史，基础疾病，风湿免疫疾病的症状和体征。

（2）实验室检查。

（3）血常规、出凝血时间。

（4）肾脏：肾功能、尿常规及沉渣。

（5）心脏：超声检查、BNP。

（6）免疫相关疾病：ANA、抗 ENA 抗体、RF、ANCA、抗 GBM 抗体、抗心磷脂抗体、狼疮抗凝物、抗 $\beta_2$-GP Ⅰ 抗体、肌酸激酶。

（7）药物筛查。

（8）必要时皮肤活检、肺活检。

## 五、治疗

1. 去除诱因，如停止相关药物、治疗感染及纠正出凝血异常。

2. 与系统性血管炎、结缔组织病、肺出血－肾炎综合征及孤立性肺毛细血管炎相关的 DAH 综合征，糖皮质激素是主要治疗手段。

重症患者初始剂量可给予静脉甲泼尼龙冲击给药（每日 500~1 000mg，可分次给药），共 3~5 日，随后逐渐减量，再以口服制剂维持。

3. 是否加用其他免疫抑制疗法（环磷酰胺或硫唑嘌呤）取决于原发疾病的类型和严重程度以及对糖皮质激素的反应性。

4. 血浆置换可以用于治疗与肺出血－肾炎综合征相关的 DAH 以及难治性血管炎综合征或与结缔组织病有关的 DAH。

5. 静脉用免疫球蛋白在血管炎或其他结缔组织病所致的 DAH 患者中的作用尚不明确。

（彭　敏）

## 参考文献

［1］Jennette JC, Falk RJ, Bacon PA, et al. 2012 revised International Chapel Hill Consensus Conference Nomenclature of Vasculitides［J］. Arthritis Rheum, 2013, 65（1）: 1–11.

［2］Castañer E, Alguersuari A, Gallardo X, et al. When to suspect pulmonary vasculitis: radiologic and clinical clues［J］. Radiographics, 2010, 30（1）: 33–59.

［3］Talarico R, Barsotti S, Elefante E, et al. Systemic vasculitis and the lung［J］. Curr Opin Rheumatol, 2017, 29（1）: 45–50.

［4］Dellaripa PF, Fischer A, Flaherty KR. Pulmonary Manifestations of Rheumatic Disease: A Comprehensive Guide［M］. Berlin, Heidelberg: Springer, 2014.

［5］Lara AR, Schwarz MI. Diffuse alveolar hemorrhage［J］. Chest, 2010, 137（5）: 1164–1171.

［6］West S, Arulkumaran N, Ind PW, et al. Diffuse alveolar haemorrhage in ANCA–associated vasculitis［J］. Intern Med, 2013, 52（1）: 5–13.

# 第41章

# 纵隔疾病

## 一、纵隔定义

纵隔是两侧纵隔胸膜之间,胸骨之后,胸部脊柱之间的器官、结构和结缔组织的总称。上自胸廓入口,下为膈肌。

## 二、纵隔分区

纵隔分区最常采用的是四分法:以胸骨角至第4胸椎下缘平面,将纵隔分为上纵隔和下纵隔两部分。下纵隔又以心包的前、后壁为界,分为前、中、后纵隔三部分。心包前壁和胸骨体之间的部分为前纵隔;心包后壁和脊柱胸段之间的部分为后纵隔;心脏、心包和出入心脏的大血管根部所占区域为中纵隔。

上纵隔内有胸腺、出入心的大血管、迷走神经、膈神经、气管、食管、胸导管和淋巴结等。前纵隔内有上、下胸骨心包韧带,纵隔前淋巴结及疏松结缔组织。中纵隔内有心包、心脏、出入心的大血管、膈神经及心神经丛和纵隔后淋巴结等。后纵隔内有胸主动脉、奇静脉、胸导管、迷走神经、食管、支气管、胸交感干及淋巴结等。

## 三、纵隔各分区常见疾病

纵隔疾病主要包括肿瘤和炎症。

肿瘤：位于上纵隔的肿物多属于胸内甲状腺肿或肿瘤、胸腺肿瘤及肺上沟瘤。位于前纵隔的多属于畸胎瘤。中纵隔多属于淋巴类肿瘤、气管支气管源性或心包囊肿。后纵隔以神经组织肿瘤、食管肿瘤等多见。纵隔肿瘤中以胸腺瘤、畸胎瘤和神经源性肿瘤最多见。

炎症：纵隔炎是指纵隔组织器官的炎症。按其发病急缓，分为急性和慢性；按其发生原因分为感染性和非感染性。大多数急性纵隔炎继发于食管破裂穿孔，需要进行开胸手术治疗。少数急性纵隔炎是由于气管支气管破裂穿孔或邻近组织感染的直接蔓延所致。慢性或者缓慢进展性纵隔炎大多继发于结核、组织胞浆菌病或其他真菌感染、肿瘤及结节病。少数慢性纵隔炎继发于淋巴管阻塞或者自身免疫性疾病。

### （一）胸内甲状腺肿

全部甲状腺均位于胸腔内或腺体最大径位于胸骨柄后、第一胸椎体前，两侧为第一肋。在 X 线上显示为胸腔入口以下的部位。

胸内甲状腺肿多因颈部甲状腺的下极、峡部的腺瘤或结节，因重力作用、颈部的屈伸、吞咽活动以及胸腔内负压的作用逐渐沿椎体前筋膜之前、气管前筋膜之后，下降至纵隔内。因主动脉在上纵隔左侧，所以下坠的甲状腺多在右侧，位于气管前颈动脉鞘、无名静脉及上腔静脉之前，少数位于食管前后；有时亦可位于左上纵隔，将气管推向右侧；另一种是比较少见的胚胎发育异常，即迷走异位甲状腺。在胚胎期甲状腺、甲状旁腺均来自第 3、4 鳃弓（在鳃弓、鳃裂的内侧）与心包大血管相邻，若发育异常，异位迷走甲状腺可与心包、大血管共同由颈部下降到胸腔内，位于上、下纵隔。若在上纵隔则有纤维带与颈部甲状腺相连。有时可位于胸骨的后方或下方，气管、食管后等处。

胸内甲状腺肿与颈部甲状腺肿大的发病率有关，原发纵隔肿瘤中，胸内甲状腺瘤所占的比例亦因地而异。胸内甲状腺肿恶变者较颈部者多见（为2%~3%）。

## （二）胸腺肿瘤

胚胎期胸腺及甲状腺均来源于第3、4鳃弓，后胸腺下降于胸腔内，约75%位于前纵隔，20%位于前上或上纵隔。有时也可见于颈部和胸内（肺门和肺内）。胎儿期胸腺增大很快，出生时即达10~12g，青春期至30~50g，随年龄增加胸腺渐为脂肪代替，但并不完全消失。

胸腺是免疫系统的一级淋巴样器官，产生调节免疫性淋巴细胞，其与骨髓产生的淋巴细胞共同参与机体的免疫反应，并与自身免疫有关。妊娠、哺乳、接触放射线、应用肾上腺皮质激素均可影响胸腺功能。

胸腺肿瘤是常见的纵隔肿瘤，病理组织检查多数具有完整的纤维包膜，呈结节及分叶状，质地较软，或具中等硬度。剖面呈白色或生肉色，亦可有囊性变、出血或坏死，瘤体大小不一，直径2~30cm或更大。从细胞形态上，分为上皮细胞（腺状上皮为主）、淋巴细胞（淋巴细胞为主）和混合型（兼有两种细胞）三种。此外还有梭形细胞，亦属上皮型。

胸腺肿瘤分为恶性及良性两种，恶性者仅占胸腺瘤的20%~43%。良性者具有完整的包膜，非侵袭性生长；恶性者瘤体缺乏完整包膜，侵犯周围组织，若侵犯胸膜可发生胸腔积液。若发现瘤组织内有血管侵蚀，或细胞组织学检查可见到细胞核深染及大量分裂象细胞，可能为恶性病变。但多数恶性变者不伴此组织学的特征，故需结合临床手术所见及病情发展过程予以确诊。

## （三）畸胎瘤

本病的起因，目前多认为与胸腺、甲状腺、甲状旁腺有相同来源，可解释肿瘤为多胚层组织的构成。发生部位多在前上纵隔，突向一侧，体积自鸽卵大小至满一侧胸腔，很少见于颈部、胸骨上缘、后纵隔，极少数见于支气管内。

囊样畸胎瘤呈光滑圆形囊性肿物。实质性者呈分叶状，有继发感染时与周围组织器官固定难分。囊性者内壁覆以假复层纤毛上皮、柱状或鳞状上皮,外壁为纤维组织,感染时增厚。囊内容物为黏稠混浊的黄或血色液,并含有毛发、牙齿、皮脂腺、胆固醇结晶、肌肉、软骨、骨骼、血管等,或含有胰腺、胸腺、甲状腺、支气管上皮、肠上皮和肝脏等内胚组织。

畸胎瘤增大可压迫附近器官,感染时向邻近组织破溃,能破入肺内、支气管中、心包、颈胸部皮下和胸腔,少数破入上腔静脉、肺动脉和主动脉,可导致大出血。

### (四)纵隔神经源性肿瘤

此瘤来自施万细胞、外胚层,多称为神经鞘瘤(即施万瘤)。纵隔神经源性肿瘤以神经纤维瘤、神经节细胞瘤及施万瘤三者最常见。其他有恶性施万瘤、交感神经纤维瘤、交感神经节细胞瘤、神经纤维肉瘤、神经母细胞瘤、副交感节细胞瘤、化学感受器瘤、嗜铬细胞瘤等。

恶性纵隔神经源性肿瘤少见,良性与恶性之比为 10∶1,肿瘤多位于后纵隔,上纵隔较下纵隔多见。后纵隔神经纤维瘤和施万瘤来源于脊神经、肋间神经,位于脊旁沟。良性纵隔神经源性肿瘤有包膜,表面光滑,中等硬度,呈结节状、哑铃状,一半在胸内,一半在椎间孔内,肿瘤基底部亦可呈蒂状或分枝状。其剖面呈淡黄或黄白色,可有多个小囊腔,内含黏液。常伴有出血、坏死和玻璃样变。

上述常见的三种纵隔神经源性肿瘤在临床、X线检查甚至手术时肉眼观察,皆不易区分。镜下观察神经纤维瘤可见到神经纤维的各部分组织,以及包绕神经纤维的鞘细胞、神经轴突及大量纤维组织。施万瘤在镜下可见到两种瘤细胞:一种细胞核大、胞质少,有突起;一种细胞核小,胞质多。交感神经节细胞瘤内可见到大量交感神经节细胞并有轴突和基底膜。

### (五)纤维素性纵隔炎

纤维素性纵隔炎又称硬化性纵隔炎(慢性纵隔炎的一种),属于少见疾病,表现为致密的无细胞成分的胶原和纤维组织在纵隔内增生和聚集,进而压迫和包绕纵隔内重要结构,而引起一系列临床症状。

1. 病因 常为结核、组织胞浆菌病、放线菌、结节病、梅毒、外伤后纵隔出血以及药物中毒等因素引起,可引起纵隔纤维化。也可能与自身免疫有关。部分患者的病因不明。

2. 发病机制 纤维素性纵隔炎的确切发病机制尚不清楚,但研究认为可能与机体对组织胞浆菌抗原的迟发超敏反应有关。组织胞浆菌感染引起纵隔淋巴结干酪样坏死、破裂释放抗原物质导致纵隔炎症发生、迁延和纤维化。纤维素性纵隔炎的病理表现与IgG4相关疾病、纵隔肉芽肿以及腹膜后纤维化等疾病病理表现部分重叠。

3. 临床表现 纤维素性纵隔炎病程隐匿,早期在肉芽肿性纵隔炎时,大多无明显症状,发展到纵隔纤维化后,常因纵隔结构受侵或受压产生症状,累及上腔静脉、食管、气管、支气管、肺大血管或纵隔内神经等,产生上腔静脉梗阻、吞咽困难、呼吸困难、肺动脉高压、肺静脉高压、声音嘶哑、膈肌麻痹、Horner综合征等。

4. 诊断 CT和MRI检查在疾病诊断、治疗和随访中具有重要作用。CT和MRI检查可以评估纵隔纤维化受累程度以及指导外科或经皮穿刺活检。经皮穿刺活检所取标本小,不足以除外纵隔恶性疾病。开胸活检所取标本量大,可以确切诊断,并排除一些纵隔受累疾病,如淋巴瘤或肺癌。

5. 治疗

（1）内科保守治疗:根据不同病因采取不同措施,如用抗生素控制感染、激素促进吸收、利尿剂减轻水肿。

（2）外科手术治疗:外科手术建立侧支循环,如纵隔纤维化病变局限时,可手术切除病灶,解除器官压迫,施行上腔静脉旁路移植手术,以减轻上腔静脉的阻塞。还可直接切开梗阻的静脉,进行血栓摘除术、内膜切除术,或使用人工血管、自身静脉、同种异体血管进行搭桥短路手术等。国外有在上腔静脉狭窄处做纵行切口,行大隐静脉片修补术。

( 赵 静 )

## 参考文献

[1] Hu Y, Qiu JX, Liao JP, et al. Clinical Manifestations of Fibrosing Mediastinitis in Chinese Patients [J]. Chin Med J ( Engl ), 2016, 129 ( 22 ): 2697–2702.

[2] Peikert T, Colby TV, Midthun DE, et al. Fibrosing mediastinitis: clinical presentation, therapeutic outcomes, and adaptive immune response [J]. Medicine ( Biltimore ), 2011, 90 ( 6 ): 412–423.

# 第42章

## 睡眠呼吸疾病

**培训目标：**

（1）掌握睡眠呼吸疾病的分类与诊断方法。

（2）掌握成人阻塞性睡眠呼吸暂停的临床表现、诊断方法与治疗。

（3）熟悉睡眠相关低通气疾病的诊断。

## 第1节　睡眠呼吸疾病的分类

国际睡眠呼吸疾病分类见表 42-1。

表 42-1　国际睡眠呼吸疾病分类

| |
| --- |
| 阻塞性睡眠呼吸暂停 |
| 　成人阻塞性睡眠呼吸暂停 |
| 　儿童阻塞性睡眠呼吸暂停 |
| 中枢性睡眠呼吸暂停综合征 |
| 　中枢性睡眠呼吸暂停伴 Cheyne-Stokes 呼吸 |
| 　不伴 Cheyne-Stokes 呼吸的内科疾病相关的中枢性睡眠呼吸暂停 |
| 　高海拔相关的中枢性呼吸暂停 |
| 　药物相关的中枢性呼吸暂停 |
| 　原发性中枢性呼吸暂停 |
| 　婴儿原发性中枢性呼吸暂停 |

与早产相关的原发性中枢性呼吸暂停

治疗出现的中枢性呼吸暂停

睡眠相关低通气疾病

肥胖低通气综合征

先天性中枢肺泡低通气综合征

迟发性伴有下丘脑功能不全的中枢性低通气

特发性中枢性肺泡低通气

药物相关的睡眠相关低通气

疾病相关的睡眠相关低通气

睡眠相关低氧疾病

孤立的症状和正常亚型

# 第2节　成人阻塞性睡眠呼吸暂停

## 一、发病率及危险因素

成人阻塞性睡眠呼吸暂停（obstructive sleep apnea, OSA）是最常见的睡眠呼吸障碍,中老年人中发病率高,漏诊率高。其危险因素包括:50 岁以上男性、绝经后女性、肥胖、种族（非洲裔、亚洲人）、上气道解剖异常、合并内科疾病（包括心力衰竭、脑血管疾病、肾衰竭等）。

## 二、临床表现

成人 OSA 的患者表现为夜间睡眠过程中打鼾且鼾声不规律,呼吸及睡眠节律紊乱,反复出现呼吸暂停及觉醒,或患者自觉憋气,夜尿增多,晨起头痛、口干,白天嗜睡明显,记忆力下降,严重者可出现心理、智力、行为异常;并可能合并高血压、冠心病、心律失常、肺源性心脏病、脑卒中、2型糖尿病及胰岛素抵抗等,并可有进行性体重增加。

体格检查可有肥胖,颈粗,颅面部异常(下颌后缩或小颌畸形等),上气道异常,如鼻腔阻塞(鼻中隔偏曲、鼻甲肥大、鼻息肉及鼻部肿瘤等)、Ⅱ度以上扁桃体肥大、软腭松弛、腭垂过长或过粗、咽腔狭窄、咽部肿瘤、咽腔黏膜肥厚、舌体肥大、舌根后坠等。

### 三、实验室诊断方法

整夜多导睡眠图(PSG)监测是诊断OSA的标准手段。对于白天嗜睡明显的患者可以试用午间小睡的PSG监测,但是通常需要保证有2~4小时的睡眠时间[包括快速眼动(REM)睡眠和非快速眼动(NREM)睡眠]才能满足诊断OSA的需要,因此存在一定的失败率和假阴性。对于中度以上的OSA也可以采用夜间分段PSG监测和便携设备诊断。

### 四、诊断

1. 成人OSA的诊断标准 必须满足以下标准(1)和(2),或者满足标准(3)可以诊断为成人OSA。

(1)一个或多个下列情形:①患者抱怨睡意、睡后精力未恢复、疲劳或失眠症状;②患者因为憋气、喘息或窒息而醒来;③同床伴侣或他人报告患者的习惯性打鼾、呼吸中断或者两个同时存在;④患者被诊断患有高血压、情绪障碍、认知损害、冠状动脉疾病、脑卒中、充血性心力衰竭、心房颤动或2型糖尿病。

(2)PSG或便携设备出现平均每小时5个或5个以上主要阻塞性呼吸事件。

(3)PSG或便携设备出现平均每小时15个或15个以上主要阻塞性呼吸事件。

2. 成人OSA的病情分度 成人OSA主要根据呼吸暂停低通气指数(AHI)和夜间经皮动脉血氧饱和度($SpO_2$)将OSA分

为轻、中、重度,其中以 AHI 作为主要判断标准,夜间最低 $SpO_2$ 作为参考。具体参见表 42-2。

**表 42-2　阻塞性睡眠呼吸暂停综合征的病情分度**

| 指标 | 轻度 | 中度 | 重度 |
| --- | --- | --- | --- |
| AHI/(次·$h^{-1}$) | 5~15 | 15~30 | >30 |
| 最低 $SpO_2$ | 86%~90% | 80%~85% | <80% |

## 五、预后

1. 增加心肌梗死、脑血管意外、肺动脉高压、高血压和猝死的风险。

2. 可能加重糖尿病和减少生长激素、睾酮的分泌。

3. 加重心力衰竭。

4. 增加炎症免疫调节因子,包括 C 反应蛋白、白细胞介素 -6 和肿瘤坏死因子 α。

5. 白天嗜睡导致车祸增加。

6. 可能导致神经认知功能下降、记忆力下降和认知问题,并且增加抑郁和情绪障碍的风险。

## 六、治疗

1. 病因治疗　纠正引起 OSA 或使之加重的基础疾病。

2. 一般性治疗　①减重、控制饮食和体重、适当运动;②戒酒、戒烟、慎用镇静催眠药物及其他可引起或加重 OSA 的药物;③侧卧位睡眠;④适当抬高床头;⑤白天避免过度劳累。

3. 无创气道正压通气治疗　无创气道正压通气治疗是成人 OSA 患者的首选治疗方法,包括持续气道正压通气(continuous positive airway pressure,CPAP)、自动气道正压通气(auto-titrating positive airway pressure,APAP)和双水平气道正压通气(bilevel positive airway pressure,BPAP),以 CPAP 最为常用,$CO_2$ 潴留明显者建议使用 BPAP。

（1）无创气道正压通气治疗的适应证

1）中、重度 OSA 患者（AHI>15 次/h）。

2）轻度 OSA（AHI 5~15 次/h）患者但症状明显（如白天嗜睡、认知障碍、抑郁等）时，合并或并发心脑血管疾病和糖尿病等。

3）经过其他治疗[如腭垂-腭-咽成形术（uvulopalatopharyngoplasty，UPPP）、口腔矫正器等]后仍存在的 OSA。

4）OSA 合并慢性阻塞性肺疾病（COPD）者，即"重叠综合征"。

5）OSA 患者的围手术期治疗。

（2）慎用无创正压通气治疗的情况

1）胸片或 CT 检查发现肺大疱。

2）气胸或纵隔气肿。

3）血压明显降低（血压 <90/60mmHg），或休克时。

4）急性心肌梗死患者血流动力学指标不稳定者。

5）脑脊液漏、颅脑外伤或颅内积气。

6）急性中耳炎、鼻炎、鼻窦炎感染未控制时。

7）青光眼。

（3）CPAP 压力滴定

CPAP 压力的调定：设定合适的 CPAP 压力水平是保证疗效的关键。理想的压力水平是指能够消除在各睡眠期及各种体位睡眠时出现的呼吸暂停及打鼾所需的最低压力水平，保持整夜睡眠中的 $SpO_2$ 在正常水平（>90%），并能为患者所接受。

压力滴定的方法包括人工滴定和自动压力滴定。有条件的单位可应用自动调定压力的 CPAP（auto CPAP）进行压力调定，选择 90%~95% 可信限的压力水平。人工滴定时，可以从较低的压力开始，如 4~6cmH_2O，临床观察有鼾声或呼吸不规律，或血氧监测有 $SpO_2$ 下降、睡眠监测中发现呼吸暂停时，每次将 CPAP 压力上调 0.5~1.0cmH_2O，逐渐升高，直到达到最佳 CPAP

压力。

气道正压治疗的疗效体现：①睡眠期鼾声、憋气消失，无间歇性缺氧，$SpO_2$ 正常；②白天嗜睡明显改善或消失，其他伴随症状如忧郁症显著好转或消失；③相关并发症，如高血压、冠心病、心律失常、糖尿病和脑卒中等得到改善。

（4）CPAP的依从性及改善措施：依从性良好的标准定义为1个月内超过70%的夜晚应用无创正压通气治疗达每晚4小时以上。可改善CPAP治疗依从性的措施包括应用加湿器、教育、早期联系患者、认知行为治疗。

4. 口腔矫正器治疗OSA

（1）可在鼾症和轻中度OSA患者中应用。

（2）若患者有更严重的疾病，并且CPAP治疗不能耐受，可考虑应用口腔矫正器为二线治疗。

（3）应在治疗后复查PSG评估治疗效果。

（4）治疗效果：口腔矫正器可以改善白天嗜睡、低氧和AHI。

5. OSA的手术治疗方式

（1）肥胖患者可考虑行减肥手术，可改善睡眠呼吸障碍。

（2）上气道手术：仅适合于手术确实可解除上气道阻塞的患者，需严格掌握手术适应证。可选用的手术方式包括UPPP及其改良术、下颌骨前徙腭前徙术及颌面部前徙加舌骨肌切断悬吊术，符合手术适应证者可考虑手术治疗。这类手术仅适合于气道口咽部阻塞（包括咽部黏膜组织肥厚、咽腔狭小、腭垂肥大、软腭过低、扁桃体肥大）者。

对于某些非肥胖而口咽部阻塞明显的重度OSA患者，可以考虑在应用CPAP治疗1~2个月、夜间呼吸暂停及低氧已基本纠正情况下施行UPPP手术治疗。术前和术中严密监测，术后必须定期随访，如手术失败，应使用CPAP治疗。

（3）严重的无法耐受CPAP的症状严重的OSA可考虑行气管切开术。

# 第 3 节　中枢性睡眠呼吸暂停伴潮式呼吸

## 一、诊断标准

标准 1 或 2 中一项 +3 和 4 可诊断为中枢性睡眠呼吸暂停伴潮式呼吸（CSA-CSB）。

1. 有以下表现中的一种　①嗜睡；②入睡或维持睡眠困难，频繁觉醒，或不能再次入睡；③清醒时气短；④打鼾；⑤目击的呼吸暂停。

2. 有心房颤动或心房扑动、充血性心力衰竭（简称心衰）或神经系统疾病。

3. PSG（诊断或者 PAP 滴定时）出现下述所有表现　①中枢性呼吸暂停或中枢性低通气≥5 次 /h；②中枢性呼吸暂停和低通气占总呼吸暂停低通气事件 50% 以上；③图形符合潮式（Cheyne-Stokes）呼吸（CSB）标准。

4. 不能由其他睡眠障碍疾病、药物毒物使用（如阿片类药物）解释。

## 二、临床表现

最常见的病因是充血性心衰，临床表现包括失眠、嗜睡、气短、目击的呼吸暂停等，可伴发心房颤动、神经系统疾病等，在诊断 CSA-CSB 时需具备上述表现。CSA-CSB 在稳定性及失代偿性心衰中均常见，肾衰竭也可导致 CSA-CSB，特发性 CSA-CSB 亦有报道。

## 三、治疗

1. 病因治疗　如伴有心衰，则首先的处理方式是给予最佳的抗心衰治疗。

2. 氧疗　可以改善 CSA-CSB 患者的 AHI 和氧饱和度。

3. 气道正压治疗　是治疗 CSA-CSB 的主要方法,目前主要是基于心衰合并 CSA-CSB 的研究。可首选 CPAP,CPAP 治疗可以降低心衰合并 CSA 患者的 AHI,纠正夜间低氧,且能提高心脏射血分数。后续分析发现 CPAP 依从性好的患者生存率亦有提高。不建议在 CSA 患者中应用 APAP。

若 CPAP 治疗失败或不耐受,伴有射血分数 ≤45% 的患者,推荐予以氧疗。目前不推荐此类患者使用适应性支持通气(adaptive support ventilation, ASV),由于 ASV 可能增加此类患者死亡率。对于射血分数 >45% 的心衰患者,可以考虑 ASV 治疗。

## 第 4 节　睡眠低通气疾病

睡眠低通气疾病主要特征是在睡眠时通气不足,导致睡眠时的动脉二氧化碳分压($PCO_2$)升高。符合以下任何一项可定义为睡眠相关低通气(sleep related hypoventilation):①睡眠中动脉 $PCO_2$(或呼气末 $PCO_2$ 或者经皮 $PCO_2$)增加达到 >55mmHg,并且持续至少 10 分钟;②睡眠中较清醒平卧位的动脉 $PCO_2$ 上升 ≥10mmHg,并且 >50mmHg,持续 10 分钟。清醒状态的低通气定义为动脉 $PCO_2$ 增高 >45mmHg。

### 一、肥胖低通气综合征

肥胖低通气综合征(obesity hypoventilation syndrome, OHS)的发病率不明确,目前认为在伴有睡眠呼吸暂停的肥胖人群中的发病率是 10%~15%,男性 OHS 的发病率比女性高。

#### (一)OHS 的临床特点

OHS 主要表现为肥胖和白天高碳酸血症(动脉 $PCO_2$>45mmHg)。80%~90% 的 OHS 患者合并睡眠呼吸暂停。OHS 常常起病隐匿,常常伴有 OSA 的典型表现,如乏力、嗜睡、打鼾、夜间窒息、晨起头痛、乏力、情绪障碍和记忆力与注意力损伤。体格检查常常能发现肺循环和体循环系统充血,包括结膜充血和周围水肿。

OHS 晚期可以出现肺动脉高压、肺源性心脏病和神经认知功能下降等严重并发症。

## （二）实验室检查

在未治疗的 OHS 患者中,清醒状态下的血气分析表现为高碳酸血症和低氧血症。血常规提示红细胞增多;血清学检查可见血清 $CO_2$ 水平增高。肺功能可见用力肺活量下降;心脏超声可以发现肺动脉高压、右心室肥大和右心房增大以及心功能下降。

多导睡眠图可以发现睡眠中睡眠相关的低通气和血氧饱和度下降,伴或不伴有阻塞性呼吸暂停和低通气事件。OHS 患者睡眠时低通气加重,常常伴有氧饱和度下降,快速眼动（REM）期的低通气尤其明显。

睡眠中低通气可以通过动脉血气分析发现或者经皮或者呼气末 $PCO_2$ 测量发现。常常存在潮气量下降持续数分钟同时伴随动脉血氧饱和度下降,有时可以看到间断的微觉醒。

## （三）诊断及鉴别诊断

同时符合以下三点可以诊断为肥胖低通气综合征:

1. 通过动脉 $PCO_2$、呼气末 $PCO_2$ 或者经皮 $PCO_2$ 测量,存在清醒状态下的低通气（动脉 $PCO_2 > 45mmHg$）。

2. 肥胖［成人的肥胖标准:体重指数（BMI）$> 30kg/m^2$;儿童肥胖的标准:大于匹配年龄和性别的 95% 水平］。

3. 排除由于肺实质或者气道疾病、肺血管疾病、胸壁疾病（不仅仅是肥胖）、药物、神经疾病、肌无力导致的低通气疾病,或者其他已知的遗传性或者特发性的中枢性肺泡低通气综合征。

OHS 需要与可能导致清醒和睡眠中低通气的疾病鉴别,包括气道疾病和肺实质疾病、肺血管疾病、神经肌肉和胸廓疾病、严重的未治疗的甲状腺功能低下、应用呼吸抑制药物和遗传性或者特发性的中枢性肺泡低通气综合征、阻塞性睡眠呼吸暂停和中枢性呼吸暂停综合征等。

### （四）肥胖低通气综合征的治疗

一旦诊断 OHS，应尽早开始治疗。所有的患者都应该给予气道正压治疗和减重来达到这个目标。

1. 气道正压治疗　气道正压治疗是 OHS 的首选治疗和初始治疗。气道正压治疗的模式主要包括 CPAP 和 BPAP。稳定的 OHS 患者首先应该使用 CPAP，CPAP 压力增加至所有的呼吸暂停、低通气（hypopneas）、气流受限被消除；如果气道阻塞解除后仍存在持续的中度低氧，应该考虑使用 BPAP。增加 IPAP 压力至氧饱和度维持在 90% 以上。如果 IPAP 和 EPAP 之差在 $8\sim10cmH_2O$，氧饱和度仍然持续 <90%，考虑加用氧疗。

2. 减重　首先通过改善生活方式来减重。当 $BMI \geqslant 35kg/m^2$ 伴有 OHS，或者希望最终脱离无创机械通气治疗或不能耐受夜间无创机械通气治疗时，需要考虑行外科减肥手术来减重。

3. 其他关于 OHS 的治疗　包括氧疗、药物和气管切开手术的作用有限。

### 二、疾病相关的睡眠低通气

#### （一）病因

严重的气道疾病或者肺实质疾病、胸壁疾病、肺动脉高压、神经或者神经肌肉疾病均可以导致通气功能受损，引起疾病相关睡眠低通气，表现为慢性高碳酸血症和低氧血症。呼吸道疾病的急性加重可以加重低通气的严重程度。

#### （二）临床表现

患者可以无症状，或者存在呼吸困难、胸闷或者乏力。在严重的慢性低氧血症时可以见到红细胞增多。

不同的基础疾病临床表现不同。通过对中枢神经、周围神经及肌肉功能的检测可以发现可疑的神经疾病或者神经肌肉疾病。慢性高碳酸血症和低氧血症可以导致肺动脉高压、肺源性心脏病和神经认知功能下降。

### （三）辅助检查

1. 白天动脉血气可以是正常的，或者表现为高碳酸血症和低氧血症。慢性低氧血症与红细胞增多有关。

2. 心脏彩超、胸片和心电图可能提示肺动脉高压。

3. 在神经肌肉乏力的患者或者限制性胸壁疾病的患者中，可以表现为限制性通气功能障碍，甚至用力肺活量（FVC）小于预计值的50%。当然在FVC下降>50%可以看到显著的夜间低氧。

4. 多导睡眠图表现　多导睡眠图表现为睡眠相关低通气。睡眠中的持续的氧饱和度下降无法用间歇发作的呼吸暂停和低通气事件解释，可以出现间歇的觉醒。

许多内科疾病和神经系统疾病与睡眠结构紊乱和改变有关，包括睡眠潜伏期延长、睡眠效率减低和非快速眼动睡眠3期和快速眼动睡眠减少。如果出现阻塞性事件和中枢性事件可能会加重睡眠结构的紊乱和睡眠相关的低氧。

### （四）诊断标准

同时符合以下三点，可以诊断疾病相关的睡眠低通气：①存在睡眠相关的低通气；②低通气的主要原因是肺实质疾病、气道疾病、肺血管疾病、胸壁疾病、神经疾病或者肌肉无力；③排除由于肥胖低通气综合征、药物、遗传性中枢性肺泡低通气综合征等原因导致的睡眠低通气。

### （五）治疗

治疗方面主要有：①针对原发病治疗；②氧疗；③无创正压通气治疗，根据原发病选择不同的模式。

（罗金梅）

## 参考文献

［1］Sateia MJ. International classification of sleep disorders-third edition：highlights and modifications［J］. Chest，2014，146

（5）：1387-1394.

［2］中华医学会呼吸病学分会睡眠呼吸障碍学组 . 阻塞性睡眠呼吸暂停低通气综合征诊治指南（2011 年修订版）［J］. 中华结核和呼吸杂志，2012，35（1）：9-12.

［3］Berry RB, Chediak A, Brown LK, et al. Best clinical practices for the sleep center adjustment of noninvasive positive pressure ventilation（NPPV）in stable chronic alveolar hypoventilation syndromes［J］. J Clin Sleep Med, 2010, 6（5）：491-509.

［4］Piper A. Obesity hypoventilation syndrome：Weighing in on therapy options［J］. Chest, 2016, 149（3）：856-868.

# 第43章

# 肺 移 植

**培训目标：**

（1）掌握肺移植的适应证、禁忌证和术前评估。

（2）掌握肺移植后常见并发症的诊断与治疗。

## 一、肺移植受体的选择

### （一）适应证

肺移植适用于慢性终末期肺疾病，但是因其围手术期具有高风险，因此需要综合评定。2014 年更新的总体适应证为：

1. 若不进行肺移植手术，2 年内有肺部疾病导致死亡的高风险（>50%）。

2. 肺移植术后存活 90 天的可能性大（>80%）。

3. 肺移植术后 5 年有足够的肺功能的可能性大（>80%）。

### （二）禁忌证

1. 近期恶性肿瘤病史，但是 2 年无病间隔结合肺部预测复发风险低的患者可考虑肺移植。

2. 难以纠正的心、肝、肾等重要脏器功能不全，除非可以进行联合器官移植。

3. 未经治疗的冠心病并存在终末器官局部缺血或功能障碍。冠心病不能通过介入治疗或冠脉搭桥手术治疗缓解或伴有严重的左心功能不全是肺移植的绝对禁忌证，但是部分患者经过严格选择后可以考虑心肺联合移植。

4. 急性病情不稳定，包括急性败血症、心肌梗死和肝脏衰竭等。

5. 不可纠正的出血倾向。

6. 高危的慢性感染和/或有耐药性,且肺移植术后可控性差。

7. 有活动性结核分枝杆菌感染的证据。

8. 显著的胸壁或脊柱畸形者。

9. Ⅱ类或Ⅲ类肥胖（BMI>35.0kg/m²）。

10. 患者的依从性差,不能配合医师治疗或定期随访。

11. 未治疗的精神病或心理状况无法配合治疗者。

12. 没有家庭支持或社会保障的患者。

13. 营养和功能状况差,康复潜力差。

14. 近6个月内仍然持续的严重不良嗜好,如对酒精、烟草或麻醉药等依赖。

### （三）移植时机的选择

对于终末期肺疾病患者,根据临床、实验室检查、肺功能和心脏超声检查等评估患者的存活,当患者2~3年的生存率<50%和/或按照NYHA（纽约心脏协会）心功能Ⅲ至Ⅳ级水平者应该考虑进行肺移植评估。

尤其是特发性肺间质纤维化、囊性纤维化或特发性肺动脉高压患者相对于肺气肿或艾森门格综合征患者来说能够耐受等待供体的时间更短,应及早进行肺移植评估。

1. 慢性阻塞性肺疾病

（1）肺移植评估标准:①尽管给予最大限度的治疗（包括药物治疗、肺部康复治疗、氧疗）,疾病仍在进展;②患者不适合肺减容手术;③BODE指数5~6;④$PaCO_2$>50mmHg（6.6kPa）和/或$PaO_2$<60mmHg（8kPa）;⑤$FEV_1$<25%。

（2）肺移植标准:①BODE指数≥7;②$FEV_1$<15%~20%;③每年病情加重3次或3次以上;④一次严重的急性呼吸衰竭伴有高碳酸血症;⑤中至重度的肺动脉高压。

2. 肺纤维化

（1）肺移植评估标准:①普通型间质性肺炎（UIP）或者纤

维化型非特异性间质性肺炎的影像学或病理学诊断依据；②用力肺活量（FVC）<预计值的 80% 或者一氧化碳弥散量（$D_LCO$）<预计值的 40%；③呼吸困难或者需要吸氧；④对于其他类型间质性肺疾病，如果经过积极的临床治疗无法有效改善呼吸困难、氧需求和 / 或肺功能时。

（2）肺移植标准：①FVC 在 6 个月内下降 >10%；②$D_LCO$ 在 6 个月内下降 >15%；③6 分钟步行试验中氧饱和度下降至 88% 以下或者步行距离 <250m 或者在随访 6 个月内行走距离下降 >50m；④右心导管检查或者二维超声心动图检查发现肺动脉高压；⑤因为呼吸困难、气胸或者急性发作需住院治疗。

3. 肺动脉高压 / 肺血管疾病

（1）肺移植评估标准：①升级治疗后心功能 NYHA Ⅲ 或 Ⅳ级；②疾病迅速进展；③经过靶向药物治疗临床症状或心功能无改善；④已知或是可疑的肺静脉闭塞症（pulmonary veno-occlusive disease，PVOD）或肺毛细血管瘤（pulmonary capillary hemangiomatosis，PCH）。

（2）肺移植标准：①包括前列腺素在内的药物联合治疗至少 3 个月，心功能Ⅲ级或Ⅳ级；②心排血指数（CI）<2L/（min·m$^2$）；③右心房压（RAP）>15mmHg；④6 分钟步行试验 <350m；⑤发生明显咯血、心包积液，或者进行性右心衰竭的迹象（肾脏功能不全、胆红素升高、脑利钠肽升高等）。

## 二、器官分配评分

对于已经列入等待名单的患者，每 3~6 个月必须复查，更新临床资料和肺器官分配评分（lung allocation score，LAS），以便患者在必要时能够加快移植步伐。

肺移植评估是一个烦琐的过程，首先要确定移植候选人的疾病诊断和治疗，其次还要确定影响预后的风险因子。患者需做全面的实验室检查、超声心动图、放射学检查和心导管检查，另外，患者还必须做相应年龄段的高发肿瘤筛查。除了呼吸内科、移植科会诊,还需要做精神心理疾病方面的筛查。肺移植术前评估内容详见表 43–1。

表 43–1 肺移植术前评估内容

| 会诊 |
| --- |
| 移植肺科医师:移植候选、风险因子评估和修正、术前处理 |
| 移植外科医师:移植候选、风险因子评估和修正 |
| 社会工作者:社会经济评估、必要时协商资金募集 |
| 精神病科医师:精神健康评估、药瘾筛查、药物依从性评估 |
| **实验室检查** |
| 生化代谢检查、全血细胞计数、凝血高凝筛选 |
| 病原学血清检查(人类免疫缺陷病毒、肝炎病毒、巨细胞病毒、单纯疱疹病毒等) |
| ABO 血型和筛选人类白细胞抗原、群体反应性抗体 |
| **影像学检查** |
| 胸部放射学 |
| 高分辨率 CT 扫描 |
| 通气 / 血流灌注扫描 |
| 钡餐检查 |
| **心血管检查** |
| 超声心动图 |
| 心电图 |
| 6 分钟步行试验 |
| 心导管检查 |
| **相应年龄段恶性肿瘤筛查** |
| 肠镜检查 |
| 乳房钼靶检查 / 子宫颈涂片检查 |
| 前列腺癌筛查 |
| **健康教育** |
| 患者、家庭成员、相关人员健康教育 |

### 三、重症患者向肺移植的过渡

由于肺部疾病本身的进展或者出现的严重并发症,列入移植等待名单的患者经常会出现病情急剧恶化而危及生命的情形,并且由于供体获取时间的不确定性,因此往往需要采取一些能够维持生命的临时措施,如体外膜氧合(ECMO)或无泵肺辅助装置等,以争取时间过渡到肺移植。

### 四、肺移植术后常见并发症及其处理

肺移植术后常见并发症按照时相分布分为:即刻(<24 小时)、早期(24 小时至 1 周)、中期(8 天至 2 个月)、晚期(2~4 个月)和远期(>4 个月)。此外,并发症还主要包括免疫抑制剂的毒副作用,如肾功能不全、骨质疏松、术后远期胃肠道并发症、神经系统并发症、心血管系统并发症等。

**(一)即刻发生的并发症(<24 小时)**

1. 监护相关操作引起的并发症　气管插管引起的纵隔气肿、气胸,肺气肿,机械通气导致的气压伤,放置中央静脉导管或 Swan-Ganz 导管可能导致的气胸,失血性事件,如血胸、内部和胸腔外血肿,心律不齐。胸管放置不当导致无效引流。

2. 供受体大小不匹配　供受体之间肺或胸腔的大小不匹配,会导致机械并发症,如肺不张。这些并发症在术后是立即显现的。因肺气肿而接受单肺移植的患者,会感到供肺相对患者的胸腔而显得小,但供肺和受者胸腔大小差异在 10%~25% 之间是可以接受的。

3. 超急性排斥反应　受体体内预存的针对供体 ABO 血型抗原和同种异体 HLA 抗原的抗体,在超急性排斥反应中发挥重要作用。在肺移植术后可立即出现,并迅速发展,甚至导致死亡。

**(二)早期并发症(24 小时至 1 周)**

1. 缺血再灌注　缺血再灌注损伤是一种非心源性肺水肿,

临床上表现为原发性移植物功能障碍（primary graft dysfunction，PGD），是移植后早期发病率和死亡率的首要原因，通常发生于移植后 24 小时，高峰可延迟至术后第 4 天，大部分患者在术后 1 周开始明显缓解。水肿可能会持续到术后 6 个月，但在大多数肺移植受者，术后 2 个月左右可完全清除。

2. 急性胸腔并发症　气胸、血胸、胸腔积液、脓胸、持久或临时漏气是术后早期常见并发症，发生率为 22% 左右。

### （三）中期并发症（8 天至 2 个月）

1. 急性排斥反应　急性排斥反应通常由细胞免疫介导，发生在术后第 2 周。反复发作的急性排斥反应被认为是闭塞性细支气管炎的诱发因素。胸部高分辨率 CT 表现为小叶间隔增厚、胸腔积液和毛玻璃样影，在急性排斥反应的诊断中具有 35%~65% 的敏感性。尤其是经甲泼尼龙治疗后，48 小时内影像学明显改善者更倾向为急性排斥反应。

目前，经支气管肺活检，可明确血管、气管周围炎症或淋巴细胞浸润，是诊断的金标准。

2. 气道并发症　肺移植术后气道并发症有 6 种基本类型：吻合口狭窄、裂开、肉芽增生、气管支气管软化、吻合口瘘、吻合口感染。

3. 感染　感染是肺移植术后发病和死亡率居首位的原因，并可发生于移植后任何时间。肺移植术后第 1 个月是肺部感染发生的高峰，6 个月后风险随之下降。

### （四）原发性晚期并发症（2~4 个月）

1. 支气管狭窄　气管软化和支气管吻合口狭窄通常出现在肺移植术后 4 个月。

2. 巨细胞病毒感染及其他呼吸道病毒感染　巨细胞病毒（CMV）是肺移植术后最重要的病原微生物。社区获得性呼吸道病毒发生率很高，症状轻重不一，合并细菌和真菌感染时病情严重。社区获得性呼吸道病毒包括：小 RNA 病毒（鼻病毒和肠病毒），冠状病毒科（冠状病毒），副黏病毒科（呼吸道合胞病毒、副流感病毒、肺炎病毒），正黏病毒科（流行性感冒样病毒A、B），腺病毒科（腺病毒）等。

3. 曲霉菌感染　曲霉菌感染可以进一步被分为支气管吻合口感染、支气管感染、侵袭性肺部感染或播散感染，最常见的曲霉菌是烟曲霉（91%）。肺移植术后曲霉菌感染的高峰集中在术后3个月内，75%的曲霉菌感染出现在气道，而18%为肺实质侵袭性感染，7%为全身播散性感染。侵袭性曲霉菌感染的总体死亡率为52%，而肺侵袭性曲霉菌感染的死亡率为82%。然而，黄曲霉和黑曲霉感染的发生率为2%，不同种类曲霉菌混合感染达5%。

4. 肺动脉栓塞和梗死　肺血栓栓塞事件往往发生在移植后4个月内，据报道发病率为27%。

**（五）远期并发症（>4个月）**

远期并发症包括：①结核分枝杆菌或非结核分枝杆菌感染；②慢性排异反应；③机化性肺炎；④移植后淋巴组织增生症。

（张 稷）

## 参考文献

[1] Weill D, Benden C, Paul A, et al. A consensus document for the selection of lung transplant candidates: 2014-An update from the pulmonary transplantation council of the international society for heart and lung transplantation[J]. J Heart Lung Transplant, 2015, 34(1): 1-15.

[2] Yusen RD, Christie JD, Edwards LB, et al. The Registry of the International Society for Heart and Lung Transplantation: Thirtieth Adult Lung and Heart-Lung Transplant Report--2013; focus theme: age[J]. J Heart Lung Transplant, 2013, 32(10): 965-978.

# 第 44 章

# 烟 草 依 赖

**培训目标:**

（1）掌握烟草依赖的定义、诊断。

（2）熟悉烟草依赖的治疗。

## 一、定义

尼古丁是一种可导致躯体依赖和耐受的强效精神活性物质,在缺乏尼古丁时,吸烟者产生对香烟的渴求并出现尼古丁戒断症状的现象称为烟草依赖。

尼古丁被吸收进入血管后,会迅速分布到整个身体里,在吸入烟雾的 10~20 秒内,尼古丁就会到达中枢神经系统的组织中。尼古丁在中枢与位于腹侧核的尼古丁乙酰胆碱受体的 $\alpha_4\beta_2$ 亚单位结合,在伏隔核产生多巴胺。多巴胺的释放,让尼古丁使用者产生愉悦感,并引起强烈的驱动力,让使用者不断重复相同行为以带来愉悦感。这种奖赏效应使人体产生躯体依赖和心理依赖。躯体依赖表现为戒断综合征,包括烦躁不安、易怒、焦虑、情绪低落、注意力不集中、失眠、心率降低、食欲增加等。心理依赖俗称"心瘾",表现为对药物的强烈渴求。

## 二、诊断

确诊烟草依赖通常需要在过去 1 年的时间内体验过或表现出下列 6 条中的至少 3 条:①强烈渴求吸烟;②难以控制吸烟行为;③当停止吸烟或减少吸烟量后有时会出现戒断症状;

④出现烟草耐受表现，即需要增加吸烟量才能获得过去吸较少烟量即可获得的吸烟感受；⑤为吸烟而放弃或减少其他活动及喜好；⑥不顾吸烟的危害而坚持吸烟。

## 三、病情评价

评估烟草的使用和暴露不仅可增加医患之间进行吸烟相关话题讨论的可能性，并能提高戒烟率。目前应用 Fagerström 尼古丁依赖性评分表（表 44-1）来评估尼古丁依赖程度。

表 44-1　Fagerström 尼古丁依赖性评分表

| 评估内容 | 0 分 | 1 分 | 2 分 | 3 分 |
|---|---|---|---|---|
| 早晨醒来后多长时间吸第一支烟？ | >60 分钟 | 31~60 分钟 | 6~30 分钟 | 5 分钟以内 |
| 您是否在很多禁烟场所感到很难控制吸烟的需要？ | 否 | 是 | | |
| 您最不想放弃的是哪一支烟？ | 其他时间 | 早晨第一次 | | |
| 您每天吸多少烟？ | 10 支 | 11~20 支 | 21~30 支 | ≥31 支 |
| 您是否在早晨醒来后的第一小时内吸烟最多？ | 否 | 是 | | |
| 如果您患病卧床是否还会吸烟？ | 否 | 是 | | |

注：积分 0~3 分为轻度依赖；4~6 分为中度依赖；≥7 分提示重度依赖

## 四、治疗

### （一）动机干预

增强戒烟动机的主要治疗作用是使处于犹豫阶段的吸烟者提高戒烟动机，而不是帮助已有戒烟动机的吸烟者戒烟。目前普遍使用"5R"模型,以激发戒烟动机。

1. 相关性(Relevance) 激励信息如果与患者自身的情况(如先前的戒烟经历、疾病状态或对健康的担忧)相关,则会更为有效。

2. 风险(Risk) 应强调吸烟的急性和长期风险。若能将吸烟与患者目前的健康状况或疾病相关联,则最为有效。对于健康的患者,应将环境风险纳入考虑,如使其配偶和子女暴露于吸烟环境中从而增加其患病风险。还应告知吸烟者,吸烟者的子女更可能会吸烟。

3. 回报(Reward) 鼓励患者去发掘戒烟的潜在获益(如省钱、运动时可以表现得更好,以及改善子女和其他家庭成员的健康状况等)。

4. 阻碍(Roadblock) 请患者识别出戒烟的障碍或阻碍,并找出可以克服障碍的治疗方法(解决问题、药物治疗)。

5. 重复(Repetition) 对于没有戒烟动机的吸烟者,在其每次就诊时进行反复的激励干预。

**(二)戒烟干预**

戒烟治疗策略成功的三个要素:社会支持、药物治疗、技能训练或解决问题的技巧。对于准备戒烟的患者,应用5A干预模式帮助患者戒烟。

询问(Ask):询问目前的烟草使用情况及健康状况。

建议(Advice):建议戒烟。

评估(Assess):评估尝试戒烟的意愿,需要时评估烟草依赖程度。

帮助(Assist):帮助吸烟者戒烟。

安排(Arrange):安排随访。

1. 行为干预 在行为干预方面应指导患者制订一份行动计划。制订行动计划的第一步是设定一个戒烟日期,理想的戒烟日期应该被设定在2周以内。还应鼓励患者进行以下戒烟准备:

（1）把戒烟计划告知家人、朋友和同事，并明确请求他们的支持。

（2）避免在家中、车内和其他耗时较多的场合吸烟。

（3）回顾先前的戒烟尝试。哪些措施是有效的？哪些措施没起作用，且可能导致了复吸？

（4）预期的尼古丁戒断症状、吸烟诱因和"危险状况"。

2. 药物治疗　常用戒烟药物参见表 44-2，主要包括：

尼古丁替代治疗（nicotine replacement therapy，NRT）：含尼古丁的制剂，减少渴望及戒断症状，减少吸烟的奖赏效果。包括贴剂、咀嚼胶、鼻喷剂、口腔喷剂。

安非他酮（bupropion）：非典型抗抑郁药，通过作用于多巴胺受体及去甲肾上腺素通路发挥作用。可能有尼古丁拮抗作用，用于减少吸烟冲动。

去甲替林（nortirptyline）：三环类抗抑郁药，主要通过去甲肾上腺素通路发挥作用，用于减少吸烟冲动。可减少渴望及戒断症状，减少吸烟的奖赏效果。

伐尼克兰（varenicline）：尼古丁 $\alpha_4\beta_2$（乙酰胆碱受体，对尼古丁依赖形成非常重要）受体部分激动剂，与受体结合力大于尼古丁，用于减少吸烟冲动。

表 44-2　常用戒烟药物及主要副作用

| 药物 | 主要副作用 | 少见副作用 |
| --- | --- | --- |
| 尼古丁替代治疗 | 使用部位刺激症状 | 恶心、依赖 |
| 安非他酮 | 睡眠障碍 | 癫痫、荨麻疹 |
| 去甲替林 | 口干、嗜睡、便秘 | 心律不齐、药物相互作用 |
| 伐尼克兰 | 恶心、失眠、梦境异常、头痛 | 神经精神异常、自杀倾向 |

（侯小萌）

## 参考文献

[ 1 ] Sinha DN. World Health Organization Report on the Global Tobacco Epidemic, 2011: Warning about the dangers of tobacco [ EB/OL ]. [ 2020-03-21 ]. https://www.who.int/tobacco/global_report/2011/en/.

[ 2 ] Fagerström K. The epidemiology of smoking: health consequences and benefits of cessation [ J ]. Drugs, 2002, 62 ( Suppl 2 ): 1-9.

[ 3 ] Stead LF, Buitrago D, Preciado N, et al. Physician advice for smoking cessation [ J ]. Cochrane Database Syst Rev, 2013 ( 5 ): CD000165.

[ 4 ] Robinson MD, Laurent SL, Little JM Jr. Including smoking status as a new vital sign: it works! [ J ]. J Fam Pract, 1995, 40 ( 6 ): 556-561.

[ 5 ] Okuyemi KS, Ahluwalia JS, Wadland WC. The evaluation and treatment of tobacco use disorder [ J ]. J Fam Pract, 2001, 50 ( 11 ): 981-987.

# 第 45 章

# 职业环境性肺病

**培训目标：**

掌握职业环境性肺病的常见原因、临床特点、诊断与治疗方法。

## 一、概述

职业环境性肺病是一类由于工作场所或其他环境中有害物质暴露所导致的各种肺部疾病总称。按照不同临床表现和吸入物种类，主要职业环境性肺病分类如表 45-1 所示。

表 45-1 主要职业环境性肺病分类

| 主要种类 | 代表性致病源 |
| --- | --- |
| 气道疾病 | |
| 　职业性哮喘 | 二异氰酸酯、酸酐、木屑、动物源性致敏原、乳胶、刺激性气体、烟雾等 |
| 　慢性支气管炎 | 烟、灰尘、矿物粉尘、煤等 |
| 急性吸入损伤 | 刺激性气体、金属烟雾、燃烧产物 |
| 过敏性肺炎 | 细菌、真菌、动物蛋白、低分子化合物等 |
| 肺尘埃沉着病 | 石棉、二氧化硅、煤、钴、铍等 |
| 恶性肿瘤如肺癌、恶性胸膜间皮瘤等 | 石棉、氡等 |

## 二、肺尘埃沉着病

肺尘埃沉着病,又称尘肺,是一组由于长期吸入各种无机粉尘和矿物粉尘引起弥漫性肺间质病变为主要病变的疾病总称。按肺脏对粉尘的反应病理类型不同将无机 / 矿物粉尘分为三类:致纤维化粉尘如矽尘、石棉,非致纤维化粉尘如碳、铁、锡、锑等和混合性粉尘。按肺脏对粉尘反应病理类型不同可将尘肺分为纤维化性(如石棉沉着病、煤工尘肺等)、良性或惰性(如铁粉尘沉着肺、钡粉尘沉着肺、锡粉尘沉着肺)、肉芽肿性(如铍肺)、硬金属吸入相关巨细胞间质性肺炎(硬金属肺病)。下面主要介绍纤维化性尘肺。

1. 石棉相关胸膜肺疾病 石棉相关胸膜肺疾病由石棉纤维吸入引起。石棉因良好的耐火特性曾应用于工业和建筑业,有两种类型石棉纤维(表 45-2)。石棉所致常见胸膜及肺部临床表现特点见表 45-3。从最初暴露至发病有很长的潜伏期(15~40 年)。支气管镜检查支气管肺泡灌洗液(BALF)、经支气管肺活检(TBLB)可见石棉小体(图 45-1、图 45-2)提示石棉暴露。

2. 硅沉着病(矽肺) 是由游离二氧化硅粉尘吸入所致,以肺部广泛结节性纤维化为主的疾病。矽尘暴露常见于喷砂、岩石掘进、石英粉制造、制陶等工种。直径 5μm 以下的矽尘颗粒到达肺泡被肺泡巨噬细胞吞噬产生炎症的过程逐渐导致肺进行性纤维化。此外,二氧化硅粉尘暴露还增加分枝杆菌感染风险(结核)、肺癌风险以及结缔组织病风险(常见系统性硬化、类风湿关节炎)。

### 表 45-2 石棉纤维分类及特征

| 纤维 | 结构 | 特性 | 致恶性疾病风险 |
|---|---|---|---|
| 蛇纹石石棉纤维 | 卷曲 | 易被巨噬细胞降解 | 低 |
| 角闪石石棉纤维 | 直棒状 | 几乎不被巨噬细胞降解 | 高 |

表45-3 石棉暴露所致胸膜及肺临床表现

| 石棉相关胸膜肺疾病 | 潜伏期 | 临床特点 | 胸部影像学 | 特点 |
|---|---|---|---|---|
| 良性石棉性胸腔积液 | <1年至>40年 | 2/3无症状,也可出现胸痛、胸闷等 | 90%单侧 | 渗出液,多为血性,多3~4个月后自发缓解或形成胸膜增厚、胸膜纤维化 |
| 胸膜斑 | 10~40年 | 无症状 | 胸膜局限部分增厚,常见于双侧6~10肋胸膜和膈胸膜,可见钙化 | 非常常见,约50%有暴露史患者可出现 |
| 胸膜纤维化 | >20年 | 无症状 | 单侧基底部胸膜增厚开始,逐渐发展为双侧 | |
| 圆形肺不张 | >20年 | 无症状 | 紧贴胸膜的肿块影,可见"彗星尾征" | 局部脏、壁胸膜反折致肺不张 |
| 恶性间皮瘤 | ≥15年 | 胸痛、咳嗽、气短 | 单侧胸膜结节、肿块,结节状或弥漫性胸膜增厚,可见胸腔积液 | |
| 石棉沉着病(石棉肺) | 10~40年 | 气短,双下肺爆裂音 | 胸片:双下肺分布为主网状结节影 HRCT(图45-3):①双下肺胸膜下小叶内间隔和小叶间间隔增厚,可见牵张支气管扩张,蜂窝少见;②常见胸膜下点状、分支状小叶中心结节影;③常见线状密度增高影;④伴胸膜增厚、胸膜斑 | 线状密度增高影为脏层胸膜纤维化所致 |

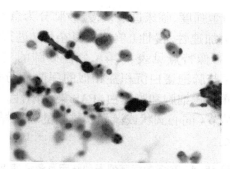

图 45-1　支气管肺泡灌洗液中可见黄褐色呈哑铃状的石棉小体
（系表面有铁蛋白沉积的石棉纤维）

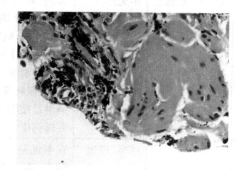

图 45-2　经支气管镜肺活检，镜下可见黄褐色石棉小体切面

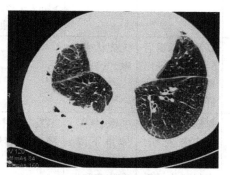

图 45-3　石棉肺胸高分辨率 CT 可见胸膜下点状、分支状小叶
中心结节影和线状密度增高影，胸膜下小叶内间隔增厚

　　按暴露粉尘强度、临床进展快慢,矽肺分为急性(又称矽性蛋白沉着症)、加速性、慢性(单纯和复杂性/进行性大块纤维化),其临床、影像特点见表 45-4。急性矽肺的支气管肺泡灌洗液检查可见与肺泡蛋白沉积症相似的浑浊米汤样或乳状,镜下可见泡沫样吞噬细胞和脂蛋白,PAS 染色阳性。慢性矽肺病理上可见矽结节(同心圆状或漩涡状排列的玻璃样变的胶原纤维)和纤维化。

表 45-4　硅沉着病肺部表现临床及影像特点

| 按进展分类 | | 暴露 | 临床特点 | 胸部影像学 |
|---|---|---|---|---|
| 慢性 | 单纯 | 低-中度暴露后 10~20 年出现 | 多无症状 | 双侧、对称性、小叶中心和淋巴管周围的边界清楚的小结节(直径多 <1cm),双上叶背侧为主;胸膜下肺实质结节融合(实质假胸膜斑);肺门纵隔淋巴结增大,常可见蛋壳样钙化 |
| | 复杂性 | | 咳嗽、气短 | 在单纯基础上出现胶原结节,融合进展为进行性块状纤维化,呈直径 >1cm 片影或肿块影;肿块旁可见瘢痕旁肺气肿 |
| 加速性 | | 高浓度暴露后 5~10 年快速出现进行性大块纤维化 | 无症状或咳嗽、气短 | |
| 急性 | | 暴露后数周至 5 年内发病,通常与高浓度大量粉尘暴露相关 | 咳嗽、气短、体重下降、乏力,有时有胸痛和发热 | 多发小叶中心结节影;弥漫磨玻璃影,有时可见"铺路石征";实变影 |

3. 煤工尘肺　由煤尘颗粒吸入并沉积,到达肺泡后引起煤斑形成。多见于采煤工、选煤工、煤炭装卸工,发病工龄多在10年以上,单纯性煤工尘肺者工龄可在20年以上,进展缓慢,而加速性煤工尘肺者(复杂性煤工尘肺的一个亚类,患者通常较年轻,影像上较快出现进行性块状纤维化表现)工龄可短于10年。单纯吸入煤尘较少,多为煤尘和矽尘混合粉尘吸入。因而煤工尘肺分为煤肺和煤矽肺。煤肺影像学表现与矽肺类似,也分为单纯性煤肺和复杂性煤肺两种形式。单纯性煤工尘肺表现为双上叶背侧为主多发小结节影,与单纯矽肺类似。最终这些病变融合成进行性块状纤维化呈大片影或肿块影,形成复杂性煤肺。但病理上煤肺与矽肺不同,无矽结节而是形成煤斑,为吞噬煤尘的巨噬细胞沉积在呼吸性细支气管及肺泡并见胶原纤维增生。

### 三、职业性哮喘

职业性哮喘(occupational asthma, OA)是一种成年期起病的,由工作场所中特定暴露引起的,以可变气流受限、气道高反应性和气道炎症为特点的工作相关性哮喘。占成年发作哮喘的10%~15%。分为两类:一类由工作场所暴露原致敏导致的变应性或免疫性哮喘称为致敏物诱导的OA,另一类由工作场所刺激物导致的非变应性或非免疫性哮喘称为刺激物诱导的OA。两类临床特征区别见表45-5。

1. 症状　典型症状与非职业性哮喘相同,包括咳嗽、咳痰、胸闷、呼吸困难、喘鸣等。肺外症状包括工作相关性鼻炎、结膜炎和变应性接触性皮炎、荨麻疹等。体格检查可闻及哮鸣音。

2. 诊断　第一步为确定哮喘诊断,第二步为确定哮喘是由职业致喘物引起。最常用方法包括监测工作期间和非工作期间的呼气峰流速、连续肺量计检查、非特异性支气管反应性评估(测定患者在工作场所和远离工作场所后或抗原暴露前后支气

**表 45-5　致敏物诱导 OA 与刺激物诱导 OA 临床特征**

| 临床特征 | 致敏物诱导 OA | 刺激物诱导 OA |
|---|---|---|
| 潜伏期 | 有 | 无 |
| 起病 | 数月至数年 | 数小时至数日 |
| 暴露 | 完全抗原：高分子量致敏原（>10kD）如动物蛋白、植物蛋白、面粉、酶类<br>不完全抗原：低分子量化合物如甲醛、异氰酸酯、偏苯三酸酐、过硫酸盐、清洁剂等，木屑 | 刺激性气体、烟雾、气溶胶等 |
| 免疫反应介导 | 是 | 不是 |
| 病理 | 与哮喘类似 | 急性期：气道黏膜上皮脱落和黏膜下层纤维素性出血渗出<br>慢性期：上皮再生修复、基底膜胶原沉积增厚 |
| 症状特点 | 工作时出现，周末或假期减轻 | 明确的暴露后数小时至数日出现症状，可伴喉部、鼻部烧灼感 |

管激发试验的变化）、皮肤和免疫检测。若诊断仍不能明确可推荐至专门机构进行特异性支气管激发试验（应用低剂量职业致喘物进行激发试验，绘制剂量反应曲线）。

3. 治疗　彻底完全避免暴露致敏原是职业性哮喘治疗的最佳措施，药物治疗与非职业性哮喘指南基本一致。

4. 预后　通常在停止暴露后逐渐改善，大约在 2 年后达到稳定，但大多数患者即使停止暴露多年后仍未完全缓解。

（王　平）

## 参考文献

[1] Seaman DM, Meyer CA, Kanne JP. Occupational and environmental lung disease[J]. Clin Chest Med, 2015, 36(2): 249-268.

[2] Satija B, Kumar S, Ojha UC, et al. Spectrum of high-resolution computed tomography imaging in occupational lung disease[J]. Indian J Radiol Imaging, 2013, 23(4): 287-296.

[3] Gulati M, Redlich CA, Rom WN, et al. Part V: occupational and environmental disorders[M]//Fishman AP, Elias JA, Fishman JA, et al. Fishman's Pulmonary Diseases and Disorders. 4th ed. New York: The McGraw-Hill Companies, Inc., 2008: 931-1061.

## 第 46 章

# 放射性肺损伤

**培训目标：**

掌握放射性肺损伤的临床特点、诊断与治疗方法。

## 一、定义

恶性肿瘤（如乳腺癌、肺癌及血液系统恶性肿瘤）患者，接受胸部放射治疗后，在放射野内的正常肺组织受到损伤而引起的炎症反应，称为放射性肺损伤（radiation-induced lung injury，RILI）。RILI 包括两个阶段：急性期表现为放射性肺炎，慢性期表现为放射性肺纤维化，二者是 RILI 一个连续过程的两个阶段。RILI 是最重要的放疗剂量限制性毒性之一。

## 二、临床表现

急性放射性肺炎所引起的症状，通常发生于放疗后 4~12 周，而晚期放射性肺纤维化，症状出现于放疗后 6~12 个月。主要表现为气短、干咳、发热（多为低热），少数可有胸痛。症状可早于影像学。

## 三、辅助检查

影像学表现为相应放射区域内的磨玻璃影、斑片影、实变影、支气管充气征、蜂窝样改变、索条影、肺容积减少，以及胸膜增厚（图 46-1）。

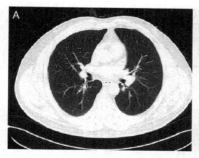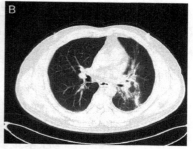

**图 46-1　小细胞肺癌患者同步放化疗过程中及同步放化疗后胸部 CT**

A. 同步放化疗过程中胸部 CT；B. 同步放化疗后 3 个月
胸部 CT 提示左肺放射性肺炎

### 四、诊断标准

1. 既往有肺接受放疗照射病史，多发生于从放疗开始后 6 个月内。

2. CT 影像学改变主要为局限在照射区域内的斑片影、支气管充气征、条索影、肺实变影或蜂窝样改变，少数患者同时伴有放射区域外的相应影像学改变。

3. 至少有咳嗽、气短、发热等临床症状之一，且上述症状为放疗后新出现或较前加重。

4. 排除上述症状由下列因素所致　肿瘤进展、肺部感染（细菌、真菌或病毒）、慢性阻塞性肺疾病急性加重、心源性疾病、肺梗死、贫血、药物性肺炎等。

### 五、严重程度分级（CTCAE 4.0 分级）

放射性肺损伤严重程度分级见表 46-1。

### 六、治疗

1. 根据严重程度分级进行相应治疗。

**表 46-1 放射性肺损伤严重程度分级（CTCAE 4.0 分级）**

| 肺损伤表现 | 1级 | 2级 | 3级 | 4级 | 5级 |
|---|---|---|---|---|---|
| 肺炎 | 无症状；仅有临床或影像学改变，无须治疗 | 有症状；需要药物治疗；工具性日常生活活动受限 | 有严重症状；个人日常生活活动受限；需吸氧 | 有危及生命的呼吸症状；需紧急处理（机械通气） | 死亡 |
| 肺纤维化 | 轻度乏氧；影像学上肺纤维化改变不超过全肺25% | 中度乏氧；有肺动脉高压证据；肺纤维化改变占全肺的25%~50% | 重度乏氧；有右心衰竭证据；肺纤维化改变占全肺50%~75% | 危及生命的并发症；肺部明显蜂窝肺改变，范围超过全肺的75% | 死亡 |

1级：观察。

2级：无发热，密切观察 ± 对症治疗 ± 抗生素；伴发热、CT上有急性渗出性改变者或有中性粒细胞比例升高，对症治疗 + 抗生素 ± 糖皮质激素。

3级：糖皮质激素 + 抗生素 + 对症治疗，必要时吸氧。

4级：糖皮质激素 + 抗生素 + 对症治疗 + 机械通气支持。

2. 糖皮质激素的应用 适用于 3 级和 4 级 RILI，部分伴有发热或 CT 上有急性渗出性改变的 2 级症状性 RILI 也可考虑使用。

根据病情轻重，以及症状控制情况调整个体化用药，可考虑泼尼松 30~40mg/d，也可给予泼尼松 1mg/（kg·d）。按照该等效剂量足量给药 2~4 周，症状及影像学好转，并稳定 1 周以上，可逐渐减量（每周减量 10~15mg）。

3. 抗生素使用 适用于 3 级和 4 级 RILI，以及症状严重的部分 2 级症状性 RILI。主要用于预防感染，尤其是在激素应用的同时，建议使用非限制性抗生素。如考虑合并感染，需积极获取病原学,采用针对性抗生素。

4. 对症治疗　止咳、化痰、平喘、吸氧等治疗。

（徐　燕）

## 参考文献

［1］王绿化,傅小龙,陈明,等. 放射性肺损伤的诊断及治疗［J］. 中华放射肿瘤学杂志, 2015, 24（1）: 4-9.

［2］Ghafoori P, Marks LB, Vujaskovic Z, et al. Radiation-induced lung injury. assessment, management, and prevention［J］. Oncology（Williston Park）, 2008, 22（1）: 37-47.

［3］Giridhar P, Mallick S, Rath GK, et al. Radiation induced lung injury: prediction, assessment and management［J］. Asian Pac J Cancer Prev, 2015, 16（7）: 2613-2517.

［4］Benveniste MF, Welsh J, Godoy MC, et al. New era of radiotherapy: an update in radiation-induced lungdisease［J］. Clin Radiol, 2013, 68（6）: e275-e290.

［5］Ghaye B, Wanet M, El Hajjam M. Imaging after radiation therapy of thoracic tumors［J］. Diagn Interv Imaging, 2016, 97（10）: 1037-1052.

# 第 47 章

# 结缔组织病的呼吸系统表现

**培训目标：**

掌握常见结缔组织病相关肺疾病的诊断与治疗。

## 第1节　结缔组织病呼吸系统受累概论

### 一、常见的可以累及呼吸系统的结缔组织疾病

1. 系统性硬化（systemic sclerosis/scleroderma，SSc）。

2. 炎性肌病　皮肌炎/多发性肌炎（dermatomyositis and polymyositis，DM/PM）。

3. 干燥综合征（Sjögren syndrome，SS）。

4. 类风湿关节炎（rheumatoid arthritis，RA）。

5. 系统性红斑狼疮（systemic lupus erythematosus，SLE）。

6. 混合性结缔组织病（mixed connective tissue disease，mCTD）。

### 二、结缔组织病常见血清标志物

结缔组织病（connective tissue disease，CTD）常见血清标志物参见表 47-1。

表 47-1 结缔组织病的相关抗体

| 抗体 | 相关结缔组织病 |
|---|---|
| 抗核抗体（ANA） | 见于多种结缔组织病：系统性红斑狼疮、系统性硬化、干燥综合征、皮肌炎/多发性肌炎 |
| 抗双链 DNA 抗体（dsDNA） | 系统性红斑狼疮 |
| 抗 Ro 抗体（SSA） | 干燥综合征、系统性红斑狼疮、肌炎 |
| 抗 La 抗体（SSB） | 干燥综合征，系统性红斑狼疮约 15% 阳性 |
| 抗 DNA 拓扑异构酶 1 抗体（Scl-70） | 系统性硬化 |
| 抗 CCP 抗体（CCP） | 类风湿关节炎 |
| 类风湿因子（RF） | 类风湿关节炎、多种结缔组织病 |
| 抗 U1 小核糖核酸（RNP）抗体 | 混合性结缔组织病 |
| 抗 tRNA（Jo-1，EJ，PL7）抗体 | 皮肌炎、多发性肌炎、抗合成酶抗体综合征 |

## 三、结缔组织病呼吸系统受累的特征

结缔组织病可以累及呼吸系统各个部位，如肺间质、气道、胸膜、肺血管、呼吸肌。不同结缔组织病呼吸系统受累特征不同（表 47-2）。

表 47-2 结缔组织病呼吸系统受累的特征

| 结缔组织病 | 间质性肺疾病 | 气道 | 胸膜 | 肺血管 | 肺泡出血 | 呼吸肌 |
|---|---|---|---|---|---|---|
| 系统性硬化 | +++ | - | - | +++ | | |
| 多发性肌炎/皮肌炎 | +++ | - | - | + | - | ++ |

续表

| 结缔组织病 | 间质性肺疾病 | 气道 | 胸膜 | 肺血管 | 肺泡出血 | 呼吸肌 |
|---|---|---|---|---|---|---|
| 原发性干燥综合征 | ++ | ++ | + | + | - | - |
| 类风湿关节炎 | ++ | ++ | + | + | - | - |
| 系统性红斑狼疮 | + | + | +++ | + | ++ | + |
| 混合性结缔组织病 | ++ | + | + | ++ | - | + |

### 四、结缔组织病相关间质性肺疾病

1. 结缔组织病呼吸系统受累最常见表现是间质性肺疾病（ILD）。

2. 间质性肺疾病（ILD）可能是结缔组织病（CTD，如皮肌炎或抗合成酶综合征）的首发表现。

3. 结缔组织病相关间质性肺疾病（CTD-ILD）病理类型（表 47-3）多种多样。每种 CTD 病理类型及发生率不同。病理类型不同，临床、影像表现、疗效及预后各不相同。

表 47-3　CTD-ILD 的病理类型

| CTD-ILD | UIP | NSIP | OP | DAD | LIP |
|---|---|---|---|---|---|
| 系统性硬化 | ++ | ++++ | + | + | - |
| 多发性肌炎 / 皮肌炎 | ++ | ++++ | ++ | ++ | - |
| 原发性干燥综合征 | + | + | + | + | +++ |
| 类风湿关节炎 | ++ | + | + | + | - |
| 系统性红斑狼疮 | + | ++ | + | ++ | |
| 混合性结缔组织病 | + | ++ | - | - | - |

注：CTD-ILD：结缔组织病相关间质性肺疾病；DAD：弥漫性肺泡损伤；LIP：淋巴细胞性间质性肺炎；NSIP：非特异性间质性肺炎；OP：机化性肺炎；UIP：普通型间质性肺炎

4. 肺功能表现为限制性通气功能障碍,弥散障碍。

5. 胸部 HRCT 表现(详见相关章节)

(1)磨玻璃影提示细胞型非特异性间质性肺炎(NSIP),也可见于急性间质性肺炎(AIP)和脱屑性间质性肺炎(desquamative intersitial pneumonia, DIP)。

(2)网格影、牵张性支气管扩张提示纤维型 NSIP 或普通型间质性肺炎(UIP)。

(3)蜂窝肺提示 UIP。

(4)薄壁囊状影和小结节影提示淋巴细胞性间质性肺炎(LIP)。

(5)片状实变影提示机化性肺炎(OP)/闭塞性细支气管炎伴机化性肺炎(BOOP)或感染。

6. CTD-ILD 的诊断

(1)原发病诊断需根据各种风湿病分类标准。

(2)通常综合临床表现、肺功能、胸部 HRCT 可以诊断 CTD-ILD。

(3)支气管镜肺泡灌洗的价值在于除外某些疾病,如感染、肺泡出血、嗜酸性粒细胞性肺炎。

(4)支气管镜活检对感染、肉芽肿疾病、肿瘤可能有帮助,但对诊断 ILD 的病理类型几乎没有作用。

(5)在诊断不明确、外科肺活检可能改变治疗决策等情况下,少部分患者可能需要外科肺活检。

7. CTD 合并肺内阴影鉴别诊断

(1)CTD 肺受累:ILD、肺泡出血等。

(2)肺部感染:尤其是免疫抑制患者。

(3)药物相关肺损伤。

(4)肿瘤:某些 CTD 合并肿瘤的概率增高。

(5)其他:吸入性肺炎、肺水肿。

8. CTD-ILD 治疗

(1)缺少随机对照研究证据,尚无统一治疗方案。

（2）治疗方案选择，应综合考虑症状轻重缓急，胸部 CT 病变可逆程度和严重程度，肺功能损害程度，可能的病理类型，基础免疫病类型、严重程度及活动程度，以及医师对药物的熟悉程度等多方面因素。

（3）皮质激素是主要治疗手段，通常泼尼松起始剂量 0.5~1.0mg/（kg·d）。

（4）症状及肺功能损害明显，对初期治疗反应不佳，激素无法减量至较低水平，需要加用另一种免疫抑制剂。

（5）急性进行性加重、严重到危及生命的 CTD-ILD，可予激素冲击治疗，并加用环磷酰胺治疗。

# 第2节　系统性硬化（硬皮病）

## 一、临床特点

1. 雷诺现象　多数患者以雷诺现象为首发表现。

2. 皮肤病变　通常从手指及面部开始，向躯干延伸。皮肤增厚变硬，后期皮肤变薄。可有毛细血管扩张。面具脸，口周出现放射性沟纹。

3. 多系统受累　消化系统、呼吸系统、心脏、肾脏、神经肌肉、骨关节等受累。

## 二、呼吸系统表现

系统性硬化的呼吸系统表现见表 47-4，最常见的是间质性肺疾病和肺动脉高压。

表 47-4　系统性硬化的呼吸系统表现

| 常见/少见表现 | 临床表现 |
| --- | --- |
| 常见表现 | 间质性肺疾病 |
|  | 　非特异性间质性肺炎（NSIP） |
|  | 　普通型间质性肺炎（UIP） |
|  | 肺动脉高压 |
| 少见表现 | 吸入性肺炎 |
|  | 胸膜疾病 |
|  | 自发性气胸 |
|  | 药物相关肺损害 |
|  | 支气管肺癌 |
|  | 支气管扩张 |
|  | 肺静脉闭塞症（PVOD） |
|  | 呼吸肌受累 |
|  | 结节病 |

### 三、系统性硬化相关间质性肺疾病（SSc-ILD）

1. 病理类型　非特异性间质性肺炎（NSIP）最常见，其次是普通型间质性肺炎（UIP）。

2. HRCT 表现　典型表现为胸膜下和双下肺为主的网格影和磨玻璃影，可有牵拉性支气管扩张和蜂窝肺（图 47-1、图 47-2）。

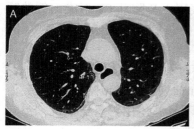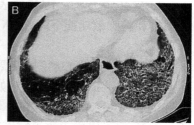

图 47-1　胸部 HRCT 显示胸膜下（A）和下肺为主（B）的
网格影和磨玻璃影，可见牵张性支气管扩张

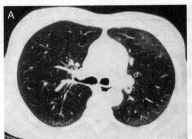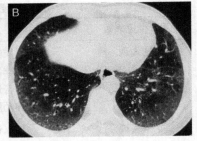

图 47-2　胸部 HRCT 显示胸膜下（A，B）和
下肺为主（B）的磨玻璃影

3. 治疗

（1）有数个随机对照研究证据，尚无统一治疗方案。

（2）皮质激素：宜用小剂量激素，大剂量激素可能会导致硬皮病肾危象；急症或重症患者，可予泼尼松起始剂量 0.5~1.0mg/（kg·d）。

（3）免疫抑制剂：环磷酰胺、吗替麦考酚酯或硫唑嘌呤。

（4）治疗指征：有呼吸道症状，有疾病活动或者进展证据，并且无禁忌证。

### 四、系统性硬化相关肺动脉高压

SSc 相关肺动脉高压（SSc-associated pulmonary arterial hypertension，SSc-PAH）是 SSc 患者的主要死亡原因之一。

1. 应怀疑为 SSc-PAH 的表现　与胸部 CT 不成比例的呼吸困难和肺弥散功能下降，血 N 末端脑钠肽前体（NT-proBNP）升高。

2. 诊断　超声心动图，必要时右心导管。

3. 治疗　扩张肺血管药，如前列环素类似物、内皮素受体拮抗剂和磷酸二酯酶抑制剂。不推荐使用钙离子拮抗剂治疗 SSc-PAH，但可以用于改善雷诺现象。

# 第 3 节　类风湿关节炎

## 一、临床特点

1. 晨僵。

2. 关节肿胀，累及多关节、小关节，包括腕、掌指、近端指间等关节，双侧对称。

3. 皮下类风湿结节。

4. 血清标志物，如类风湿因子（RF）、抗环瓜氨酸肽（CCP）抗体。

## 二、呼吸系统表现

类风湿关节炎（RA）的呼吸系统表现详见表 47–5。

表 47–5　类风湿关节炎的呼吸系统表现

| 累及部位 | 具体表现 |
| --- | --- |
| 肺实质 | 间质性肺炎<br>　普通型间质性肺炎<br>　非特异性间质性肺炎<br>　机化性肺炎<br>　淋巴细胞性间质性肺炎<br>肺结节<br>上肺纤维化 |
| 胸膜 | 胸膜炎<br>胸腔积液<br>气胸 |
| 气道 | 上气道梗阻（环杓关节炎）<br>支气管炎 / 细支气管炎<br>闭塞性细支气管炎 |

续表

| 累及部位 | 具体表现 |
| --- | --- |
| 气道 | 滤泡性细支气管炎<br>支气管扩张 |
| 肺血管 | 肺动脉高压<br>血管炎 |

1. 最常见为间质性肺疾病（ILD），其次为胸膜病变。

2. 类风湿关节炎相关间质性肺疾病（RA-ILD）

（1）危险因素：男性、年龄较大、吸烟和抗瓜氨酸化蛋白 / 肽抗体（ACPA）阳性。

（2）最常见的病理类型为普通型间质性肺炎（UIP），其次是非特异性间质性肺炎（NSIP）。

（3）类风湿关节炎相关普通型间质性肺炎（RA-UIP）预后与特发性肺纤维化（IPF）类似，比其他结缔组织病相关普通型间质性肺炎（CTD-UIP）差。

3. RA 相关胸腔积液

（1）慢性，单侧多见。

（2）胸腔积液葡萄糖显著降低是特征性改变。

（3）可能发生脓胸。

（4）长期胸腔积液可能存在胆固醇性积液（也称为假性乳糜性积液）。

4. 肺类风湿结节为 RA 特征性肺部表现。

5. 药物相关肺损伤，多种治疗 RA 的药物可以引起肺损伤，包括非甾体抗炎药、甲氨蝶呤、来氟米特、金制剂、青霉胺和生物制剂（如 TNF-α 抑制剂）。

## 三、治疗

1. 缺乏足够的研究证据和统一的治疗方案。

2. 治疗指征为年龄较轻，临床症状显著，胸部影像学（或肺活检）提示非 UIP 类型且可能对治疗有反应,随诊 1~3 个月后症状、肺功能或者胸部 CT 有恶化,治疗可能获益更大。

3. 口服泼尼松（或等效药物）开始治疗, 0.5~1.0mg/（kg·d）（以理想体重计）,通常不超过 60mg/d。于数周至数月内逐渐减少糖皮质激素的剂量。

4. 对全身性糖皮质激素治疗无反应或者糖皮质激素无法减量至较低水平,可加用免疫抑制剂。可选择的药物包括吗替麦考酚酯、硫唑嘌呤和环磷酰胺。

5. 暴发性起病的重症患者,排除感染后,可予大剂量糖皮质激素作为初始治疗（如甲泼尼龙 1g/d,连用 3~5 日）,并加用另一种免疫抑制剂。

6. 避免对 RA–ILD 患者使用甲氨蝶呤,因该药有引起肺毒性的风险。

# 第 4 节　系统性红斑狼疮

## 一、临床特点

1. 皮肤表现为蝶形红斑、盘状红斑、光过敏、口腔溃疡。
2. 非坏死性关节炎,无关节变形。
3. 浆膜炎。
4. 蛋白尿和细胞管型肾病。
5. 神经系统表现为癫痫和精神症状。
6. 血液系统表现为溶血性贫血,白细胞、淋巴细胞、血小板减低。
7. 自身抗体有 ANA（不特异）、抗 Sm 抗体、抗 dsDNA 抗体、抗磷脂抗体。

## 二、呼吸系统表现

系统性红斑狼疮（SLE）呼吸系统表现详见表 47–6。

**表 47-6　系统性红斑狼疮呼吸系统表现**

| 累及部位 | 具体表现 |
|---|---|
| 胸膜 | 干性胸膜炎 |
| | 胸腔积液 |
| 肺实质 | 急性狼疮性肺炎 |
| | 间质性肺炎 |
| | 　非特异性间质性肺炎（NSIP） |
| | 　机化性肺炎（OP） |
| | 　普通型间质性肺炎（UIP） |
| | 　淋巴细胞性间质性肺炎（LIP） |
| | 　弥漫性肺泡损伤（DAD） |
| 肺血管 | 肺动脉高压 |
| | 弥漫性肺泡出血 |
| | 抗磷脂抗体综合征继发肺血栓栓塞 |
| | 肺静脉闭塞症（PVOD） |
| 膈肌 | 膈肌功能障碍 |

1. SLE 胸膜受累比其他 CTD 更常见。

（1）约 50% 的 SLE 患者发生胸膜炎性胸痛，原因包括肌肉、结缔组织、肋软骨关节以及胸膜炎。

（2）胸腔积液 LDH 显著升高；白细胞和蛋白增高不明显、葡萄糖浓度略低于血清水平，不同于 RA 相关胸腔积液。

（3）诊断 SLE 胸膜炎必须除外其他原因所致的胸腔积液，如感染、充血性心力衰竭和尿毒症。

2. 急性狼疮性肺炎　是 SLE 的罕见表现，死亡率高。临床表现包括发热、咳嗽、呼吸困难，有时伴咯血或胸痛，胸片示肺部浸润，症状与肺部感染难以鉴别。

3. 肺萎缩综合征　表现为呼吸困难、胸膜炎性胸痛发作、肺容积进行性下降、膈肌抬高且胸部 CT 无间质纤维化或明显的胸膜疾病证据。

4. 间质性肺疾病　见表 47-6。

5. 肺泡出血　详见第 40 章。

### 三、治疗

1. 胸膜疾病　使用非甾体抗炎药（NSAIDs）、局部止痛药治疗。无效可予短期糖皮质激素治疗。

2. SLE 肺受累患者（ILD、急性狼疮性肺炎、肺泡出血）

（1）慢性间质性肺炎：糖皮质激素单用或联合另一种免疫抑制药物，包括硫唑嘌呤或吗替麦考酚酯，难治性可用环磷酰胺。

（2）快速进展、呼吸困难及低氧血症显著、呼吸衰竭时，初始治疗应给予大剂量糖皮质激素［如泼尼松 1~2mg/（kg·d）］；重症急性狼疮性肺炎和肺泡出血，可考虑激素冲击治疗（即甲泼尼龙 1g/d，持续 3 日）；同时加用环磷酰胺，6~12 个月后改为硫唑嘌呤或吗替麦考酚酯。

（3）积极寻找病原学证据，排除感染之前经验性广谱抗生素治疗。

3. 肺动脉高压治疗

（1）对非血栓栓塞性肺动脉高压的 SLE 患者，治疗同特发性肺动脉高压。

（2）免疫抑制治疗，部分 SLE 患者可能降低肺动脉压，且可能对有潜在的肺血管炎或伴发 ILD 的患者有效。

## 第 5 节　原发性干燥综合征

### 一、临床特点

1. 口干。

2. 眼干。

3. 干燥性角膜结膜炎,泪液分泌试验(Schirmer test)和角膜染色试验阳性。

4. 唾液腺受累的客观证据有腮腺造影和唾液流率。

5. 唇腺活检病理可见灶性淋巴细胞浸润。

6. 抗体有抗 SS-A 抗体、抗 SS-B 抗体、ANA 阳性,RF 增高。

## 二、呼吸系统表现

干燥综合征的呼吸系统表现详见表 47-7。

表 47-7　干燥综合征的呼吸系统表现

| 分类 | 表现 |
| --- | --- |
| 间质性肺疾病 | 淋巴细胞性间质性肺炎 |
|  | 非特异性间质性肺炎 |
|  | 普通型间质性肺炎(少见) |
|  | 机化性肺炎(少见) |
| 气道受累 | 干性气管(干咳) |
|  | 小气道疾病 |
|  | 滤泡性细支气管炎 |
|  | 缩窄性细支气管炎 |
| 其他 | 淀粉样变 |
|  | 淋巴增殖性疾病 |
|  | 恶性淋巴瘤 |
|  | 淋巴瘤样肉芽肿病 |

1. 淋巴细胞性浸润是原发性干燥综合征(primary Sjögren syndrome, pSS)的重要特点,因此 pSS 特征性的肺部表现为:LIP、滤泡性细支气管炎、结节性淋巴组织样增生、恶性淋巴瘤和淀粉样变。

2. ILD 是 pSS 中最常见的肺部表现。ILD 通常于 SS 发病后 5~10 年发生,也可以是 SS 的首发表现。NSIP 是 pSS-ILD

最常见的病理类型。LIP 是 pSS-ILD 特征性的病理类型,其他 CTD 较少见。

3. 气道受累,常见干性气管,气管支气管上皮腺体受累可导致呼吸道干燥,表现为干咳。pSS 小气道受累比其他 CTD 常见。

4. SS 相关肺部恶性疾病最常见的是非霍奇金淋巴瘤。

5. pSS 特征性的影像表现囊状影和小结节影提示 LIP;团块、结节影,小叶间隔增厚,纵隔淋巴结肿大,提示淋巴瘤和淀粉样变。

### 三、治疗

1. 经验性治疗,缺少对照研究。

2. 无症状、肺功能正常或者损害轻,可以随诊观察,6~12 个月复查肺功能和胸部 HRCT。

3. 有症状,或者症状、肺功能、胸部 HRCT 有加重的患者,可予激素治疗,泼尼松 1mg/(kg·d)(以理想体重计)。

4. 部分患者需要加用免疫抑制剂。

# 第6节　多发性肌炎/皮肌炎

## 一、临床特点

1. 对称性、四肢近端肌无力,肌痛。

2. 皮肤表现为向阳疹、Gottron 征、披肩征、技工手。

3. 特异性抗体为抗合成酶抗体(如 Jo-1 抗体)。

4. 肌电图和肌肉活检符合肌炎。

5. 抗合成酶综合征,有 1 个或多个抗氨酰 tRNA 合成酶抗体,并且具备以下 2 个或更多临床特征:肌炎、ILD、炎性多关节炎、技工手、发热和雷诺现象。

## 二、呼吸系统表现

多发性肌炎（PM）/皮肌炎（DM）的呼吸系统表现详见表 47-8。

**表 47-8　PM/DM 的呼吸系统表现**

| 分类 | 表现 |
| --- | --- |
| 间质性肺疾病 | 非特异性间质性肺炎 |
| | 机化性肺炎 |
| | 普通型间质性肺炎 |
| | 弥漫性肺泡损伤 |
| 肺血管 | 血管炎 |
| | 毛细血管炎/肺泡出血 |
| | 肺动脉高压 |
| 呼吸肌 | 呼吸衰竭 |
| | 肺不张 |
| 其他 | 吸入性肺炎 |
| | 肺癌 |

1. ILD 是 PM/DM 最常见的呼吸系统表现。

2. 肌病相关呼吸肌（肋间肌和膈肌）无力。

（1）加重呼吸困难。

（2）肺不张和咳嗽减弱增加误吸和肺部感染风险。

3. 口咽和食管功能障碍可能增加吸入性肺炎风险。

4. 自发性纵隔气肿是炎性肌病罕见但严重的并发症。

（1）发生率比其他 CTD 高，DM 比 PM 更常发生。

（2）几乎所有出现纵隔气肿的 DM 或 PM 患者都存在 ILD。

（3）无肌病性皮肌炎的自发性纵隔气肿发生率更高。

### 三、多发性肌炎 / 皮肌炎相关间质性肺炎（PM/DM-ILD）

1. ILD 发生于约 40% 的 DM/PM 患者,可能缓慢进展或急性快速进展。

2. 抗 Jo-1 抗体阳性患者 ILD 发生率高,恶性肿瘤相关炎性肌病患者较少发生 ILD。

3. NSIP 是 DM 和 PM 患者 ILD 最常见的组织病理学类型。

4. 无肌病性皮肌炎患者的 ILD 可表现为急性起病和迅速发作。

5. ILD 可发生于肌炎之前数月或数年,可与肌肉病变同时出现,或发生在之后数月。

### 四、治疗

1. 有症状的 PM/DM-ILD 患者,可予激素治疗,泼尼松 1mg/（kg·d）（以理想体重计）,一般不超过 80mg/d。

2. PM/DM-ILD 相对更重并且容易进行性加重（尤其是无肌病性皮肌炎和抗合成酶抗体综合征合并 ILD）,多数专家倾向于加用另一种免疫抑制剂。可以选择如硫唑嘌呤、吗替麦考酚酯,环磷酰胺通常用于病情较重的患者;上述治疗效果不佳可考虑他克莫司。

3. 急性进行性加重、呼吸衰竭的 ILD 患者,可以使用甲泼尼龙 1g/d 连续 3 天,同时加用环磷酰胺。

4. 其他治疗,如静脉免疫球蛋白、利妥昔单抗。

**（彭　敏）**

参考文献

[1] Fischer A, du Bois R. Interstitial lung disease in connective tissue disorders[J]. Lancet, 2012, 380 (9842): 689-698.

[ 2 ] Vij R, Strek ME. Diagnosis and treatment of connective tissue disease-associated interstitial lung disease [ J ]. Chest, 2013, 143 ( 3 ): 814-824.

[ 3 ] Dellaripa PF, Fischer A, Flaherty KR. Pulmonary manifestations of rheumatic disease: a comprehensive guide [ M ]. Berlin, Heidelberg: Springer, 2014.

# 第48章

# 呼吸系统遗传及发育异常

**培训目标：**

（1）掌握呼吸系统发育异常的常见类型。

（2）掌握呼吸系统遗传性疾病的诊断方法。

（3）熟悉常见呼吸系统遗传性疾病的临床特征、诊断与治疗，如囊性纤维化、$\alpha_1$ 抗胰蛋白酶缺乏症等。

## 第1节 发 育 异 常

肺发育异常可分为支气管肺异常、血管异常及复合性异常。这些异常主要是由宫内发育异常所致；出生后肺发育期间出现的异常不常见。识别发育异常的重要性在于，它们经常与一些更具危害性的获得性异常相混淆，而且可以导致一些婴儿期、幼儿期或成年期发生的并发症。

### 一、支气管肺异常

支气管肺异常是由肺芽的损害导致的，肺芽是可发育为气道和肺实质的胚胎结构。支气管肺异常包括肺未发生、肺发育不全、先天性支气管闭锁、先天性肺叶气肿、先天性肺气道畸形、支气管囊肿、气管性支气管、气管憩室和附属心段支气管。

#### （一）肺未发生

未发生表示肺或肺叶和它们的支气管以及血管未发育。在放射影像学上，肺未发生几乎与肺切除术后表现相同；肺叶未发生与肺叶萎陷或肺叶切除后的表现相似,并会导致肺发育不良,常合并肋骨或脊柱异常。

### (二)先天性支气管闭锁

发生先天性支气管闭锁时近端的一段支气管缺失,而远端支气管树得以保存。左上叶尖后段支气管最常受累,其次是右上叶、右中叶和右下叶的肺段支气管。其放射影像学表现由黏液嵌塞闭塞性支气管的远端和受累肺段过度膨胀导致。特别是可观察到由晕环包围的肺门部肿块,该晕环过度透亮,原因是旁路通气和气体潴留。

### (三)先天性肺叶气肿

先天性肺叶气肿,更恰当地说应称为先天性肺叶过度充气。其特征性表现是肺叶过度膨胀和过度透亮,邻近的肺不张,以及纵隔向对侧移位。先天性肺叶气肿通常是球阀效应性阻塞伴气体潴留导致的,而不是真性肺气肿。偶尔,也可由肺叶中肺泡过多导致,这样的肺叶中肺泡大小正常但过多。

### (四)先天性肺气道畸形

先天性肺气道畸形,过去称为先天性囊性腺样畸形,其特征是细支气管腺瘤样增生,形成囊肿而非肺泡。放射影像学检查可显示体积较大的含气囊肿、成团聚集的多个含气囊肿或实性肿块(即含液囊肿)。这些病变可造成占位效应,使纵隔向对侧移位。

### (五)支气管囊肿

支气管囊肿可发生于纵隔内或肺内,纵隔支气管囊肿表现为隆突下、气管旁、主动脉旁或主动脉–肺动脉窗肿块。计算机断层扫描显示,大多数肿块表现为水样低密度影,但一些肿块由于含有蛋白质或钙盐,也会表现为像软组织一样的较高密度影。

肺内支气管囊肿表现为有清晰轮廓的肿块,可能由于先前或当前的感染而含有气体,发育不全的支气管看起来像一条尾巴。CT扫描可显示邻近的线性肺不张或瘢痕。围绕支气管囊肿的肺实质内也可观察到马赛克征。

## （六）气管憩室

气管憩室，即气管黏膜疝样突出，是指近端气管某部分向外突出，形成含有气体的病变。最常出现在气管胸廓入口平面的右后外侧。

## 二、血管异常

肺血管异常是由血管生成异常所致。肺血管异常包括中央肺动脉近端中断、左肺动脉从右肺动脉异常起源（肺吊带）、部分性或完全性肺静脉回流异常、肺动静脉畸形（pulmonary arterio-venous malformation，PAVM）和淋巴管发育不良（如水囊状淋巴管瘤）。

### （一）中央肺动脉近端中断

流经中央肺动脉（即肺动脉主干、右肺动脉和左肺动脉）的血流可因为肺动脉未发生、肺动脉闭锁及肺动脉狭窄而阻断。放射影像学显示患侧肺门和肺变小，并接受体循环侧支供应的动脉血。侧支血管可能包括支气管动脉、肋间动脉、冠状动脉和/或未闭的动脉导管。胸膜可因体循环侧支血管而增厚，可出现肋骨切迹。通过胸膜粘连处，这些肋间的侧支动脉分支可与外周肺动脉支相吻合。右肺动脉最常受累。

### （二）肺动静脉畸形

肺动静脉畸形（PAVM）是肺动脉和肺静脉之间的异常连接，病变使血液经旁路绕过肺毛细血管，从而形成心外右到左分流。放射影像学检查显示PAVM呈密度均匀的圆形、椭圆形或扇贝形的结节或肿块，并有供血动脉和引流静脉。PAVM最常发生在肺下叶和肺外周。

### （三）肺发育不全综合征

肺发育不全综合征（即先天性肺叶静脉综合征，又称弯刀综合征）以小肺、患侧肺动脉发育不全和部分性异常肺静脉回流为特征。异常的肺静脉（即弯刀形静脉）通常引流到下腔静脉,但也可连接到肝静脉、门静脉、冠状窦或右心房。支气管树可呈左侧镜像(左-异构现象)。经常合并发生先天性心脏异常,以及脊柱侧凸和半椎体畸形。

**(四)支气管肺隔离症**

支气管肺隔离症(pulmonary sequestration)表现为肺组织呈无功能性肿块,与气管支气管树缺乏正常的交通和接受来自体循环的动脉血供应。来自体循环的供应动脉通常发自胸主动脉的下段、腹主动脉的上段或主动脉的大分支。

支气管肺隔离症分为叶内型及叶外型。叶内型常见,占75%,与正常肺组织有共同的胸膜包裹,周围为正常肺组织;叶外型可视为副肺叶,有自己单独的胸膜包裹,常封闭于左下叶与膈肌之间或膈下。

1. 临床表现

(1)叶内型:少数患者无症状,多数自幼开始出现反复发作的呼吸道症状,如咳嗽、咳痰、咯血、气短等。

(2)叶外型:多无临床症状,半数于尸检或查体时发现,或因合并其他脏器畸形而被发现。

2. 辅助检查

(1)胸片:术前发现体循环异常血供及判断病变性质对决定术式、防止致命性术中出血非常重要。目前临床主要应用胸部增强 CT 及主动脉 CTA 来观察肺内病灶及发现病变血管。肺内病灶多表现为囊肿型和肿块型。囊肿型可见一个或多个囊腔,与支气管相通者因常有感染,周围有少量炎性浸润,囊内有液平;与支气管不通者囊肿边缘光滑,周围肺野清晰。肿块型可为圆形、卵圆形或三角形分叶状,边缘清楚,类似良性肿瘤。增强 CT 断层可见逗点状或条索状异常动脉与病区相连。CTA重建可见来自主动脉或其主要分支的供应动脉。

(2)磁共振显像与主动脉造影可显示异常动脉的大小、数目及来源。

(3)支气管造影时碘油不易进入囊腔。

3. 鉴别诊断　常与肺脓肿、支气管扩张症、先天性肺囊肿混淆,不易鉴别,甚至病理标本检查亦有困难。手术时发现有异常血管通向病变部分可予诊断。

4. 治疗

（1）叶内型:隔离肺与支气管相通者常合并反复感染,应予手术切除。

（2）叶外型:如同侧胸内有其他器官严重畸形需手术者,可同时处理;如无症状者并非必须手术切除。

# 第 2 节　肺遗传性疾病

肺遗传性疾病是病变累及肺部且具有遗传性的一组疾病的总称,主要包括遗传性肺动脉高压、囊性纤维化、原发性纤毛运动不良症（PCD）、$\alpha_1$ 抗胰蛋白酶缺乏症、遗传性表面活性物质功能障碍及 Birt–Högg–Dubé 综合征（BHD）等。PCD 的内容详见第 22 章"附"的内容。

## 一、遗传性肺动脉高压

1. 定义　动脉型肺动脉高压（pulmonary arterial hypertension, PAH）是一类以肺血管阻力逐渐增加,肺动脉压进行性升高为特征的恶性肺血管疾病,患者往往发生右心衰竭甚至死亡。35%~46% 的 PAH 患者病因尚未明确,统称为特发性 PAH（idiopathic PAH, IPAH）。一些有明确家族史的 PAH 被称为遗传性肺动脉高压（heritable PAH, HPAH）,在全部 PAH 中占比 1.6%~3.9%。

2. 临床表现　PAH 缺乏特异性临床表现,主要与右心衰竭有关。最初症状通常为活动后出现气短、疲劳、虚弱、胸痛和晕厥,少部分患者表现为干咳或者运动后恶心、呕吐。晚期患者在静息状态下亦有上述表现。严重心力衰竭患者会出现腹胀和踝关节水肿。

PAH 的体征包括：心前区隆起，肺动脉瓣区第二心音亢进，右心室第三心音，三尖瓣反流的收缩期杂音及肺动脉瓣反流的舒张期杂音。晚期患者可表现为颈静脉充盈甚至怒张、肝大、腹水、外周水肿等。

3. 诊断　PAH 的金标准是右心导管检查，其诊断标准是：静息时，海平面状态下右心导管测量肺动脉平均压（mPAP）≥25mmHg，同时肺动脉楔压（PAWP）≤15mmHg。家系中有≥2 个 PAH 患者，或者散发 PAH 患者发现携带 HPAH 致病突变时可以诊断 HPAH。

IPAH 和 HPAH 是单基因常染色体显性遗传病，目前已经确定的致病基因包括：骨形成蛋白受体 2（bone morphogenetic protein receptor 2，BMPR2）、活化素受体类激酶 1（ACVRL1/ALK1）、内皮联蛋白（Endoglin，ENG）、Smad 蛋白 9（SMAD9）、小窝蛋白 1（CAV1）以钾离子通道蛋白 3（KCNK3）。中国人群中，BMPR2 突变比例在 HPAH 和 IPAH 分别为 53% 和 15%。

4. 治疗　参考第 39 章"肺动脉高压"。

## 二、囊性纤维化

1. 定义　囊性纤维化（cystic fibrosis，CF）是由囊性纤维化穿膜传导调节因子（cystic fibrosis transmembrane conductance regulator，CFTR）基因突变导致的多系统疾病。是高加索人种最常见的遗传疾病之一，最常受累的器官是肺脏。CF 表现为常染色体隐性遗传（autosomal recessive，AR），其致病基因位于 7q 上，编码了 1 480 个氨基酸。由于 CFTR 蛋白异常导致氯离子通道功能障碍，引起呼吸、胰腺和胆道等上皮细胞的分泌物含水量减低，分泌物变黏稠而难以清除。

2. 临床表现　CF 患者呼吸道出现慢性细菌感染及病原体的定植，最初常为流感嗜血杆菌和金黄色葡萄球菌，最终出现铜绿假单胞菌或洋葱克雷伯菌的慢性感染。

一旦出现感染，中性粒细胞大量被募集到肺组织中，并释放弹性蛋白酶从而造成肺组织的破坏,导致支气管扩张的形成。患者的支气管扩张常在幼年起病,且常从上叶起病,与多数感染后形成的支气管扩张主要位于中、下肺不同。

此外 CF 患者还可以出现消化不良和吸收不良,或是肝脏或胰腺疾病,严重时可以出现 CF 相关的糖尿病。黏稠的肠液还可能使 CF 患者更容易出现肠梗阻和直肠脱垂。此外男性患者可以出现先天性输精管缺失等非呼吸系统疾病。

3. 诊断　CF 的诊断标准需要至少一个器官存在 CF 的典型表现以及存在以下至少一种 *CFTR* 基因功能异常的证据:①2 个部位汗液氯离子测定 >60mmol/L;②等位基因上存在 2 个 CFTR 致病突变;③鼻电位差异常。

4. 治疗　CF 的症状可以因为患者的年龄、体内器官受影响的程度、以前的治疗以及不同病原体的定植而有差异,目前仍然没有治愈 CF 的方法,CF 是一个慢性的、终身的疾病,在不同的年龄阶段需要不同的治疗。包括改善痰液排出的各种吸入及口服治疗,经验性抗感染治疗、体位引流和胸部理疗、以大环内酯类药物为主的抗炎治疗及肺移植。

针对 *CFTR* 基因异常,目前已经开发出 CFTR 蛋白功能修复药物,代表性药物为依伐卡托(ivacaftor)、鲁玛卡托(lumicaftor),可以用于 G551D 等门控突变以及 ΔF508 纯合突变的 CF 患者,极大改善了 CF 患者的肺功能,并降低肺部疾病加重的风险。

### 三、α₁ 抗胰蛋白酶缺乏症

1. 定义　$\alpha_1$ 抗胰蛋白酶缺乏症(alpha-1 antitrypsin deficiency,AATD)是一种常染色体单基因遗传病,在临床上常被忽视。该病于 1963 年首次被报道,由于 $\alpha_1$ 抗胰蛋白酶(AAT)基因突变导致血清及组织中 AAT 缺乏,主要累及肺和肝脏,偶尔累及皮肤。AATD 为常染色体显性遗传病。

2. 临床表现　正常人血浆 AAT 浓度为 120~200mg/dl,

<50mg/dl（相当于 11μmol/L）的 AAT 不足以保护肺,导致发生肺气肿的风险增加。肺部最常见的表现是呼吸困难及与吸烟程度不相符的肺气肿,起病年龄通常较早。典型的影像学表现为下肺为主的肺气肿,过度充气、肺纹理减少及肺大疱形成。

AATD 肺气肿的发生机制被认为是由肺内破坏弹性蛋白的中性粒细胞弹性蛋白酶与保护弹性蛋白不受蛋白质降解的弹性蛋白酶抑制剂 AAT 水平失衡所致。患者可以出现哮鸣音,肺功能显示阻塞性通气功能障碍,部分患者对支气管扩张剂可逆,因此部分患者被诊为哮喘。此外 AATD 还可以出现慢性支气管炎和支气管扩张等表现。

3. 诊断

（1）肺功能测试发现有持续气流阻塞的患者及以下其他重度 AATD 的特征,包括:①年轻患者出现（如年龄≤45 岁）肺气肿;②非吸烟者或极少吸烟者中的肺气肿;③胸片检查显示以明显的基底部改变为特征的肺气肿;④有肺气肿和 / 或肝脏疾病家族史;⑤有脂膜炎史;⑥有无法解释的慢性肝病史。

（2）血清水平 <11μmol/L（采用比浊法时为 <57mg/dl）。

（3）有重度缺乏的表型［一般通过等电聚焦或聚合酶链反应检测最常见的缺陷型等位基因（即 S 和 Z）］。

同时满足以上 3 条可确定重度 AATD 的诊断。

4. 治疗

（1）常规治疗:AATD 导致的慢性阻塞性肺疾病（简称慢阻肺）的治疗与单纯慢阻肺并无不同。包括戒烟、预防接种、吸入支气管扩张剂与皮质激素、康复治疗,必要时氧疗。

（2）针对性治疗:静脉补充 AAT 治疗。对于有重度 AAT 表型（PIZZ、PISZ、PIQ0）,血浆 AAT 浓度 <80mg/dl,肺气肿和吸入支气管扩张剂后 $FEV_1$<35%~60% 或 $FEV_1$ 每年下降 >100ml 的患者,接受每周 1 次、每次 60mg/kg 从人血清提取的 AAT 治疗,可以使支气管肺泡灌洗液中的上皮细胞衬液抗中性粒细胞弹性蛋白酶的浓度增加 60%~70%,并能延缓患者 $FEV_1$ 的下降速度。

### 四、遗传性表面活性物质功能障碍

1. 定义 遗传性表面活性物质功能障碍是由于编码表面活性物质的多种基因突变导致的一组罕见疾病。这些疾病可以为家族性,也可以是散发性肺疾病。

2. 临床表现 临床表现非常多样,可以出现新生儿致命性的呼吸衰竭,也可以表现为儿童或成人起病的间质性肺疾病(ILD)。遗传性表面活性物质功能障碍可以导致病理学分类中的脱屑性间质性肺炎(DIP)、肺泡蛋白沉积症(PAP)、非特异性间质性肺炎(NSIP)和婴儿期慢性肺炎(chronic pneumonitis of infancy, CPI)等表现。

3. 诊断 由于疾病发病率低,且类型多样,目前对此类疾病并无统一的诊断标准。一般认为幼年或婴儿期患者出现呼吸窘迫综合征以及间质性肺炎时,需要考虑此类疾病的可能性。病理上如果提示 PAP、NSIP 或 DIP 等类型,可以进行基因检测以确诊。

基因检查由于其无创而成为诊断的首选方案。表面蛋白 B(surfactant protein B, SFTPB)、表面蛋白 C(surfactant protein C, SFTPC)、ATP 结合盒蛋白家族成员 A3(member A3 of the ATP binding cassette family of proteins, ABCA3)、甲状腺转录因子 1(thyroid transcription factor 1, TTF-1)的基因异常均可导致遗传性表面活性物质功能障碍。如果分子诊断结果为阳性,可避免进行肺活检。当基因检测的结果不确定时,可能需要进行组织检查。患者常需要外科肺活检或是尸检方能明确病理分型。部分患者通过支气管肺泡灌洗液检查能获得 PAP 的临床诊断。

4. 治疗 表面活性物质功能障碍疾病患者的主要治疗是支持治疗。重症患者因呼吸衰竭可能需要呼吸机辅助呼吸。此外由于呼吸功增加而消耗过多的热量,可能需要长期的营养支持。

全肺灌洗已用于治疗较年长儿童和成人 PAP 患者。由于全肺灌洗并不能纠正基因缺陷,因此遗传性表面活性物质功能障碍疾病儿童并不能从该治疗中获得持久的疗效。肺移植是 SFTPB 突变导致严重疾病患者的唯一确定性治疗。

### 五、Birt-Högg-Dubé 综合征

1. 定义 Birt-Högg-Dubé 综合征(BHD)是一种以肺部囊状改变、皮肤良性肿瘤,以及多种类型的肾脏肿瘤为特征的常染色体显性遗传性罕见疾病。目前 *FLCN* 是唯一已知的与 BHD 相关的基因。1977 年加拿大的三名医生 Birt、Högg、Dubé 报道了一个具有纤维毛囊瘤、毛盘瘤、软垂疣为特征的家系,遂命名为 BHD。

2. 临床表现 BHD 患者通常无症状,肺部受累主要表现为囊状改变,常为双侧、多发性病变。HRCT 发现 89% 的患者可出现肺部囊性改变。肺部囊性改变为薄壁,形状不规则,大小不一,多位于双下肺及邻近纵隔区域。尽管肺部存在多发囊状病变,但肺功能常不受影响。但患者自发性气胸的风险升高。

皮肤损害主要表现为纤维毛囊瘤,可伴有毛盘瘤、软垂疣。纤维毛囊瘤为多发,淡黄色或白色,突出平面,圆形且平滑,直径为 1~5mm 的丘疹。皮肤损害主要分布在面部、颈部以及上躯干。

BHD 患者肾脏肿瘤的发生率为 29%~34%,BHD 患者发生肾脏肿瘤的风险是正常人的 7 倍。同一个肾脏可以出现不同的肿瘤类型,同一个家系的肾脏肿瘤类型也有所不同。典型的肾脏肿瘤表现为双侧、多发,通常缓慢生长,但偶尔也会出现转移。肾脏肿瘤的中位诊断年龄为 50 岁左右。

3. 诊断标准

(1)主要标准:①5 个以上的纤维毛囊瘤或毛盘瘤,其中至

少有 1 个经过病理证实,成人起病;②存在 *FLCN* 基因突变。

（2）次要标准:①多发肺部囊性改变:双侧病变位于肺脏,无其他明确病因,有或者无原发性自发性气胸病史;②肾脏肿瘤:早期发病（<50 岁）,双侧或者多发肾脏肿瘤,病理类型为混合性嗜酸性细胞瘤或者嫌色细胞瘤;③1 级亲属确诊 BHD 综合征。

符合 1 条主要标准或者 2 条次要标准可以诊断 BHD 综合征。

4. 治疗 BHD 患者皮肤损害常为良性肿瘤,无须特殊处理。大多数 BHD 患者肺功能正常,但是患者有自发性气胸的风险,当患者出现胸痛、呼吸困难等不适时,需要警惕气胸的发生。气胸的治疗与普通气胸患者无异,对于反复气胸的患者,可考虑胸膜粘连术 + 肺大疱局部切除术。如果未发现肾脏肿瘤,建议患者从 25 岁开始,每 2 年行腹部 MRI 随诊。

（侯小萌　田欣伦）

## 参考文献

[ 1 ] Zylak CJ, Eyler WR, Spizarny DL, et al. Developmental lung anomalies in the adult: radiologic-pathologic correlation[ J ]. Radiographics, 2002, 22: S25–S43.

[ 2 ] Lee EY, Boiselle PM, Cleveland RH. Multidetector CT evaluation of congenital lung anomalies[ J ]. Radiology, 2008, 247 ( 3 ): 632–648.

[ 3 ] Bouros D, Pare P, Panagou P, et al. The varied manifestation of pulmonary artery agenesis in adulthood[ J ]. Chest, 1995, 108 ( 3 ): 670–676.

[ 4 ] Konen E, Raviv-Zilka L, Cohen RA, et al. Congenital pulmonary venolobar syndrome: spectrum of helical CT findings with emphasis on computerized reformatting[ J ]. Radiographics, 2003,

23（5）: 1175-1184.

［5］Stocker JT. Sequestrations of the lung［J］. Semin Diagn Pathol, 1986, 3（2）: 106-121.

［6］Peacock AJ, Murphy NF, McMurray JJ, et al. An epidemiological study of pulmonary arterial hypertension［J］. Eur Respir J, 2007, 30（1）: 104-109.

［7］Galiè N, Humbert M, Vachiery JL, et al. 2015 ESC/ ERS Guidelines for the diagnosis and treatment of pulmonary hypertension: The Joint Task Force for the Diagnosis and Treatment of Pulmonary Hypertension of the European Society of Cardiology （ESC）and the European Respiratory Society（ERS）: Endorsed by: Association for European Paediatric and Congenital Cardiology （AEPC）, International Society for Heart and Lung Transplantation （ISHLT）［J］. Eur Respir J, 2015, 46（4）: 903-975.

［8］Rowe SM, Miller S, Sorscher EJ. Cystic fibrosis［J］. N Engl J Med, 2005, 352（19）: 1992-2001.

［9］Clancy JP, Jain M. Personalized medicine in cystic fibrosis: dawning of a new era［J］. Am J Respir Crit Care Med, 2012, 186（7）: 593-597.

［10］Tian X, Liu Y, Yang J, et al. p.G970D is the most frequent CFTR mutation in Chinese patients with cystic fibrosis［J］. Hum Genome Var, 2016, 3: 15063.

［11］Stoller JK, Aboussouan LS. A review of alpha1- antitrypsin deficiency［J］. Am J Respir Crit Care Med, 2012, 185 （3）: 246-259.

［12］Stoller JK, Aboussouan LS. alpha1-antitrypsin deficiency ［J］. Lancet, 2005, 365（9478）: 2225-2236.

［13］Suzuki T, Sakagami T, Young LR, et al. Hereditary pulmonary alveolar proteinosis: pathogenesis, presentation, diagnosis, and therapy［J］. Am J Respir Crit Care Med, 2010, 182

（10）: 1292–1304.

［14］Menko FH, van Steensel MA, Giraud S, et al. Birt-Högg–Dubé syndrome: diagnosis and management［J］. Lancet Oncol, 2009, 10（12）: 1199–1206.

第 3 篇

重症监护及危重症

# 急性呼吸窘迫综合征及呼吸衰竭

（1）掌握急性呼吸窘迫综合征的诊断标准、通气支持的策略与方法。

（2）掌握呼吸衰竭的分型、原因、诊断与治疗。

## 第1节　急性呼吸窘迫综合征

### 一、概述

1. 急性呼吸窘迫综合征（acute respiratory distress syndrome，ARDS）是一种急性弥漫性、炎症性肺损伤，可导致肺血管通透性增加、肺水增多和充气肺组织减少。

2. ARDS 最早见于 1967 年的描述，在 1994 年由美欧共识会议（AECC）制定了其定义，但在 2012 年被柏林定义所替代。

3. 柏林定义比 AECC 定义具有更优的可靠性与有效性，两者的主要区别见表 49-1。

表 49-1　ARDS 定义的修订

| 项目 | AECC 1994 | 柏林 2012 |
|------|-----------|-----------|
| 时限 | 急性起病 | 明确了急性的定义，即临床就诊或新出现 / 加重的呼吸症状（1 周内） |

续表

| 项目 | AECC 1994 | 柏林 2012 |
|------|-----------|-----------|
| 胸部影像 | 胸片上见双侧浸润影 | 双侧实变影不能完全用胸腔积液、肺（叶）不张或结节来解释 |
| PAWP | PAWP≤18mmHg或临床无左房压升高的证据 | 不再要求测量PAWP；呼吸衰竭不能完全用心力衰竭或体液潴留来解释；如果无危险因素，需客观指标（如心脏彩超）来除外静压性肺水肿 |
| 氧合 | $PaO_2/FiO_2<300mmHg$（不管有无PEEP）ALI定义为$PaO_2/FiO_2<300mmHg$ | 剔除ALI的概念，加入最小PEEP水平的概念；ARDS根据严重度分为三类互相排斥的亚组<br>轻度：$200<PaO_2/FiO_2<300$+PEEP/CPAP≥5<br>中度：$100<PaO_2/FiO_2≤200$+PEEP/CPAP≥5<br>重度：$PaO_2/FiO_2≤100$+PEEP/CPAP≥5 |

注：ALI：急性肺损伤；ARDS：急性呼吸窘迫综合征；CPAP：持续气道正压通气；$PaO_2/FiO_2$：氧合指数，即动脉血氧分压和吸入气氧浓度的比值；PAWP：肺动脉楔压；PEEP：呼气末正压

## 二、临床特点

1. ARDS的临床特征通常在诱发事件发生或快速进展后6~72小时内出现。

2. 患者通常表现为呼吸困难、发绀和弥漫的湿性啰音。呼吸窘迫的症状明显，包括呼吸急促、心动过速、出汗和使用辅助呼吸肌。

3. 血气提示低氧血症，通常伴呼吸性碱中毒及肺泡–动脉血氧分压差（$P_{A-a}O_2$）升高。一般需要高浓度吸入氧支持。

4. 胸部影像表现为双侧浸润实变影，且不能完全用胸腔积

液、肺叶不张或占位来解释。

## 三、病因

1. 目前已知可引起 ARDS 的病因达 60 余种,常见病因见表 49-2。

表 49-2　引起 ARDS 的常见病因

| 直接病因 | 间接病因 |
| --- | --- |
| 误吸 | 脓毒血症 |
| 肺炎 | 休克 |
| 溺水 | 创伤 |
| 吸入(烟雾、毒物) | 大量输血 |
| 肺栓塞(空气、羊水) | 心肺分流 |
| 肺挫伤 | 过敏 |
| 复张损害 | 药物(阿司匹林、阿片、胺碘酮、三环类抗抑郁药、化疗药等) |
| 再灌注损害 | 胰腺炎 |

2. 根据疾病来源可分为直接病因(肺部病变)和间接病因(肺外病变)。

3. 与肺外病变诱发的 ARDS 相比,肺部病变诱发的 ARDS 表现为肺顺应性下降更明显,以及对 PEEP 反应更差。

## 四、病理

随着时间进展,ARDS 可有三个相对独立的病理期,见图 49-1。

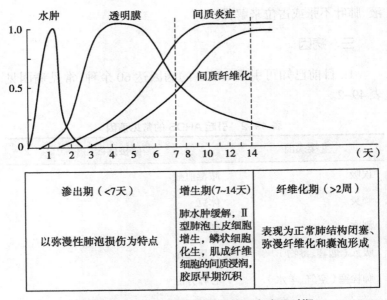

图 49-1　ARDS 随时间变化的三个病理时期

## 五、预后及结局

1. ARDS 的总体死亡率估测为 26%~58%。

2. 早期死亡多与引起 ARDS 的病因相关,晚期死亡多与医院获得性肺炎和脓毒血症相关。与 ARDS 死亡率相关的预测指标见表 49-3。

## 六、治疗

ARDS 的治疗重点在于治疗诱发病因。其他相关的重要治疗包括机械通气策略、补液管理及减轻炎症措施。

### (一)通气策略

通气相关肺损伤是 ARDS 预后差的重要原因,包括机械损伤和生化损伤。机械损伤包括两方面:与高潮气量通气相关的容量与压力创伤,以及终末肺单位反复开闭剪切造成的剪切创

**表 49-3　ARDS 死亡率的预测指标**

| 因素 | 内容 |
| --- | --- |
| 患者相关因素 | 年龄、女性、肥胖（可能） |
| 疾病相关因素 | 缺氧严重程度（$PaO_2/FiO_2$）<br>肺血管功能异常（跨肺梯度或肺血管阻力指数升高）<br>血管外肺水和肺血管通透性指数<br>无效腔（通过呼气末 $CO_2$ 分压来计算）<br>感染<br>疾病严重评分（如 APACHE Ⅲ评分）<br>引起 ARDS 的基础病因 |
| 治疗相关因素 | 液体正平衡<br>ARDS 之前使用激素治疗<br>输注浓缩红细胞<br>机械通气潮气量 >12ml/kg |

伤。机械通气会诱导炎性细胞因子的释放，高 $FiO_2$ 也会造成肺损伤。通气策略的目标就是要减少容量创伤、剪切创伤与氧毒性。推荐的通气策略包括：

1. 小潮气量通气　≤6ml/kg（理想体重），以减小容量与压力创伤。

2. 开放肺通气　是小潮气量通气与 PEEP 通气的结合，PEEP 设置为压力容量曲线低拐点处上方至少 $2cmH_2O$。

3. 高 PEEP 通气　由于保证肺泡始终处于打开状态，既减少了剪切创伤，又使更多肺泡分担通气减少了容量创伤，还能降低 $FiO_2$ 而减少了氧毒性。尚不清楚最佳 PEEP 值为多少，可考虑在气道平台压达到 28~30cm 之前尽可能提高 PEEP，若有条件也可通过测定最佳肺顺应性时的 PEEP 以及测定食管压指导使用 PEEP。

4. 肺复张　是指短时应用高水平 CPAP，如 35~40$cmH_2O$

持续 40 秒,以打开塌陷的肺泡。肺复张的压力水平、持续时间及复张频率目前均无统一标准,荟萃分析显示肺复张对死亡率及住院时间均无影响。

5. 通气策略应达到的目标　①调整 $FiO_2$ 与 PEEP 使 $PaO_2$ 达到 55~80mmHg, 或 $SpO_2$ 达到 88%~95%;②调整呼吸频率(最大不超过 35 次/min)使 pH 维持在 7.3~7.45;③平台压 <30cmH$_2$O。

（二）补液管理

1. 对于相同的肺毛细血管静水压,ARDS 患者较正常人更易形成肺水肿。因此,即使患者没有容量超负荷,保守的补液管理也有助于减轻肺水肿。

2. 与无限制补液管理相比,保守补液管理减少了机械通气时间与 ICU 时间,但 60 天死亡率不受补液策略影响。

3. 只要能避免低血压与脏器低灌注,均应在 ARDS 患者中应用保守补液管理。目标中心静脉压(CVP)<4mmHg,目标 PAWP<8mmHg,但临床实践中此目标不易达到。

4. 联合使用白蛋白与呋塞米可能有助于改善液体平衡、氧合与血流动力学。

（三）支持治疗

1. 镇静与止痛　有助于 ARDS 患者对机械通气的耐受,并降低氧消耗。每天间断苏醒而非持续镇静有助于减少通气时间及降低医院获得性感染的风险。

2. 血流动力学监测　在 ARDS 患者中,使用肺动脉导管(pulmonary artery catheter, PAC)监测血流动力学与使用中心静脉导管监测相比,死亡率、不通气天数、无脏器衰竭天数等均无差别,但 PAC 组的导管相关并发症(主要是心律失常)是中心静脉导管组的 2 倍。因此 ARDS 患者不推荐常规使用 PAC。

3. 营养支持　如果胃肠道尚可吸收营养,应提倡肠内营养。胃肠营养有助于减少血管内感染、消化道出血及肠道感染风险。应避免过度喂养导致过量的 $CO_2$ 生成。胃肠营养时注意保持半卧位以减少通气相关肺炎。目前不推荐常规饮食补充二十碳五烯酸、亚麻油酸等抗氧化物。

4. 预防深静脉血栓形成　ARDS 患者有静脉血栓的多重危险因素,如持续制动、创伤、凝血系统活化,包括基础疾病如感染、恶性肿瘤、肥胖等,因此均是深静脉血栓形成的高危人群,所以进入 ICU 的所有患者均应给予某种方式的预防血栓措施。

## (四)抗炎治疗

1. ARDS 起病 ≥14 天后不应再加用系统激素。

2. 早期如若使用激素,推荐适当剂量(甲泼尼龙 1~2mg/kg)长时间(但 ≤28 天)使用,因为已知大剂量短时间使用的弊大于利。

## (五)难治性低氧血症的治疗

1. 即使使用 PEEP 与高浓度 $FiO_2$,仍有可能出现难治性低氧血症。这类患者可尝试一些新的治疗方式。大部分相关研究均表明治疗改善了初始氧合,但对死亡率无影响,因此仅用于难治性的、危及生命的低氧血症(表 49-4)。

表 49-4　难治性低氧血症的补救治疗

| 补救治疗 | 可能作用机制 | 获益 | 风险 |
| --- | --- | --- | --- |
| 血管扩张剂(前列环素、NO) | 扩张肺血管以增加灌注<br>推荐吸入:只增加通气区域的灌注,从而改善 V/Q | 随机对照试验(RCT):初始改善通气,但对死亡率无影响 | 静脉使用:由于增加了全部肺部的灌注,反而加重分流和缺氧 |
| 神经肌肉阻断剂 | 改善通气不同步患者的氧合<br>可能减轻通气诱导肺损伤的炎症 | 重症 ARDS 患者使用阿曲库铵:降低死亡率,更多非通气天数,更少气压伤<br>需进一步研究证实 | 增加肌病风险 |

续表

| 补救治疗 | 可能作用机制 | 获益 | 风险 |
|---|---|---|---|
| 俯卧位 | 减少心脏压迫,固定前胸壁,从而改善通气分布<br>促进分泌物引流 | 早期研究:改善氧合,降低重症 ARDS 死亡率趋势<br>近期研究:早期使用可降低重症 ARDS 死亡率 | 增加压疮风险<br>气管插管阻塞<br>线/管移位 |
| 高频振荡通气 | 潮气量 <150ml,频率 >80 次/min,以减小容量伤<br>维持不变的平均气道压以减小不张伤 | 改善氧合,但可能增加住院死亡率 | 操作复杂<br>由于未改善死亡率而停止研究 |
| 反比通气 | 气道压释放通气（APRV）:吸气时间长而呼气时间短<br>在长吸气相自主呼吸:通过膈肌达到更好的肺野通气 | 无适当设计的 RCT 研究证实疗效 | 由于呼气时间短,不宜用于支气管痉挛、分泌物阻塞 |
| 液体通气 | 使用全氟化碳来提高携带氧气与二氧化碳的能力<br>由于液体表面张力低从而改善复张<br>通过液体自身重量使灌注转移至通气更好区域,从而改善 V/Q 匹配 | 获益不清<br>不推荐 | RCT:趋向于死亡率增加<br>压力伤<br>缺氧<br>低血压 |

续表

| 补救治疗 | 可能作用机制 | 获益 | 风险 |
|---|---|---|---|
| 体外膜氧合（ECMO） | 人工心和人工肺呼吸衰竭时静脉-静脉连接；心脏衰竭时静脉-动脉连接 | CESAR研究：死亡率改善趋势研究本身有缺陷 | 出血（继发于肝素抗凝）肝素诱导血小板减少血栓栓塞静脉穿孔动脉夹层 |

2. 唯一的例外是俯卧位通气，研究表明重症ARDS患者早期使用俯卧通气可降低死亡率。因此俯卧位通气可能不应只视为补救治疗措施。

# 第2节　Ⅰ型呼吸衰竭

## 一、概述

呼吸衰竭一般定义为海平面大气压下，于静息条件下呼吸室内空气，动脉氧分压 <60mmHg，伴或不伴二氧化碳分压 >50mmHg。低氧及二氧化碳分压正常或降低称为Ⅰ型呼吸衰竭，低氧及二氧化碳分压增高称为Ⅱ型呼吸衰竭。

呼吸衰竭并不是引起组织缺氧的唯一机制，组织缺氧也可与以下因素相关，比如：①贫血所致的携氧能力下降；②低心排血量所致氧输送受损；③组织本身氧摄取能力下降。

## 二、机制及常见病因

Ⅰ型呼吸衰竭有以下4种机制，具体参见表49-5。

表 49-5　Ⅰ型呼吸衰竭的机制

| 机制 | $P_{A-a}O_2$ | $PaCO_2$ | 吸氧纠正 | 疾病 |
|---|---|---|---|---|
| 吸入氧分压降低 | 正常 | 正常 | 是 | 高原病 |
| 弥散障碍 | 升高 | 正常 | 是 | 间质性肺疾病、ARDS |
| V/Q 不匹配 | 升高 | 正常 | 是，限于轻中度不匹配 | 哮喘、慢性阻塞性肺疾病、肺栓塞、肺水肿 |
| 分流 | 升高 | 正常 | 否 | 肺内分流：肺动静脉畸形、肝肺综合征、肺不张、肺炎<br>肺外分流：心内交通 |

急性Ⅰ型呼吸衰竭的常见病因有心功能不全、ARDS、肺炎、肺栓塞、气胸、血胸、肺挫伤。

## 三、处理

1. 初始评估包括胸片、超声心动图和动脉血气，必要时胸部 CT。

2. 计算 $P_{A-a}O_2$ 和 $PaO_2/FiO_2$ 来鉴别缺氧机制。V/Q 不匹配和分流之间可通过对吸氧的反应来区分。

3. 轻中度的呼吸衰竭给予吸氧即可纠正，对于重度呼吸衰竭应考虑机械通气。无创机械通气已被证实对心源性肺水肿和慢性阻塞性肺疾病急性加重有益。

# 第3节　Ⅱ型呼吸衰竭

## 一、机制

高碳酸血症是Ⅱ型呼吸衰竭区别于Ⅰ型呼吸衰竭的主要

特点。

$$PaCO_2=K（VCO_2/VA）$$

（其中 K=0.863，为常数；$VCO_2$ 为二氧化碳生成量；VA 为肺泡通气量）

根据上述公式可知，Ⅱ型呼吸衰竭主要与肺泡通气不足相关，主要病因见表 49-6。$CO_2$ 生成增多可见于发热、运动以及过量摄入碳水化合物。

临床主要通过改善肺泡通气以达到降低 $PaCO_2$ 的目的。

表 49-6　肺泡通气不足的病因

| 脏器系统 | 举　例 |
| --- | --- |
| 中枢神经系统 | 麻醉或镇静过量<br>延髓梗死或肿瘤<br>$C_3$ 以上脊髓损伤<br>脊髓侧索硬化<br>中枢性睡眠呼吸暂停<br>先天性中枢低通气<br>破伤风、狂犬病 |
| 周围神经系统 | 吉兰－巴雷综合征<br>危重病性多发性神经病与肌病<br>蜱瘫痪<br>重症肌无力<br>Lambert-Eaton 综合征<br>有机磷中毒 |
| 气道疾病 | 哮喘持续状态<br>慢性阻塞性肺疾病急性加重<br>支气管扩张加重 |
| 肺泡疾病 | 急性呼吸窘迫综合征<br>肺水肿<br>肺炎 |

续表

| 脏器系统 | 举　例 |
|---|---|
| 胸壁、膈和肌肉疾病 | 脊柱侧弯<br>连枷胸<br>膈肌麻痹<br>皮肌炎、多发性肌炎<br>严重电解质异常（比如低钾、低磷、低镁） |

## 二、与神经肌肉疾病相关的高碳酸血症

呼吸肌无力是引起高碳酸血症的重要原因，可导致气管插管。可引起呼吸肌无力的疾病包括吉兰 – 巴雷综合征、重症肌无力、多发性肌炎 / 皮肌炎、脊髓侧索硬化等。以下检查有助于诊断神经肌肉疾病引起的呼吸肌无力：①最大吸气压（MIP）反映膈肌与其他吸气肌的肌力；②最大呼气压（MEP）反映腹压和其他呼气肌的肌力；③肺功能检查提示为限制性通气功能障碍；④卧位肺功能检查的用力肺活量（FVC）较直立位降低；⑤最大自主通气量（MVV）降低。

## 三、二氧化碳浓度监测仪

用于监测呼气相 $CO_2$ 浓度随时间的变化。潮气末 $CO_2$（$EtCO_2$）是指每次呼气末 $CO_2$ 的浓度，正常值是 35~45mmHg。$EtCO_2$ 只用于评估肺部疾病随时间变化的趋势，孤立的 $EtCO_2$ 并不与 $PaCO_2$ 直接相关。二氧化碳浓度监测仪主要用于监测机械通气中肺泡通气是否合适。此外，心肺复苏过程中 $CO_2$ 曲线可用于反映心、肺灌注的有效性。

（孙雪峰　王京岚）

## 参考文献

[ 1 ] Force ADT, Ranieri VM, Rubenfeld GD, et al. Acute respiratory distress syndrome: the Berlin Definition [ J ]. JAMA, 2012, 307 ( 23 ): 2526-2533.

[ 2 ] National Heart Lung and Blood Institutes, Blood Institute Acute respiratory distress syndrome clinical trials. Comparison of two fluid-management strategies in acute lung injury [ J ]. N Engl J Med, 2006, 354 ( 24 ): 2564-2575.

[ 3 ] National Heart, Lung, and Blood Institutes Acute Respiratory Distress Syndrome ( ARDS ) Clinical Trials Network, Wheeler AP, Bernard GR, et al. Pulmonary-artery versus central venous catheter to guide treatment of acute lung injury [ J ]. N Engl J Med, 2006, 354 ( 21 ): 2213-2224.

[ 4 ] Guerin C, Reignier J, Richard JC, et al. Prone positioning in severe acute respiratory distress syndrome [ J ]. N Engl J Med, 2013, 368 ( 23 ): 2159-2168.

# 第 50 章

# 休 克

**培训目标：**

掌握休克的临床识别、诊断、分类与治疗。

## 一、定义及病理生理学

### （一）休克的定义

休克是指机体有效循环容量严重不足时，机体细胞氧利用受损导致的全身病理生理过程。

### （二）休克的病理生理学

休克早期，机体可通过神经内分泌反射，包括交感神经激活以及肾素－血管紧张素－醛固酮系统的活化，维持氧输送，进而保证机体氧供而实现代偿；随着休克的进展，代偿逐渐失去，导致机体氧供无法满足细胞能量需要，无氧代谢逐渐占据主导，乳酸逐渐累积，造成细胞死亡，休克终进入不可逆状态。

## 二、临床表现

### （一）病因及表现

休克的病因多种多样，而这些基础疾病的临床特点也是休克临床表现的重要组成部分。常见病因包括失血性休克、创伤性休克、烧伤性休克、感染性休克、过敏性休克、神经源性休克以及内分泌休克等。不同的基础疾病对应的临床表现各异，这就要求临床医师具有扎实的临床功底。

## （二）休克代偿表现与靶器官受累表现

休克是一个连续的病理生理过程,其难点在于早期诊断。休克早期,机体的代偿机制存在,此时血压可能维持正常,但机体已经出现了交感神经兴奋等相关表现,包括出汗、兴奋乃至躁动、心率增快、脉压缩小等临床表现;随着休克进展,逐渐出现靶器官受累表现。

休克时受累较早的器官主要包括以下三处即所谓的三个"窗口":皮肤、肾脏以及中枢神经系统。这三项同时也可以作为评价休克临床改善的指标。

皮肤:主要表现为苍白、发绀、湿冷,严重时可出现花斑。

肾脏:主要表现为尿量减少, <0.5ml/（kg·h）。

中枢神经系统:主要表现为反应迟钝、淡漠、嗜睡,甚至定向力障碍乃至意识模糊。

## （三）有意义的体格检查发现

1. 血压　当动脉血压的收缩压 <90mmHg、平均压 <70mmHg,或收缩压较基线下降 40mmHg 以上时,提示存在低血压休克,但休克早期血压并不一定下降,休克的诊断也并不要求低血压的存在。

2. 毛细血管充盈时间　毛细血管充盈时间（capillary refill time, CRT）可评价患者的末梢灌注情况。

操作方法:在光照良好、温暖的房间（约 26℃）里,压迫甲床 3~5 秒至颜色苍白,之后放开手指,观察颜色恢复时间。超过 2 秒提示可能存在末梢灌注不足,在创伤评分中占有独立一项。

## （四）实验室检查

1. 全身灌注的评价

（1）乳酸:乳酸的积累提示无氧代谢比例增加,在脓毒症和感染性休克定义 3.0 版本中,乳酸升高 >2.0mmol/L 已经列入感染性休克的定义中。

然而,根据乳酸升高的原因不同,高乳酸血症可分为存在组织缺氧的 A 型乳酸升高和不存在组织缺氧的 B 型乳酸升高，对休克患者而言，往往以 A 型为主，但也存在 B 型，尤其是感染性休克患者。

（2）中心静脉血氧饱和度（$ScvO_2$）和混合静脉血氧饱和度（$S\bar{v}O_2$）：$S\bar{v}O_2$ 是指通过肺动脉漂浮导管自肺动脉取得静脉血的血氧饱和度，反映了动脉血携氧经过全身代谢后剩余的氧含量。$ScvO_2$ 的结果提示全身对氧的利用情况，同时受到氧输送和氧利用两个因素的影响。由于 $S\bar{v}O_2$ 的获得需要留置肺动脉漂浮导管，目前可应用 $ScvO_2$ 替代。早期目标导向性治疗（early goal-directed therapy，EGDT）建议维持 $ScvO_2 <$ 70% 或 $S\bar{v}O_2 < 65\%$，然而近期研究的结果并不支持 EGDT 的实施。

此外，易受到忽视的是，组织细胞的氧利用也影响 $S\bar{v}O_2$ 或 $ScvO_2$ 的数值。当休克后期线粒体功能严重受损，机体氧利用病理性降低时，$S\bar{v}O_2$ 或 $ScvO_2$ 往往会持续在较高水平，此时组织细胞仍处于持续缺氧状态下。

2. 靶器官功能评价　休克引起的组织细胞灌注不足最终会导致靶器官功能异常，在脓毒症和感染性休克定义 3.0 版本中，序贯性器官功能评分（sequential organs function assessment，SOFA）或称全身性感染相关器官功能评分（sepsis-associated organs function assessment，SOFA）在临床上再次得到广泛关注。SOFA 的具体评分方法详见表 50-1。

### 三、分型及鉴别

根据休克的不同病理生理学特点，可将休克分为四种类型：低血容量性休克、心源性休克、梗阻性休克以及分布性休克（表 50-2）。

具体病因包括：

1. 分布性休克（最常见）　严重感染、过敏、神经源性、中毒、酮症酸中毒、甲减危象。

表 50-1　SOFA 评分表

| 评分项目 | 0分 | 1分 | 2分 | 3分 | 4分 |
|---|---|---|---|---|---|
| 呼吸:<br>氧合指数<br>($PaO_2/FiO_2$)/<br>mmHg | $\geq 400$ | $<400$ | $<300$ | $<200$ 且需要呼吸支持 | $<100$ 且需要呼吸支持 |
| 血液:<br>血小板/<br>($\times 10^9 \cdot L^{-1}$) | $\geq 150$ | $<150$ | $<100$ | $<50$ | $<20$ |
| 肝脏:<br>总胆红素/<br>($\mu mol \cdot L^{-1}$) | $<20$ | $\leq 32$ | $\leq 101$ | $\leq 204$ | $>204$ |
| 心血管 | 平均压<br>$\geq 70mmHg$ | 平均压<br>$<70mmHg$ | 需要升<br>压药物 | 多巴胺 5.1~15.0μg/(kg·min),<br>或肾上腺素或去甲肾上腺素<br>$\leq 0.1\mu g/$ (kg·min) | 多巴胺 >15.0μg/(kg·min),<br>或肾上腺素或去甲肾上腺素<br>$>0.1\mu g/$ (kg·min) |
| 中枢:<br>格拉斯哥昏<br>迷评分/分 | 15 | 13~14 | 10~12 | 6~9 | $<6$ |
| 肾脏:<br>血肌酐/<br>($\mu mol \cdot L^{-1}$) | $<110$ | $\leq 170$ | $\leq 299$ | $\leq 440$ | $>440$ |

表 50-2　休克病理生理分型的特点

| 休克类型 | 平均动脉压 | 心排血量 | 肺动脉楔压或中心静脉压 | 体循环阻力 |
|---|---|---|---|---|
| 低血容量性休克 | 下降 | 下降 | 下降 | 增加 |
| 心源性休克 | 下降 | 下降 | 增加 | 增加 |
| 梗阻性休克 | 下降 | 下降 | 下降或增加 | 增加 |
| 分布性休克 | 下降 | 不变或增加 | 不变或下降 | 下降 |

2. 低血容量性休克　创伤或出血、热射病、急性胃肠炎、消化道梗阻。

3. 心源性休克　急性心肌梗死、恶性心律失常、心肌病变、瓣膜病。

4. 梗阻性休克　张力性气胸、肺栓塞、心脏压塞。

然而,随着休克的进展,休克的四种类型之间往往会出现交叉,典型的例子是表现为分布性休克的感染性休克出现感染相关心肌病时,患者往往同时合并心源性休克,此时的休克更难纠正。

### 四、早期识别及诊断

1. 综合病因、组织灌注不足的临床表现、血压、血乳酸情况,参照图 50-1 进行休克的早期识别。

2. 床旁超声心动图有助于快速判断休克类型。

(1)分布性休克:①心腔大小及收缩力正常;②感染性休克时,心室常常扩张以维持每搏量。

(2)低血容量性休克:心腔变小,心肌收缩力正常或增强。

(3)心源性休克:①心室增大,心肌收缩力下降伴心室衰竭;②缺血导致室壁运动异常;③机械性损害:瓣膜病,室间隔缺损,心室游离壁破裂等。

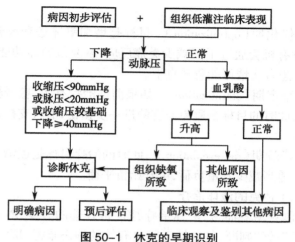

图 50-1　休克的早期识别

（4）梗阻性休克：①心脏压塞：心包积液伴左右心室缩小；下腔静脉扩张。②肺栓塞：右室衰竭。

## 五、治疗

休克的病因学治疗涉及多个专科,在此仅对休克的一般性支持治疗加以介绍。休克治疗的根本是病因学治疗,重症医学的支持治疗只能在一定程度上维持患者的生命体征,如果基础病因未能去除,支持治疗也只是弃本逐末。

### （一）休克治疗的不同阶段

随着机体对治疗反应的变化,休克的治疗可分为四期;在不同的时期,相应的治疗目标也有所区别。然而,各个时期的划分尚缺乏前瞻指导性的标准,往往依赖于临床经验和临床探索。

1. 抢救期（salvage）　目标是维持基本血压和心排血量,保证患者存活。此时往往需要有创血压监测,留置中心静脉,以及针对原发病的积极治疗。虽然近年来对于目标指导治疗的研究结果多为不支持,但仍有指南推荐维持平均动脉压在 65mmHg

以上。

2. 优化期（optimization） 目标是增加氧输送和改善氧代谢，此时有机会通过干预减少炎症反应，恢复线粒体功能，但一旦错过，患者病情可能急转直下。

3. 稳定期（stabilization） 如果前期治疗有效，患者将进入稳定期，此时的目标是避免器官的进一步损伤，器官支持是此时的重点。

4. 降阶期（de-escalation） 此时的治疗目标是逐渐减低支持力度，适当减少容量负荷，可开始负平衡。

### （二）休克的液体治疗

对休克患者而言，液体治疗往往是首选的方案，然而对患者循环容量的判断，往往缺乏行之有效的静态指标，事实上，即使是心源性休克患者，其有效循环容量亦可能存在不足，因此对休克患者，早期尝试容量负荷试验，动态评价液体治疗反应是有意义的。

容量负荷试验的目的是在短时间内给予足够的液体，观察患者循环指标的变化来决定进一步液体平衡的目标。然而，对不同患者，所能耐受的液体量有所区分，对心源性休克患者，可能约 200ml 液体的快速给予，即可导致肺水肿加重。目前很多研究中，容量负荷试验的液体量选择在 4~9ml/kg，给予时间在15~30 分钟，但对怀疑心源性休克或具有其他肺水肿风险的患者，笔者建议进一步减量至 2ml/kg 左右。

容量负荷试验的液体选择亦有争议，由于随着一系列临床试验结果的问世，人工胶体的地位日趋尴尬，目前容量负荷试验选择晶体液较多，但考虑到晶体液在血管内存留时间较胶体液为短，胶体液亦有一定临床意义。

容量负荷试验的结果判定亦有争议，金标准的心排血量增加 ≥15% 依赖于有创血流动力学监测，在非监护室环境下往往难以实现；而通过超声心动图评估心排血量则受到窗口选择、操作者间差异等影响。目前非监护室环境下，往往依赖于单纯的心率下降和脉压增加评价容量负荷试验的效果,但这二者已被文献证实并不完全可靠,临床应用时还需继续监测患者的其他生理指标如乳酸等的变化趋势,随时调整进一步液体平衡方案。

随着休克的不断好转,需要早期考虑逐渐减少正平衡量,乃至进行负平衡干预。

### (三)血管活性药物的选择

对休克患者而言,血管活性药物的选择取决于其休克的病理生理学分型以及休克纠正的难易程度,即使对于低血容量性休克患者而言,亦有必要在积极补充血容量的同时,应用血管活性药物以维持重要脏器的灌注压。目前常用的血管活性药物及理论的剂量范围见表50-3。

在非监护室环境下,患者可能难以在短时间内建立中心静脉通路,此时,可考虑尝试外周短期使用的血管活性药物。去氧肾上腺素是一种人工合成的肾上腺素能 α 受体激动剂。可在深静脉未建立时,作为静脉升压药物予以滴注,此时稀释为 0.05mg/ml,但通常不建议使用超过 48 小时,且建议通过相对粗大的外周静脉如贵要静脉或肘正中静脉输注。

血管活性药物多巴胺以及去甲肾上腺素虽有研究证实外周使用 48 小时左右仅 2% 患者出现血管外渗漏且无严重不良反应,但所选择静脉直径经超声证实在 4mm 以上,在普通病房的临床实践中较难实现。

### (四)糖皮质激素的使用

对危重患者,往往存在危重病相关的皮质功能不全,而病情的快速进展,使得我们很难有机会去进行促肾上腺皮质激素(ACTH)刺激试验。目前推荐对感染性休克患者,当对液体复苏无反应,且血管活性药物剂量为中到大剂量时 [ 去甲肾上腺素 ≥ 0.1μg/(kg·min)],推荐加用氢化可的松,不超过 400mg/d,给药至少 3 日。

表50-3 常用血管活性药物

| 药品名称 | 药理机制 | 原液浓度 | 配制浓度 | 常用剂量 | 输注速度 |
|---|---|---|---|---|---|
| 多巴胺<br>（dopamine, DA） | 小剂量[≤2~3μg/（kg·min）]：激活内脏血管的多巴胺受体<br>中等剂量[3~10μg/（kg·min）]：激活肾上腺素能β受体<br>大剂量[≥10μg/（kg·min）]：激活肾上腺素能α受体 | 每支20mg:2ml | 10mg/ml | 1~20μg/（kg·min） | 10μg/（kg·min）=3.6ml/h（体重60kg） |
| 多巴酚丁胺<br>（dobutamine, DU） | 主要激活肾上腺素能β$_1$受体，弱的β$_2$受体激动剂 | 每支20mg:2ml | 10mg/ml | 1~20μg/（kg·min） | 10μg/（kg·min）=3.6ml/h（体重60kg） |
| 肾上腺素<br>（epinephrine, Epi） | 以激活肾上腺素能β受体为主，亦激活肾上腺素能α受体 | 每支1mg:1ml | 1mg/ml | 0.1~2.0μg/（kg·min） | 0.1μg/（kg·min）=0.36ml/h（体重60kg） |
| 去甲肾上腺素<br>（norepinephrine, NE） | 激活肾上腺素能α受体 | 每支2mg:1ml | 1mg/ml | 0.1~2.0μg/（kg·min） | 0.1μg/（kg·min）=0.36ml/h（体重60kg） |

#### （五）心脏辅助工具的应用

心源性休克的恢复有时需要时间的积累,典型的例子就是急性病毒性心肌炎出现全心功能障碍。往往单纯的血管活性药物不能满足维持心排血量的需求,此时机械性循环支持装置提供了进一步支持的可能性。体外膜氧合(ECMO)是目前在非心脏专科监护室中,较为常用的一种机械性循环支持装置。

就呼吸专业而言,ECMO 更常用的模式是主要用于呼吸支持的静脉 – 静脉(venous–venous, VV)模式,本章不再赘述。而对心源性休克患者而言,静脉 – 动脉(venous–arterial, VA)模式可以提供 1/3~2/3 的心排血量支持,但施行过程中需要评估对心脏前负荷的影响,必要时需要用桥联通路从心室内向膜肺引流。

#### （六）疗效的评价及目标

休克的疗效简而言之,可以认为是临床组织氧代谢障碍的状态得以纠正,然而由于直接测量的困难,往往用间接指标来评价,包括器官功能的改善以及血流动力学指标(表 50–4)的满足。在实际工作中,不推荐仅根据某单一指标诊断和判断休克疗效。

表 50–4　常用血流动力学指标的正常范围

| 血流动力学指标 | 正常范围及计算公式 |
| --- | --- |
| 动脉血压（收缩压 / 舒张压, SBP/DBP） | SBP 100~140mmHg<br>DBP 60~90mmHg |
| 平均动脉压（MAP） | MAP=DBP+（SBP–DBP）/3<br>70~105mmHg |
| 右房压（RAP） | 2~6mmHg |
| 肺动脉楔压（PAWP） | 6~12mmHg |
| 肺动脉压（PASP/PADP） | PASP 15~30mmHg<br>PADP 8~15mmHg |

| 血流动力学指标 | 正常范围及计算公式 |
| --- | --- |
| 肺动脉平均压（mPAP） | MPAP=PADP+（PASP–PADP）/3<br>9~18mmHg，≥25mmHg 为肺动脉高压 |
| 心排血量（CO） | 4.0~8.0L/min |
| 心排血指数（CI） | CI=CO/BSA<br>2.5~4.0L/（min·m²） |
| 每搏输出量（SV） | SV=CO/HR（heart rate，心率）<br>60~100ml |
| 每搏指数（SVI） | SVI=SV/BSA<br>33~47ml/m² |
| 体循环血管阻力（SVR） | SVR=（MAP–RAP）/CO 或 ×80<br>10~15WU 或 800~1 200dyn·s·cm⁻⁵ |
| 体循环血管阻力指数（SVRI） | SVRI=SVR×BSA<br>1 970~2 390dyn·s·cm⁻⁵·m²<br>或 25~30WU·m² |
| 肺循环血管阻力（PVR） | SVR=（MPAP–LAWP）/CO 或 ×80<br><3WU 或 <240dyn·s·cm⁻⁵ |
| 肺循环血管阻力指数（PVRI） | PVRI=PVRI×BSA<br>255~285dyn·s·cm⁻⁵·m²<br>或 3.2~3.6WU·m² |

注：BSA，body surface area，体表面积

　　器官功能的改善相对直接，但往往会有延迟。尿量的恢复、皮肤花斑的减少、意识状态的恢复均可作为器官功能恢复的指标，但受到多种因素的影响。

　　乳酸清除率反映了机体无氧代谢到有氧代谢的变化过程，荟萃分析提示较快的乳酸清除可能降低病死率，一般把 6 小时

内乳酸下降 >10% 作为目标。

血流动力学监测,无论是无创的床旁超声心动图,或者有创的肺动脉漂浮导管,连续脉搏指示心排血量监测(pulse index continuous cardiac output monitor, PiCCO),可提供前后负荷以及心排血量等相关指标,在复杂休克的治疗过程中,起到重要的指导作用。然而,对于休克患者,我们治疗的目的并非矫枉过正,正常范围内的血流动力学指标对处于病理状态下的患者而言,也许是过犹不及,所以临床虽然可以把血流动力学指标作为治疗目标之一,但实际判断中还需依赖如乳酸、中心静脉或混合静脉血氧饱和度等指标。目前指南很少对血流动力学指标进行明确规定,平均动脉压似乎是一个例外,对感染性休克患者,建议维持在 65mmHg 以上。

### 六、常见休克类型的治疗要点

#### (一)分布性休克

1. 感染性休克　见下文"感染性休克"。

2. 过敏性休克　肾上腺素肌内或静脉注射治疗,去除过敏原。

3. 神经源性休克　去除致病因素,维持呼吸循环功能,使用肾上腺素、糖皮质激素静脉注射治疗。

4. 中毒性休克　去除残余毒物(洗胃、导泻、清洗皮肤等),并使用解毒剂。吸毒患者有疑似生命危险或有与阿片类药物相关的紧急情况时,应给予纳洛酮。

#### (二)低血容量性休克

1. 严重创伤患者,允许性低血压策略。无颅脑损伤者,目标收缩压 80~90mmHg。有颅脑损伤且合并出血性休克者,平均动脉压≥80mmHg。

2. 乳酸升高、碱剩余负值增大、血细胞比容在 4 小时内下降 10% 以上提示活动性出血。

3. 未明确出血部位者,尽早行超声、CT 检查明确出血部位。

4. 出血部位明确者应及时手术、介入治疗充分止血。

5. 活动性出血患者，予限制性液体复苏治疗，晶体液与胶体液 2 : 1 比例输注。

6. 急性失血患者当 CVP、MBP 达标，而 ScvO$_2$ 仍 <70% 或 SⅴO$_2$ 仍 <65% 时，可考虑输入红细胞，以血细胞比容 ≥30% 为目标。

7. 保持患者体温，监测并预防凝血功能障碍。

**（三）心源性休克**

1. 按基础病进行相应治疗

（1）心肌梗死

1）紧急进行血运重建治疗，如溶栓、经皮冠状动脉介入术（PCI）、冠状动脉搭桥术（CABG）。

2）主动脉内球囊反搏（IABP）：提高平均动脉压，减少左室后负荷，增加冠状动脉血流量，但不提高心源性休克患者的生存率。

（2）心律失常

1）二~三度房室传导阻滞：安装起搏器。

2）室性心动过速、心室颤动：血流动力学不稳定时，首选电复律，如条件允许，可选择抗心律失常药物。

（3）心肌病：内科保守治疗，严重时需考虑心脏辅助装置支持过渡。

（4）左心衰竭、全心衰竭：需要控制补液量；右心衰竭可能需加大补液量，推荐在血流动力学监测下进行补液。

2. 使用正性肌力药或血管加压药，目标平均动脉压 ≥65mmHg，强烈推荐使用去甲肾上腺素恢复灌注压。

**（四）梗阻性休克**

梗阻性休克治疗的核心是去除梗阻。

1. 肺栓塞　溶栓、抗凝、肺动脉血栓摘除术。

2. 急性心脏压塞　心包穿刺引流。

3. 张力性气胸　穿刺排气减压或放置胸腔闭式引流。

### 七、感染性休克

#### （一）定义

1. 脓毒症　因感染而引起宿主反应失调进而导致危及生命的器官功能障碍。脓毒症 = 感染 +SOFA ≥ 2 分（即 SOFA 评分达 2 分及以上,同时有感染）。

2. 感染性休克　是脓毒症的一个亚型,伴有循环和细胞 / 代谢异常,有更高的死亡率。

#### （二）治疗

1. 早期复苏　一旦发现感染性休克,应立即开始治疗与复苏。

（1）在第一个 3 小时内至少给予 30ml/kg 晶体液静脉输注。

（2）早期液体复苏后,通过反复评估血流动力学状态来指导后续的液体复苏。

（3）使用动态指标来预测液体反应性:被动抬腿试验、补液试验或机械通气导致的胸内压变化引起收缩压、脉压或每搏量变化。

（4）对需要血管活性药治疗的脓毒性休克患者,初始平均动脉压目标为 65mmHg。

（5）以血乳酸水平正常化为目标指导复苏。

2. 抗感染治疗

（1）在抗生素用药前恰当地留取病原学培养（血培养 2 套、尿培养、脑脊液、伤口渗液、呼吸道分泌物等）。

（2）培养的选择来自对可疑感染源的临床判断,而非无目的的广泛培养。

（3）若无法立即获取血培养,抗生素及时应用更为重要。

（4）识别脓毒症及脓毒性休克,1 小时内尽快静脉应用抗生素。

（5）经验性使用一种或几种广谱抗生素联合治疗，以覆盖所有可能病原体（包括细菌和可能的真菌或病毒）。

（6）一旦确定病原体及药敏结果和/或临床体征充分改善，降阶梯为窄谱抗生素的针对性治疗。

（7）导致脓毒性休克最常见的病原体是革兰氏阴性菌、革兰氏阳性菌和混合细菌，院内获得性感染导致脓毒症的患者容易发生耐甲氧西林金黄色葡萄球菌（MRSA）、耐万古霉素肠球菌感染。

（8）多数情况下，首选广谱碳青霉烯类或广谱青霉素/β内酰胺酶抑制剂。

（9）早期针对最可能的细菌病原体进行经验性联合用药（针对同一病原体使用至少两种不同种类的抗菌药）。

（10）临床症状有所改善和/或感染症状有所缓解时，及时停止联合用药。

（11）大多数脓毒症或脓毒性休克相关的严重感染的抗生素疗程为7~10天。

（12）临床治疗反应慢、感染灶无法清除、金黄色葡萄球菌菌血症、一些真菌和病毒感染或免疫缺陷患者（包括粒细胞减少）需延长治疗疗程。

（13）尽早控制感染源（药物或操作）。

（14）每日评估是否可以行抗生素降阶梯治疗。

（15）可考虑监测降钙素原（PCT）水平。

（16）侵袭性念珠菌感染的危险因素：免疫低下状态（中性粒细胞减少、化疗、器官移植、糖尿病、慢性肝衰竭、慢性肾衰竭）、长期留置侵入性导管装置、全胃肠外营养、坏死性胰腺炎、近期大手术、长期广谱抗生素使用、长期住院/ICU、近期真菌感染和真菌的多部位定植。

（17）经验性抗真菌治疗首选棘白菌素类。

（18）基于药代动力学（PK）/药效学（PD）原理优化抗菌药物的给药策略。

3. 液体治疗

（1）只要血流动力学指标不断改善就继续给予补液治疗。

（2）选择平衡液或生理盐水作为复苏液。

（3）需要大量晶体液治疗者，可适当补充白蛋白。

（4）不推荐使用羟乙基淀粉进行扩容。

4. 血管活性药

（1）首选去甲肾上腺素（NE）。

（2）若单用 NE 难以达到目标平均动脉压，可在 NE 基础上加用血管升压素（最大 0.03U/min）或肾上腺素中的任一种以达到目标平均动脉压。

（3）仅对特定患者（快速性心律失常风险低或绝对/相对心动过缓患者），使用多巴胺替代 NE。

（4）充分液体负荷及血管活性药治疗下仍持续低灌注者，使用多巴酚丁胺。

（5）条件允许下，所有应用升压药患者应尽快动脉置管并连续监测血压。

5. 糖皮质激素

（1）若充分的液体复苏和升压药仍不能维持血流动力学稳定，可使用糖皮质激素。

（2）氢化可的松 200mg/d，逐渐减量停药。

6. 血制品

（1）血红蛋白 <70g/L 时才输注红细胞，除非存在心肌缺血、严重低氧或急性出血。

（2）不推荐促红细胞生成素（EPO）治疗脓毒症相关贫血。

7. 机械通气（脓毒症所致急性呼吸窘迫综合征）

（1）目标潮气量为 6ml/kg（标准体重）。

（2）平台压高限目标为 30cmH_2O。

（3）使用高 PEEP 及肺复张手法。

（4）若 $PaO_2/FiO_2 < 150mmHg$，可进行俯卧位通气。

（5）若 $PaO_2/FiO_2 < 150mmHg$，神经肌肉阻滞剂的使用不超

过 48 小时。

（6）机械通气的脓毒症患者,床头抬高 30°~45°,减少误吸风险并防止呼吸机相关肺炎（VAP）。

8. 其他治疗

（1）镇静与镇痛:机械通气者镇静深度应最小化。

（2）血糖控制:连续 2 次动脉血糖 >10mmol/L,启用胰岛素治疗,控制目标 ≤10mmol/L,每 1~2 小时监测血糖直至稳定后每 4 小时一测。

（3）肾脏替代治疗:伴急性肾损伤的脓毒性休克患者予连续性肾脏替代治疗（CRRT）以管理液体。

（4）预防静脉血栓:无禁忌情况下使用肝素（首选低分子肝素）预防静脉血栓,并联合机械方法。

（5）预防应激性溃疡:对有胃肠道出血风险者进行应激性溃疡的预防（质子泵抑制剂或 $H_2$ 受体拮抗剂）。

（6）营养:尽早启动肠内营养。

## 八、小结

休克是一组复杂的临床病理生理过程。早期发现,早期诊断,根据临床表现、代谢指标、血流动力学指标,判读休克所处的临床治疗反应时期,在积极寻找病因并进行对因治疗的同时,分阶段予以液体、血管活性药物等支持治疗,是降低休克病死率、改善预后的主要措施。

（王春耀　张　婷）

参考文献

［1］Vincent JL, De Backer D. Circulatory shock［J］. N Engl J Med, 2013, 369（18）: 1726–1734.

［2］Sharifpour M, Bittner EA. Chapter 6. Hemodynamic management［M］//Wiener-Kronish JP. Critical care handbook of the Massachusetts general hospital. 6th ed. Philadelphia：Wolters Kluwer，2016：120-133.

［3］Cecconi M，De Backer D，Antonelli M，et al. Consensus on circulatory shock and hemodynamic monitoring. Task force of the European Society of Intensive Care Medicine［J］. Intensive Care Med，2014，40（12）：1795-1815.

［4］Rhodes A，Evans LE，Alhazzani W，et al. Surviving sepsis campaign：international guidelines for management of sepsis and septic shock：2016［J］. Crit Care Med，2017，45（3）：486-552.

［5］Annane D，Pastores SM，Rochwerg B，et al. Guidelines for the diagnosis and management of critical illness-related corticosteroid insufficiency（CIRCI）in critically ill patients（Part I）：Society of Critical Care Medicine（SCCM）and European Society of Intensive Care Medicine（ESICM）2017［J］. Crit Care Med，2017，45（12）：2078-2088.

［6］邱海波. ICU 主治医师手册［M］. 2 版. 南京：江苏科学技术出版社，2013：25-70.

［7］王春耀，杜斌. 2014 年欧洲危重病医学会休克及血流动力学监测共识［J］. 中华急诊医学杂志，2015，24（2）：139-141.

［8］Singer M，Deutschman CS，Seymour CW，et al. The third international consensus definitions for sepsis and septic shock（Sepsis-3）［J］. JAMA，2016，315（8）：801-810.

# 第51章

# 呼吸系统疾病患者的末期照顾

## 一、疾病末期及生命终点

### （一）疾病进程

不同的疾病导致患者进入生命终点的轨迹不同。如图 51-1 所示。

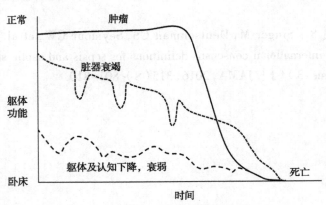

图 51-1　疾病进展的不同进程

1. 恶性肿瘤（例如肺癌）　疾病发展的进程比较有规律，生存时间相对容易预计。但临床医师往往对生存时间有过高的估计。

2. 慢性脏器功能衰竭　慢性肺功能疾病导致呼吸衰竭直至死亡的进程是各种慢性脏器功能衰竭导致死亡的情况之一。其疾病进程特点如图51-1第二条曲线，即病情缓慢恶化，某一次急性情况可能威胁生命，死亡时间不好确定，这也就导致患者和家人对生命终点的准备会更不及时，临床医师在面对这种情况时和患者及其家人交流非常需要有关疾病轨迹的相关知识和针对"死亡"话题进行沟通的能力。

3. 慢性疾病　身体功能逐渐衰弱和疾病慢性发展的进程，对死亡的预计和准备困难更大。

### （二）关于生命质量

每个人对于生命质量的描述会很不相同。生命质量的影响因素很多，如文化背景、宗教信仰、生活经历、社会经济地位、社会支持、身体状况、疾病程度、治疗方案、心理预期等方面，因此，除了身体上的不适症状，心理层面、社会层面及灵性层面的感受也共同决定了"生命质量"的好与坏。

没有办法完全地、绝对地"恢复"生命质量，但人对"生命质量"的判断和感受是可以改变的，那就是尽可能将现实的感觉改善，同时下调本人的要求和期望值等，如图51-2所示。

### 二、缓和医疗（安宁疗护）需求

缓和医疗（palliative care），旧称"姑息治疗"。是给予那些生存期有限的患者（包括恶性肿瘤以及非肿瘤疾病，如恶性肿瘤晚期、慢性充血性心力衰竭晚期、慢性阻塞性肺疾病末期等）及其家人进行全面的综合治疗和照护，尽力帮助终末期患者获得最好的生存质量，也帮助家人渡过这个极其困难的时期。它通过镇痛、控制各种症状，减轻精神、心理方面的痛苦来实现这一目标。

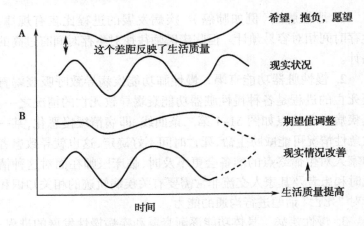

A代表希望和现实之间的差距
B生活质量的改善：或者是期望值的下降或者是现实情况改善

图 51-2　如何实现生活质量的改善

　　缓和医疗是以减轻痛苦、追求临终的安详与尊严为目的的学科，是一门医学专业技术与人文结合的学科。缓和医疗是从事老年医学科及肿瘤科医师的基本技能，实际上所有的临床工作人员都应该拥有缓和医疗的理念和知识，这样才能够面对和帮助走向生命终点的病患和他们的家人。

　　安宁疗护（hospice），旧称"临终关怀"。它是指人在最后的阶段（一般指生命最后的半年）的照顾。因为这个阶段的照顾和急性医疗不同，患者的需求、处理措施、处理场所也会不同，因此单独提出。2017 年国家卫生和计划生育委员会发布了《安宁疗护中心基本标准和管理规范（试行）》和《安宁疗护实践指南（试行）》，以指导各地加强安宁疗护中心的建设和管理。

　　因此，面对末期患者，常规医疗手段不能解决时，我们需要采用特别的对待方式，如图 51-3 所示。

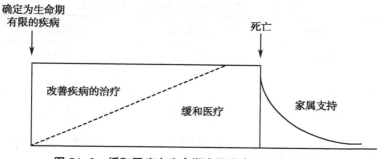

图 51-3　缓和医疗在生命期有限患者治疗中的地位

### 三、由谁来实施对呼吸系统疾病患者的末期照顾

即便是在缓和医疗专科比较发达的国家,大部分的缓和医疗/安宁疗护服务还是由非缓和医疗专科的医师和护士来完成的,而中国目前尚还没有设立"缓和医疗"这个专科,也缺乏居家末期照顾服务,绝大多数的末期患者都是由临床医师和护士完成照顾的。因此,末期病患照顾是医护人员必备技能。

缓和医疗探讨和进行的是全人照顾(holistic care),因此其工作的内容远远超出了医师、护士等所能提供和完成的服务内容,跨专业多学科团队是进行缓和医疗照护的必要条件。缓和医疗的跨专业团队的组成人员包括:医师、护理人员、营养师、康复理疗师、心理科医师、志愿者、社工、音乐治疗师、芳香治疗师、宗教人士等。

安宁缓和医疗可以通过住院模式(团队会诊及病房)或非住院模式(门急诊和居家安宁疗护服务)完成。缓和医疗的实施不应该受到科室、专业或地点的限制,只要患者或者家属有这样的需求,就应该启动这样的服务。

### 四、如何照顾末期呼吸系统疾病患者

#### (一)末期患者的症状及呼吸系统症状

不同疾病的末期症状发生情况不同,呼吸系统的症状发生率也不同,如表 51-1 所示。

表 51-1　不同疾病患者末期的症状发生率

| 症状 | 肿瘤 /% | 慢阻肺 /% |
| --- | --- | --- |
| 疼痛 | 35~96 | 34~77 |
| 抑郁 | 3~77 | 37~71 |
| 焦虑 | 13~79 | 51~75 |
| 乏力 | 32~90 | 68~80 |
| 呼吸困难 | 10~70 | 90~95 |
| 失眠 | 9~69 | 55~65 |
| 便秘 | 23~65 | 27~44 |
| 恶病质 | 30~92 | 35~67 |

**（二）呼吸系统症状的评估与处理**

1. 处理症状的原则是 EEMMA。

E（Evaluation）：评估各种症状的原因。主动询问症状，而不是单纯靠患者自主汇报。

E（Explanation）：治疗前给患者以充分的解释。治疗始于解释！紧随其后的是共同决策。

M（Management）：个体化治疗计划。处理可以处理的症状，言外之意：不是所有的症状都可以完美解决掉。这一点对医师、对患者都非常重要。除了药物治疗，要特别重视非药物治疗。

M（Monitoring）：持续监测治疗的反应。有时因为不良反应的发生，达不到完美，处理上也不得不妥协和调整。

A（Attention to detail）：注意细节。上述每一步都要注意细节。

2. 症状评估可以使用的量表　埃德蒙顿症状评估系统（Edmonton symptom assessment system, ESAS）、安德森症状评估量表（M.D. Anderson symptom inventory，MDASI）等末期患者症状评估量表中都有关于呼吸困难严重程度评估的内容。

关于慢阻肺，也有很多专用的症状评估量表，如临床慢性阻塞性肺疾患调查问卷（clinical COPD questionnaire，CCQ），包含十个选项，是一个两分钟可以完成的关于慢阻肺患者症状评估的量表。其他还有慢性阻塞性肺疾病评估测试（COPD assessment test，CAT）和圣乔治呼吸问卷（St. George's respiratory questionnaire，SGRQ）等。

3. 呼吸系统症状的处理

（1）呼吸困难：呼吸困难处理原则如图51-4所示。

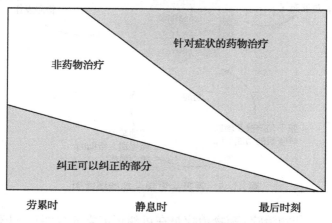

图 51-4　不同程度的呼吸困难处理原则的不同

1）处理可以处理的原因：当患者的症状是急性的，有可以处理的原因时，应该要分辨原因给予处理，包括焦虑、抑郁和惊恐发作。有多种原因可以导致呼吸困难，请参考第15章"呼吸困难"，分析导致呼吸困难的原因，并纠正可以处理的原因。

2）非药物治疗：需要告知他们的是，呼吸困难本身是不致命的，缓解患者对呼吸困难的恐惧，并和患者讨论缓解呼吸困难的方法和目标。在疾病和症状不断恶化时，需要帮助患者和家人调整对症状控制的预期。

图 51-5 展示了呼吸困难加重的恶性循环的过程。鼓励运动,减少被他人或社会孤立的感觉,学习呼吸控制方法等。使用小电风扇可以减轻憋气症状,原因可能是通过刺激面部和鼻咽部的冷觉感受器而缓解症状。

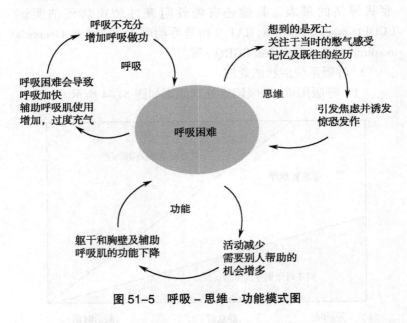

**图 51-5　呼吸 - 思维 - 功能模式图**

3）药物治疗:药物治疗是在可纠正因素充分纠正、非药物治疗的方法充分使用之后才使用。

A. 阿片类药物:吗啡和其他阿片类药物的作用机制是降低机体对高碳酸血症、低氧血症和运动的通气反应,从而减少呼吸做功和呼吸困难的感觉。低剂量的吗啡(不会引起呼吸抑制)就可以得到呼吸困难症状的改善。

吗啡是口服或者胃肠外给药,不采用雾化吸入的方式。吗啡的具体用法和用量如下:

a. 未用过吗啡的患者:①从小剂量开始,如 2.5~5.0mg(必要时）。一般每 24 小时 20~60mg 就足够；②如果 24 小时需要两次或以上，则处方应为"按时"给予吗啡，根据效果和不良反应调整剂量。

b. 正在使用吗啡的患者：根据呼吸困难的严重程度，选择增加吗啡的剂量。呼吸困难的程度越重，加量的比例越大。

c. 需要个体化调整。对一些患者，可能持续皮下注射耐受性和效果更好。

d. 一般来说，它对静息状态下呼吸困难的效果比劳力后呼吸困难的效果好。

严重的慢阻肺、常规治疗之后仍然有严重的呼吸困难者，可以使用吗啡。具体原则：低剂量，缓慢滴定；从 1mg 每日 2 次口服开始，1 周之内缓慢增加到 1.0~2.5mg 每 4 小时 1 次；之后，每周增加 25%，直至症状满意缓解；达到稳定控制后，可以改成缓释制剂。

B. 抗焦虑药物：如果患者因为焦虑和惊恐发作严重失能的话，就要考虑是否存在焦虑、抑郁或者惊恐的诊断，判断是否需要相应的药物治疗。

正如图 51-5 所示的焦虑对呼吸困难的影响，控制焦虑能够使患者更好地应对呼吸困难的症状。但是，需要明确的是抗焦虑药物的作用机制和吗啡不同，它不是直接减轻呼吸困难。惊恐发作持续时间非常短，短于抗焦虑药物起效的时间，所以，发作时使用抗焦虑药物效果不好。

（2）其他症状：咳嗽、咳痰、咯血等，需要评估症状出现的原因，分别给予相应的处理。对于终末期患者的照顾，还需要注意应用非药物的方法以及镇静、镇咳、镇痛方面的考虑。

50% 的患者在死亡前会出现喉间的声响，称之为临终喉鸣（death rattle）。由于在那个时刻患者基本上是意识不清的，因此，临终喉鸣的处理主要是为了缓解家人以及邻床患者的不安。了解家人及病友对临终喉鸣的认识和恐惧所在（例如，家人多认为患者会因为这个声音憋死，实际上患者的死亡和这个喉间痰鸣没有关系）。解释产生喉鸣的原因是咽部分泌物所致，但它不会让昏迷患者痛苦。可以采用局部吸引清除分泌物。常用的药物如抗毒蕈碱类药物，对咽部唾液池相关的喉鸣有一定效果，对气管感染、肺水肿、胃反流等引起的喉鸣效果不好。但对于没有因此产生痛苦的患者可以不必使用这类药物（没有足够的依据，并可能产生不良后果）。

**（宁晓红）**

**参考文献**

［1］Twycross R, Wilcock A. Introducing Palliative Care［M］. 5th ed. Amersham：Halstan Printing Group, 2016.

［2］Cherny N, Fallon M, Kaasa S, et al. Oxford Textbook of Palliative Medicine［M］. 5th ed. New York：Oxford Universtiy Press, 2015：49-64.

［3］Zeppetella G. 临床实践中的缓和医疗［M］. 宁晓红，译. 北京：中国协和医科大学出版社，2017.

［4］Neil MD, Doreen O, Neil H. Palliative Medicine：A Case-based Manual［M］. 3rd ed. Oxford：Oxford University Press, 2012.

# 第 52 章

# 电解质紊乱的处理

**培训目标：**

掌握电解质紊乱的病因、临床表现与处理原则。

电解质紊乱是重症监护病房中最常见的临床状态，表 52-1 简要显示了常见电解质紊乱的临床表现、病因和处理原则。

表 52-1　电解质紊乱的处理

| 电解质 | 异常类型 | 临床表现 | 常见病因 | 治疗原则 |
|---|---|---|---|---|
| 钾 | 低钾血症 | 肌无力，甚至呼吸肌无力 | 代谢性碱中毒、糖尿病酮症酸中毒 | 补钾 |
| | 高钾血症 | 肌无力，T 波高尖、QT 间期缩短、QRS 波增宽、室性心律 | 应用琥珀酰胆碱、外伤、横纹肌溶解、溶瘤综合征、急性肾损伤 | 如有心电图改变，静脉用钙；葡萄糖＋胰岛素；肾脏替代治疗 |
| 钠 | 低钠血症 | 急性：脑水肿、意识障碍、抽搐和死亡 | 利尿剂、心力衰竭、肝硬化、抗利尿激素分泌失调综合征（SIADH）、入量不足 | 严重病例需要给予高张盐水（24 小时内升高 ≤10~12mmol/L） |

续表

| 电解质 | 异常类型 | 临床表现 | 常见病因 | 治疗原则 |
|---|---|---|---|---|
| 钠 | 高钠血症 | 口渴、肌无力、意识模糊、昏迷 | 脱水、尿崩 | 补充缺失的自由水 |
| 钙 | 低钙血症 | QT间期延长、手足搐搦、抽搐、低血压、视盘水肿 | 甲状旁腺切除术后、甲状腺切除术、头颈部手术 | 氯化钙或葡萄糖酸钙<br>高磷血症所致者避免补钙或透析（如肿瘤溶解综合征、横纹肌溶解、急性肾损伤） |
| | 高钙血症 | 便秘、乏力、多尿、口渴、恶心、呕吐情绪改变 | 甲状旁腺功能亢进症、恶性肿瘤 | 静脉补液＋呋塞米，降钙素，双膦酸盐，重症病例需要血液透析 |
| 磷 | 低磷血症 | 呼吸肌无力 | 酒精中毒、神经性厌食 | 静脉补磷 |
| 镁 | 低镁血症 | 肌无力、腱反射减弱、恶心、面部潮红、心动过缓、手足搐搦、多型室性心动过速伴QT间期延长 | 低钾血症和低钙血症 | 静脉补镁 |

续表

| 电解质 | 异常类型 | 临床表现 | 常见病因 | 治疗原则 |
|---|---|---|---|---|
| 镁 | 高镁血症 | 肌无力、腱反射减弱、面部潮红、心动过缓、传导阻滞和瘫痪 | 外源性摄入、肾衰竭、子痫治疗 | 静脉补钙或血液透析 |

（江　伟）

## 参考文献

Le T, Khosa S, Pasnick S, et al. ATS Review for the Pulmonary Boards［M］. New York：American Thoracic Society，2015.

# 第 53 章

## 气管插管及气管切开

**培训目标**:

掌握气管插管和气管切开的指征和操作方法。

### 一、概述

正常的呼吸功能需要通畅的气道、足够的呼吸驱动力、神经肌肉反应能力、完整的胸廓解剖结构、正常的肺实质,以及咳嗽和防止误吸的能力。上述因素的一个或多个出现异常,即可能需要建立人工气道和呼吸支持。常用的人工气道建立方法包括气管插管和气管切开。

### 二、气管插管

#### (一)气管插管适应证

气管插管的适应证并非绝对,需要结合临床情况(如病情可逆性、医师经验等)和患者意愿综合决定。

1. **气道保护** ①GCS 评分 <8 分;②不能吞咽口腔分泌物;③外伤后上气道不稳定;④气道保护性反射降低。

2. **氧合障碍** ①发绀;②$PaO_2/FiO_2<200mmHg$。

3. **通气障碍** ①神经肌肉疾病 FVC<15ml/kg,最大吸气压力 <-20cmH_2O;②二氧化碳潴留致 pH<7.25;③呼吸频率 >35 次 /min。

4. **全身疾病** ①休克;②烟雾吸入损伤;③高危患者的转运。

5. 全身麻醉手术需要。

### （二）气管插管的准备

气管插管前应做好准备工作,病情允许的情况下,为创造最佳气管插管条件花费时间非常值得。需要准备的物品,缩写为"STOP MAID"。

S: Suction——吸引器。用于吸除口鼻咽腔的分泌物。

T: Tools for intubation——插管工具。包括气管导管(恰当的型号,一般女性选择 7.0mm,男性选择 8.0mm)、喉镜或可视喉镜、纤维支气管镜等其他辅助设备,根据患者情况和操作者经验选择。

O: Oxygen——氧源。只要时间允许,应当手法通气充分氧合。

P: Position——体位。理想的体位是仰卧位,枕部垫高,头部处于伸展位,去除床头板,调整病床高度使患者头部位于操作者胸部正中高度。

M: Monitor——监护仪。气管插管期间应持续监测心电图、脉搏氧饱和度,并间断测量血压,有条件时应监测呼气末二氧化碳。

A: Assistant——辅助用具。包括面罩、简易呼吸器、注射器、口咽通气道、导丝。

I: Intravenous access——静脉通路。除非心搏骤停,否则都应当建立静脉通路,用于给予诱导药物及其他药物。

D: Drugs——药物。包括麻醉诱导剂、肌松药和血管活性药。

### （三）气管插管方法

1. 直接喉镜下经口气管插管

优点:操作方便,设备要求少。

缺点:对下颌和颈部活动度要求略高,通常需要局部或全身麻醉。

2. 可视喉镜下经口气管插管

优点:对下颌和颈部活动度要求不高。

缺点：需要专门设备。

3. 纤维支气管镜引导下经鼻 / 口气管插管

优点：对解剖畸形或需要稳定颈部时非常有效，通常无须全身麻醉。

缺点：对操作技术要求高，需要快速插管时难以实现。

4. 喉罩（LMA）　喉罩是建立紧急气道的重要辅助手段，尤其在面罩通气困难或无法进行时。

优点：操作简单，快速可靠，无须纤维支气管镜辅助。

缺点：不是确切人工气道，有误吸风险。

**（四）经口气管插管步骤**

左手握住喉镜的手柄与叶片连接处，将右手拇指和示指置于患者上下前磨牙或牙龈处，以剪刀样动作使患者的口张开。从患者右侧口角置入喉镜，用叶片的大翼将舌体推开，此时即可看到会厌和会厌谷。将叶片伸入至会厌谷，沿其长轴方向上提手柄，以显露声带和喉部结构。不能以上切牙或上颌骨为支点将喉镜叶片作为杠杆使用，否则可损伤牙齿或牙龈。从口角右侧插入气管导管，确认套囊通过声门后，方可拔除管芯，以切牙进行深度标记。套囊充气后判断导管位置并固定。

判断导管位置正确的方法包括：①听诊：听诊腹部和双侧呼吸音；②呼气相气管导管内可见水蒸气，而吸气相消失；③连接呼吸机，观察压力或流速波形；④呼气末二氧化碳监测；⑤纤维支气管镜确认。

**（五）困难气道评估**

有经验的医师经喉镜进行 3 次尝试无法置入气管内导管即为困难插管，目前尚无任何一种临床检查能够准确预测困难插管。可采用下列“LEMON”速记：

L: Look externally。包括小下颌、“天包地”。

E: Evaluation of 3-3-2。第一个“3”指张口度，能否容下 3 横指；第二个“3”指颏部到舌骨上缘的距离，是否超过 3 横指；“2”指舌骨下缘至甲状软骨上缘的距离，是否超过 2 横指，有助于确定喉相对于舌根的位置。

M：Mallampati 评分。Ⅰ～Ⅱ级通常容易插管，Ⅲ～Ⅳ级常常提示可能存在困难气道（图 53-1）。

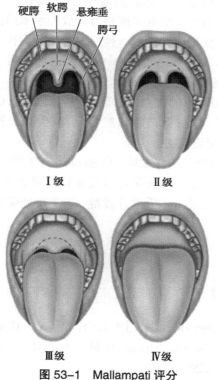

图 53-1　Mallampati 评分

O：Obstruction/Obese。梗阻或肥胖。上气道梗阻会妨碍喉镜检查和插管。声门上的肿块或感染、血肿性创伤、上气道破坏性损伤、声带肿块和其他情况均会阻碍声门的显露和 / 或使气道变窄而阻断插管的通道。

N：Neck。颈部活动度。理想情况下，患者应取嗅物位插管。嗅物位即将颈部向身体前方屈曲（胸椎）并抬高头部。因此，颈椎活动度降低会对直接喉镜的视野造成不利影响。

### 三、气管切开

气管切开是另一种人工气道建立方式。紧急情况下因上气道梗阻无法建立气管插管而通气时,需要紧急气管切开。择期气管切开可由耳鼻咽喉科医师行开放性手术或由重症医学科医师行床旁经皮气管切开术。经口气管插管更换为气管切开的时机尚存有争议。临床实践中,如果经口插管后 2~3 周仍无法拔除,需要考虑择期气管切开术。

1. 气管切开术的优点　①改善患者舒适性;②减少喉功能障碍和损伤的风险;③改善口腔卫生,减少呼吸机相关肺炎发生率;④改善交流能力。

2. 气管切开术的并发症　①造口部位气管狭窄;②造口感染,可能造成附近开放皮肤区域及导管继发感染;③侵蚀周围血管组织引起出血;④手术并发症;⑤造口处瘢痕及肉芽组织形成。

**（江　伟）**

参考文献

［1］Weiner-Kronish JP. Critical Care Handbook of the Massachusetts General Hospital［M］. 6th ed. Philadelphia, PA: Wolters Kluwer, 2016.

［2］Marino PL. The ICU Book［M］. 4th ed. Philadelphia, PA: Wolters Kluwer Health/Lippincott Williams & Wilkins, 2014.

# 第54章

# 有创机械通气

**培训目标:**

（1）掌握有创机械通气的目的、适应证。

（2）掌握常用通气模式、参数设置与调整、并发症的发现与处理,以及脱机方法。

## 一、概述

### （一）适应证

1. **低通气** 一般认为,低通气导致血气 pH<7.30 是有创机械通气的适应证。

2. **低氧血症** 所有低氧血症患者均应接受氧疗,严重低氧血症（$FiO_2$ 为 1.0 时 $SpO_2$<90%）保守治疗无效,应考虑气管插管和有创机械通气。

3. **呼吸疲劳** 即使血气正常,如果出现明显呼吸频数、呼吸困难、辅助肌参与、鼻翼扇动、大汗、心动过速等,也是有创机械通气的适应证。

4. **保护气道** 有些患者即使没有呼吸异常,但可能需要保护气道而行气管插管,此类患者可能需要有创机械通气。但人工气道本身并非有创机械通气的绝对指征。

### （二）有创机械通气的目标

1. 提供充分氧合。

2. 提供足够的肺泡通气。

3. 避免肺泡过度膨胀。

4. 保持肺泡复张。

5. 改善人机同步。

6. 避免内源性 PEEP。

7. 尽可能使用最低的 $FiO_2$。

8. 选择恰当的通气目标时,需考虑呼吸机相关肺损伤风险。

### (三)呼吸系统运动方程

气体至肺的运输由呼吸机、呼吸力学、呼吸肌的相互作用决定,可用呼吸系统的运动方程进行描述:

$$P_{vent} + P_{mus} = \frac{V_T}{C} + \dot{V} \times R + PEEP$$

其中 $P_{vent}$ 为呼吸机提供的压力,$P_{mus}$ 为呼吸肌产生的压力,$V_T$ 为潮气量,$C$ 为顺应性,$\dot{V}$ 为吸气气体流量,$R$ 为气道阻力。呼吸肌产生的负压(自主呼吸)、呼吸机提供的压力或者两者共同提供的压力使气流进入肺。固定压力下,流量与气道阻力以及肺和胸壁的弹性阻力(顺应性的倒数)成反比。如需要更大的潮气量或更高的流速,则需要提供更高的压力。

## 二、通气模式

### (一)概况

自机械通气诞生以来,基于触发参数和控制参数的不同,出现了许多不同的通气模式,目前不同厂家不同型号的呼吸机可能对相同或类似通气模式的命名有差异,但常用的模式见表 54-1,其简要总结了不同模式的区别。

### (二)辅助控制模式(assistant/control, A/C)

目前所有商业呼吸机的控制模式均为辅助控制模式,即控制模式下患者也可以触发,如果患者的触发频率高于设置的呼吸频率,那么呼吸机将在患者触发后按照设定的容量或压力控制方式给予一次辅助通气。A/C 模式包括容量控制和压力控制模式。

表 54-1 有创机械通气模式

| 模式 | 目标 | 触发 | | 终止 | 呼吸控制类型 | | |
|------|------|------|------|------|------|------|------|
| | | 呼吸机 | 患者 | | 指令 | 辅助 | 自主 |
| A/C | 容量限制 | 是 | 是 | 容量 | 是 | 是 | 否 |
| | 压力限制 | 是 | 是 | 时间 | 是 | 是 | 否 |
| SIMV | 容量限制 | 是 | 是 | 容量 | 是 | 是 | 是 |
| | 压力限制 | 是 | 是 | 时间 | 是 | 是 | 是 |
| PSV | 压力限制 | 否 | 是 | 流量、压力或时间 | 否 | 是 | 否 |
| PCV | 压力限制 | 是 | 否 | 时间 | 是 | 否 | 否 |
| APRV | 压力限制 | 是 | 是 | 时间 | 是 | 是 | 是 |
| PRVCV | 压力限制目标潮气量 | 是 | 是 | 时间 | 是 | 是 | 否 |
| PAV | 呼吸功 | 否 | 是 | 设置的辅助比例 | 否 | 是 | 否 |

注:A/C,辅助控制;SIMV,同步间歇指令通气;PSV,压力支持通气;PCV,压力控制通气;APRV,气道压力释放通气;PRVCV,压力调节容积控制通气;PAV,成比例辅助通气

1. 容量控制通气(VCV) 容量控制模式下需要设置的参数包括:呼吸频率、潮气量、吸气流速或吸气时间、吸气末暂停时间、呼气末正压、吸入氧浓度、触发灵敏度。此外需要设置吸气流量为恒定气流(图 54-1)或减速气流。

(1)容量控制通气时,潮气量恒定,与气道阻力或呼吸系统顺应性无关。

(2)容量控制通气时,若呼吸系统顺应性降低或者气道阻力增加,则气道峰压升高。

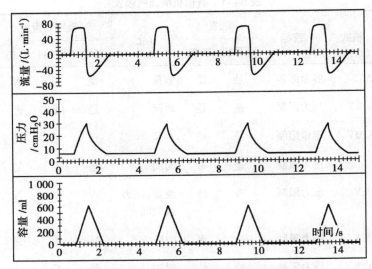

图 54-1 恒定流速容量控制模式下的流速 –
时间曲线、压力 – 时间曲线和容量 – 时间曲线

（3）容量控制通气时,若选择恒定流速通气,吸气流量恒定,与患者吸气力量无关。如患者用力吸气,流量恒定可导致人机不同步。

（4）容量控制通气时,吸气时间由吸气流量、吸气气流波形和潮气量决定。在保证每分通气量的情况下,可采用容量控制通气。

2. 压力控制通气（pressure controlled ventilation, PCV） 压力控制模式（图 54-2）下需要设置的参数包括:呼吸频率、吸气压力、吸气时间、呼气末正压、吸入氧浓度、触发灵敏度。

（1）压力控制通气时,作用于气道的压力恒定,与气道阻力或呼吸系统顺应性无关。

（2）压力控制通气时吸气相为减速气流,气流流量由压力控制水平、气道阻力和呼吸系统顺应性决定。呼吸系统顺应性降低时,吸气流量下降较快。

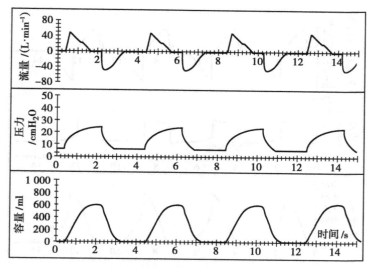

**图 54-2　压力控制模式下的流速 – 时间曲线、**
**压力 – 时间曲线和容量 – 时间曲线**

（3）影响潮气量的因素：压力控制模式下影响潮气量的因素包括呼吸系统顺应性、气道阻力、压力设置和压力上升时间设置以及患者吸气努力程度。如果吸气末流量尚未达到零，那么延长吸气时间可增加潮气量，否则不能增加潮气量。

（4）压力控制通气时吸气流量不恒定有助于改善人机同步。

**（三）压力支持通气**（pressure support ventilation, PSV）

压力支持模式（图 54-3）下所有呼吸都是患者触发及切换的，无须设定呼吸频率。压力支持模式下需要设置的参数包括：压力支持水平、呼气末正压、吸入氧浓度、触发灵敏度、呼气触发灵敏度。

1. 压力支持模式均为患者触发，必须设置恰当的窒息报警。

2. 吸气流量下降至预设水平（如 5L/min 或吸气峰流量的 25%），呼吸机切换至呼气相。部分呼吸机可调整该触发灵敏

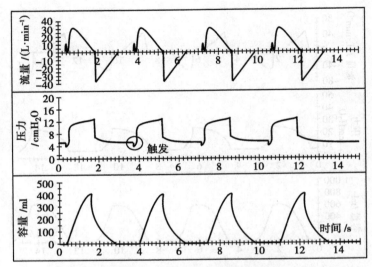

**图 54-3　压力支持模式下的流速 – 时间曲线、**
**压力 – 时间曲线和容量 – 时间曲线**

度,从而调整吸气时间,更好地与患者呼吸周期相适应。如果设定的比例较高,则吸气时间缩短。一般而言,阻塞性肺疾病患者需要较高的切换流量,而限制性肺疾病患者需要较低的切换流量。

3. 压力支持模式下,每次呼吸的潮气量、吸气流量、吸气时间以及总体呼吸频率都不固定。潮气量取决于压力支持水平、压力上升时间、呼吸力学特点和患者的吸气力量。

**（四）同步间歇指令通气（synchronized intermittent man-datory ventilation，SIMV）**

临床上 SIMV 常常与压力支持模式联合应用。同步间歇指令通气是控制通气和压力支持（PS）模式的结合,其中控制通气可以是容量控制或者压力控制。SIMV 模式下,呼吸机既可行指令通气,也允许自主呼吸。SIMV 模式需要设置的参数包括:呼吸频率、呼气末正压、压力支持水平、吸入氧浓度、触发灵敏

度、潮气量 + 吸气时间 / 吸气流速（指令为容量控制）或支持压
力 + 吸气时间（指令为压力控制）。

　　1. SIMV 模式（图 54-4）下，根据设定的频率，呼吸机自
动设置 SIMV 触发窗，该时间窗内若患者无触发，呼吸机将在
SIMV 触发窗结束时给予一次设定的控制通气（容量控制或压
力控制），若患者有触发，则在触发时给予一次设定的支持通
气，此后患者若再有触发，则按照设定的压力支持参数给予辅助
呼吸，直至下一呼吸周期。

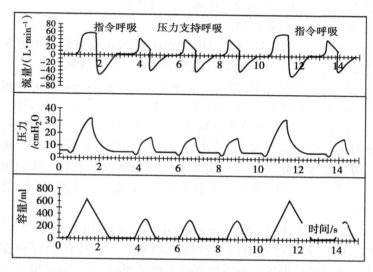

图 54-4　SIMV（VC）+PS 模式的流速 - 时间曲线、
压力 - 时间曲线和容量时间曲线

　　2. SIMV+PS 模式的优点是既保证了一定的通气量（控制
通气），又能够保留自主呼吸。

　　3. 指令通气和自主呼吸时患者的吸气努力程度可能相当，
因此认为患者在指令通气时得到休息，而在自主呼吸时得到锻
炼的想法并无根据。

　　4. SIMV 模式下不同的呼吸支持方式可能导致人机不同步。

**（五）其他通气模式**

1. 气道压力释放通气（airway pressure release ventilation，APRV）　某些呼吸机通过 BiLevel 和 BiVent 模式实现 APRV。气道压力短暂释放至较低水平，随后又迅速恢复使肺充气，从而实现肺泡通气。

（1）高压水平持续时间较低压水平的持续时间长。

（2）常用于急性呼吸窘迫综合征患者。

（3）每分通气量取决于肺顺应性、气道阻力、压力释放幅度、压力释放持续时间以及患者自主吸气力量。

（4）氧合取决于高压水平。

（5）与传统正压通气相比，APRV 的潜在优点是利用患者自主的吸气努力，在较低的气道压下达到肺复张效果。

2. 压力调节容积控制通气（pressure-regulated volume control ventilation，PRVCV）　压力调节容积控制通气是适应控制通气的一种，其他类似的模式包括 Autoflow 和 VC+ 等。该模式下，呼吸由呼吸机或患者触发，压力限制的压力水平不固定，呼吸机通过比较设定潮气量和实际潮气量调整压力水平。PRVCV 结合了压力控制（非恒定流量）和容量控制（恒定潮气量）的特点。

3. 成比例辅助通气（proportional assist ventilation，PAV）　PAV 可提供与呼吸中枢神经输出功率呈一定比例的呼吸支持。呼吸机根据吸气流量监测患者的呼吸驱动力，通过整合流量和容量，测定弹性和阻力，之后根据运动方程计算所需要的压力。

（1）通气过程中，呼吸机将根据运动方程计算出的压力和潮气量每 5 毫秒计算一次呼吸功（WoB）。

（2）呼吸机每 4~10 秒实施吸气末和呼气末暂停 300 毫秒，测定阻力和顺应性。

（3）调节支持比例 5%~95%，分配呼吸机和患者做功的比例。

（4）PAV模式要求患者的呼吸驱动力和神经肌肉系统功能正常。

4. 神经调节辅助通气（neurally adjusted ventilatory assist，NAVA）　通过多组食管电极记录膈肌电活动，电活动被放大后决定压力支持水平（NAVA增益）。NAVA模式下，呼吸的触发、限定和切换均由膈肌电活动引起（神经－通气偶联）。呼吸机将根据神经驱动水平、呼吸力学、吸气肌的功能调整支持水平。

### 三、参数设置

不同的通气模式需要设置的参数各不相同，本章节仅提供原则性建议。

#### （一）潮气量

1. 潮气量目标通常为4~10ml/kg，急性呼吸窘迫综合征的目标潮气量为6ml/kg，阻塞性肺疾病的潮气量为6~8ml/kg，神经肌肉病变或术后患者目标潮气量为8~10ml/kg。

2. 小潮气量通气可减少呼吸机相关肺损伤的风险。

3. 注意监测平台压，若平台压>30cmH$_2$O，应适当降低潮气量。

#### （二）呼吸频率

1. 呼吸频率与潮气量决定每分通气量。

2. 根据pH和PaCO$_2$调整每分通气量需求，若pH降低，可能需要增加每分通气量。

3. 较低的呼吸频率有利于避免气体陷闭和动态肺过度充气，减少内源性PEEP的产生。

#### （三）吸呼比

1. 容量控制通气时，吸气时间由流量、潮气量和气流类型决定；压力控制通气时由吸气时间直接设置。

2. 呼气时间决定于吸气时间和呼吸频率。

3. 通常情况下，呼气时间应当比吸气时间长，如吸呼比设置为1∶2。

4. 反比通气可使部分患者的动脉氧分压改善,但总体意义不大,需要警惕内源性 PEEP。

### (四)吸入氧浓度

1. 开始机械通气时设置为 1.0。

2. 根据脉搏氧饱和度或者 $PaO_2$ 调整 $FiO_2$。

3. $FiO_2$ 不能降至 0.6 以下提示存在分流(肺内或心内)。

### (五)呼气末正压

1. 恰当的呼气末正压(PEEP)可增加功能残气量,减少肺内分流,并改善肺顺应性。机械通气的初始设置至少 $5cmH_2O$,某些疾病(如急性呼吸窘迫综合征)需要较高 PEEP 维持肺泡复张有助于减少呼吸机相关肺损伤。

2. 可采用多种方法确定最佳 PEEP 水平。包括目标氧合、压力 - 容量曲线、肺复张 +PEEP 递减法等。

3. 对于慢阻肺患者,自主呼吸模式下外源性 PEEP 可用于对抗内源性 PEEP,使患者更容易触发呼吸。

4. 对于左心衰竭患者,PEEP 可减少静脉回流,减轻左室前后负荷,改善心功能。

5. PEEP 的副作用有心排血量下降、肺泡过度膨胀。

## 四、并发症

### (一)呼吸机相关肺损伤

1. 跨肺压　跨肺压是导致呼吸机相关肺损伤的重要因素,跨肺压由肺泡压和胸腔内压的差值决定。

(1)小潮气量通气(急性呼吸窘迫综合征患者 4~8ml/kg),以减少过度膨胀肺损伤的风险。

(2)保持平台压不超过 $30cmH_2O$。

(3)在无法测定胸腔内压的情况下,注意自主呼吸窘迫的程度,若窘迫程度明显,需要适当增加镇静深度。

2. 肺泡不复张性损伤

(1)PEEP 水平过低时,无法维持肺泡复张,肺泡将随呼吸周期开放和闭合,引起炎症反应,导致肺泡–毛细血管通透性增加。

（2）急性呼吸窘迫综合征患者应用适当水平 PEEP 可避免上述损伤。

3. **氧中毒** 长时间高浓度氧可造成肺损伤。动脉氧合充分的前提下（$SpO_2>90\%$），应尽可能降低 $FiO_2$。不能因为害怕氧中毒而不给予恰当水平的 $FiO_2$。

### （二）气压伤

跨肺压升高是气压伤的危险因素。气压伤可表现为气胸、纵隔气肿、心包气肿、皮下气肿。机械通气患者突发血流动力学不稳定或吸气峰压突然升高,需要警惕张力性气胸。

### （三）内源性呼气末正压

内源性呼气末正压（PEEP）是因呼气时间不足和/或气道阻力增加造成气体陷闭而引起的,陷闭气体产生的压力称为内源性 PEEP。内源性 PEEP 引起肺泡压力升高,对血流动力学产生不利影响。内源性 PEEP 可能造成触发困难,人机不同步。

### （四）对血流动力学的影响

1. 正压通气增加胸腔内压,减少静脉回流,使右心室充盈减少。

2. 肺泡压力升高超过肺静脉压时,肺血管阻力增加,使右心室后负荷增加,心排血量降低。

3. 右心室扩大造成室间隔向左移动,从而影响左心室功能。

4. 部分患者通过补充血管内容量可以抵消 PEEP 对血流动力学的不利影响。

### （五）呼吸机相关肺炎

气管插管 48 小时后,或者拔管 48 小时内发生的肺炎称为呼吸机相关肺炎。

## 五、脱机

长期气管插管和机械通气伴有明显的并发症,因此一旦导致患者需要进行机械通气的疾病稳定并开始好转时,应尽快尝试停止机械通气。

### (一)定义

撤离(weaning):指逐渐撤除机械通气。

脱机(discontinuation):指停止通气支持。

拔管(extubation):指拔除气管插管。

呼吸机依赖(ventilator dependence):指需要机械通气超过24小时或者脱机努力失败。

### (二)呼吸机依赖

呼吸机依赖常常是多种因素造成的,需要明确所有可能的原因。

1. 呼吸负荷　取决于呼吸系统的力学特征,包括阻力、顺应性、呼吸驱动力。

(1)气道阻力:根据阻力来源,可清除气道分泌物,应用支气管扩张剂、糖皮质激素等。

(2)顺应性:肺顺应性下降可能源自肺水肿、肺实变、感染或纤维化,胸廓顺应性下降可能源自腹腔压力升高或胸廓异常。

(3)每分通气量($V_E$):正常值应 <10L/min,无效腔增加时,每分通气量需求也会增加。

2. 呼吸肌肌力不足　营养、电解质失衡和激素可能影响呼吸肌功能。

(1)营养:充分的营养支持是减少蛋白分解代谢和肌力下降的必要条件。

(2)电解质失衡:低磷血症、低镁血症可能导致呼吸肌无力。

(3)激素:严重甲状腺功能减退可能导致肌无力。

3. 镇痛镇静　需要制订恰当的镇痛镇静方案,保证患者的睡眠觉醒周期,有助于缩短机械通气时间。

4. 神经系统疾病　脑干卒中、中枢性呼吸暂停或隐性癫痫可能降低呼吸中枢的驱动力。

5. 心脏储备功能下降患者的心血管疾病可影响脱机。

(1)正压通气向自主呼吸过渡时,胸腔内压下降,回心血量增加,可使心肌功能障碍患者的心脏负荷过多,进而导致急性充血性心力衰竭。

(2)脱机过程中心率、血压升高,可发生心律失常。

6. 心理因素　与患者和家属交流并树立信心可有效缓解心理因素。

### (三)脱机可能性评估

在评估脱机可能性前应当首先评价下列简单指标:

1. 有证据表明导致呼吸衰竭和机械通气的原发病缓解。

2. 充分的气体交换,包括氧合($PEEP<8cmH_2O$,且 $FiO_2<50\%$ 时 $PaO_2>60mmHg$)和通气($pH \geqslant 7.25$)。

3. 血流动力学稳定,无心肌缺血。

4. 自主吸气,能够合作。

### (四)自主呼吸试验

自主呼吸试验(spontaneous breathing trial, SBT)是评价没有呼吸机支持时患者呼吸情况的最好指标。能够耐受 30~120 分钟 SBT 的大多数患者能够成功脱机。由于呼吸肌负荷过大的不良后果发生较早,因此在 SBT 最初的数分钟内应密切检查。

1. 实施 SBT 的方式　①经 T 管进行 SBT 是最常用的方法;②经呼吸机设置 PS 0/PEEP 0 可模拟 T 管试验;③低水平 PS($5~7cmH_2O$);④低水平 CPAP($5cmH_2O$)。

2. SBT 的判读　SBT 时应对患者密切监测,若出现 SBT 失败的临床表现应迅速恢复通气支持。没有任何一项单一指标能够提示 SBT 成功。

（1）常用客观指标

1）气体交换：pH>7.32；$PaCO_2$ 升高 ≤10mmHg；$PaO_2$ ≥50~60mmHg；$SpO_2$ ≥85%~90%。

2）血流动力学：心率 <120~140 次 /min 且变化≤20%；收缩压 <180~200mmHg 且 >90mmHg；收缩压变化≤20%。

3）呼吸方式：呼吸频率≤30~35 次 /min 或变化≤50%。

（2）常用主观指标

1）意识状态：无新发或过度嗜睡、焦虑、烦躁。

2）不适：无新发或加重的呼吸困难。

3）出汗：无出汗。

4）呼吸功：无辅助呼吸肌参与呼吸，无胸腹矛盾运动。

**（五）拔管**

一旦患者成功通过 SBT，需要评估患者是否需要人工气道。

1. 拔管前评价气道保护能力。咳嗽差、分泌物多、意识障碍的患者拔管可能失败。

2. 上气道水肿可导致拔管失败。

气管插管套囊放气试验能够发现上气道梗阻的高危患者，计划拔管前 12 小时应用静脉皮质激素可降低拔管失败和再次插管的风险。

（江 伟）

**参考文献**

［1］Weiner-Kronish JP. Critical Care Handbook of the Massachusetts General Hospital［M］. 6th ed. Philadelphia, PA：Wolters Kluwer, 2016.

［2］Marino PL. The ICU Book［M］. 4th ed. Philadelphia, PA：Wolters Kluwer Health/Lippincott Williams & Wilkins, 2014.

# 第55章

# 无创机械通气

**培训目标：**

掌握无创机械通气的适应证、方法、模式选择及使用管理。

## 一、概述

无创机械通气（non-invasive mechanical ventilation，NIV）是治疗呼吸衰竭的方法之一。无创机械通气不需要建立人工气道，通过密闭良好的鼻罩、口鼻面罩、全面罩或头罩等给予正压通气，在呼吸科病房和重症监护病房均有较多应用。

## 二、适应证

1. 慢阻肺急性加重　多项研究证实慢阻肺急性加重患者能够从无创正压通气中获益，可降低气管插管率和病死率。普遍接受的适用范围为 pH 7.10~7.35，初始 $PaCO_2 < 92mmHg$。更严重的病例可能需要有创通气。

2. 急性心源性肺水肿　如果患者存在休克或者需要急诊再血管化治疗的急性冠脉综合征，则不宜无创机械通气。

3. 免疫抑制患者的急性呼吸衰竭　此类患者发生呼吸机相关肺炎的风险较高，且通常无大量气道分泌物，故可能从无创机械通气中获益。

4. 预防拔管后呼吸衰竭　建议慢阻肺患者拔除气管插管后常规给予无创机械通气。利用无创机械通气过渡有可能缩短有创机械通气时间。

5. 肥胖低通气综合征 无创机械通气是此类患者的常规治疗。

6. 其他 无创机械通气在哮喘持续状态和急性呼吸窘迫综合征中有益的证据均不充分。

### 三、禁忌证

1. 绝对禁忌证 ①严重呼吸窘迫；②严重血流动力学不稳定；③头面部外伤或畸形；④上气道梗阻；⑤心搏骤停；⑥意识障碍，格拉斯哥评分 <10 分；⑦上消化道出血；⑧患者拒绝。

2. 相对禁忌证 ①无法配合；②近期食管／胃手术史；③大量气道分泌物；④误吸或气道保护能力差。

### 四、面罩选择

面罩的合理选择是决定无创机械通气成败的重要因素。可选的包括不同型号的鼻罩、口鼻面罩、全脸面罩和头罩。需要根据通气需求、患者口鼻解剖特征和患者耐受性等选择恰当型号的面罩。选择合适的固定方式也同样重要。最终目的是提高通气密闭性并增加患者耐受性。

### 五、通气模式

无创机械通气常用的通气模式包括：持续气道正压（CPAP）、双水平正压通气（BiPAP）和压力支持通气（PSV），见图 55-1。

1. 持续气道正压（CPAP） CPAP 设备简单，只需要氧源和带有呼气阀的面罩。CPAP 的原理为增加功能残气量，通常设置在 5~10cmH$_2$O。CPAP 对潮气量没有帮助，因此临床上主要用于心源性肺水肿。

2. 双水平正压通气（BiPAP） 双水平正压通气模式需要设置两个水平的 CPAP，高压相称为吸气正压（IPAP），低压相称为呼气正压（EPAP），需要专门的呼吸机。从原理上来说类似

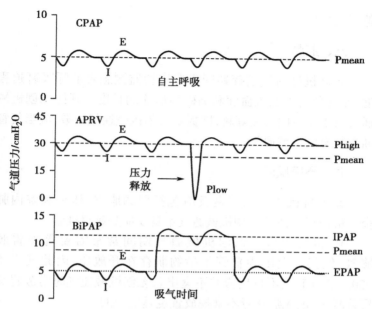

图 55-1 CPAP、APRV 和 BiPAP 的压力 – 时间曲线

CPAP: 持续气道正压; APRV: 气道压力释放通气; BiPAP: 双水平正压通气; IPAP: 吸气正压; EPAP: 呼气正压; Phigh: 高气道压力; Plow: 低气道压力; Pmean: 平均气道压; I: 吸气; E: 呼气

APRV, 但在 BiPAP 中高压相时间通常短于低压相。BiPAP 模式下气道平均压较 CPAP 高, 因此肺泡开放程度较高, 从而增加肺顺应性, 增加潮气量。

建议的初始设置为 IPAP $10cmH_2O$, EPAP $5cmH_2O$, 吸气时间(即 IPAP 的持续时间)为 3 秒, 此后根据呼吸窘迫程度和血气水平调整, 通常 IPAP 最高不超过 $20cmH_2O$, 否认会增加漏气并降低耐受性。

3. 压力支持通气(PSV) 压力支持通气模式与有创通气的 PSV 类似, 通常与 CPAP 联合应用, 是最常用的无创机械通气模式。建议的初始设置为 PS $10cmH_2O$, CPAP $5cmH_2O$, 此条件下峰压为 $15cmH_2O$。此后根据呼吸窘迫程度和血气水平调整相应参数。

## 六、监测

无创机械通气治疗期间需要密切监测患者的呼吸窘迫程度、血气分析中低氧血症和高碳酸血症的程度。开始无创机械通气后1小时内若无好转，即提示无创机械通气失败，应当气管插管行有创机械通气。

## 七、不良反应

无创机械通气的不良反应包括胃肠胀气、压疮和院内肺炎。最值得关注的无创机械通气不良反应是延迟插管。

1. 胃肠胀气　无创机械通气期间常常需要警惕胃肠胀气，但实际上因为食管下括约肌存在开放压，因此气道压 $<30cmH_2O$ 时此不良反应并不突出。无创机械通气时常放置鼻胃管减压，但无症状者不常规放置也是安全的。

2. 压疮　由于面罩长时间压迫，可能导致鼻梁、颊部压疮。

3. 院内肺炎　无创机械通气可能导致痰液引流不畅，从而引起院内肺炎，但其发生率仍低于气管插管相关的院内肺炎。

（江　伟）

**参考文献** --------------------------------------------------

［1］Weiner-Kronish JP. Critical Care Handbook of the Massachusetts General Hospital［M］. 6th ed. Philadelphia, PA：Wolters Kluwer, 2016.

［2］Marino PL. The ICU Book［M］. 4th ed. Philadelphia, PA：Wolters Kluwer Health/Lippincott Williams & Wilkins, 2014.

# 第 56 章

# 血流动力学监测

培训目标：

（1）掌握动脉压力监测方法。

（2）掌握肺动脉导管血流动力学监测方法及主要血流动力学参数的意义。

血流动力学监测是指借鉴和应用流体力学的理论和方法，研究人体循环系统内血液流动的规律和生理意义的手段，旨在通过阐述这些规律与疾病的关系，来指导危重病患者的管理。随着重症医学的发展，血流动力学监测手段正在得到越来越广泛的使用，这些手段既包括有创血压监测，也包括利用肺动脉导管（PAC）、脉搏指示连续心排血量监测（PiCCO）等设备对心排血量、血管阻力等的测定。

## 第1节　动脉压力监测

由于各种原因，常规的无创血压监测常不准确，一般来说，无创血压监测会低估偏高的血压，高估偏低的血压。而准确的动脉血压监测是血流动力学监测的基础。

### 一、血压测量的方式

不同的间接血压测量方法均需使用血压计，从获得血压数值的方式来看，主要包括听诊法和示波法两种。

循环休克患者中收缩压降低使得听诊法表现较差，常导致测量不准,因而一致推荐直接的动脉内血压监测。

桡动脉、肱动脉、股动脉等容易放置动脉置管的部位都可以用于测量动脉血压。放置动脉导管的方式和深静脉置管较为接近。为了防止动脉血栓的形成及管路堵塞,置管完成后需采用加压肝素盐水或普通盐水进行持续加压冲洗,避免管路堵塞和血栓形成。

从升主动脉到外周动脉,随着动脉不断的分叉,由于分叉处的前向血流遭到血管壁的反弹,反向血流和前向血流产生叠加,导致动脉血压的收缩压波形逐渐增高。

### 二、平均动脉压

平均动脉压(mean arterial pressure,MAP)是一定时限内动脉血压的平均值,因此可以认为是循环血流主要的驱动力。如果没有动脉血压监测,MAP约等于1/3收缩压(systolic blood pressure,SBP)+2/3舒张压(diastolic blood pressure,DBP),但该公式的成立是建立在舒张期占一个心动周期2/3这一前提上,即心率为60次/min,这在重症患者中并不现实,因此不建议危重患者直接套用此公式。在动脉血压监测条件下,MAP等于血压曲线下的面积除以心动周期的长度,由机器计算而得。

### (一)决定血压的基本因素

从流体力学的角度而言,封闭管路内的流量(Q)、压力差(Pin-Pout)、管路阻力(R)符合下列公式:

$$Q=(Pin-Pout)/R$$

在血液循环中,流量相当于心排血量(CO),输入压相当于MAP,输出压相当于右房压(RAP),阻力相当于血管阻力(SVR),公式相应变换为:

$$CO=(MAP-RAP)/SVR$$

变形后为:

$$MAP=(CO \times SVR)+RAP$$

如果没有右心衰竭,RAP 的值对 MAP 来说低到可以忽略,上述公式可简写为:

$$MAP=CO \times SVR$$

### (二)休克的分类

可由上述公式的不同参数进行分类:①低心排血量:心源性休克;②低 SVR:分布性休克(如感染性休克);③仅存在低 MAP:可能为低血容量性休克。

休克等危重患者需要密切监测 MAP,MAP $\geqslant$ 65mmHg 常作为休克患者液体复苏的治疗目标之一。

# 第 2 节　肺动脉导管

肺动脉导管(pulmonary artery catheter,PAC)是一种经典的多功能的监测设备,在心功能及氧输送方面可以提供很多信息来指导危重患者的诊治。自 20 世纪 70 年代引入临床以来,PAC 逐渐成为重要的血流动力学监测手段之一。

## 一、使用肺动脉导管进行血流动力学监测的指征

1. 需要测量心排血量。

2. 右心衰竭和左心衰竭程度不相等。

3. 复杂的血流动力学不稳定,混合存在阻塞、分布、心源性及低血容量性休克中的两种或多种。

4. 无法区分心源性肺水肿和非心源性肺水肿。

5. 同时存在肺水肿和心功能不全时指导血管活性药物、正性肌力药物、补液及利尿剂的使用。

6. 急性呼吸窘迫综合征时指导肺动脉高压药物的滴定。

## 二、肺动脉导管的组成

肺动脉导管也叫 Swan-Ganz 导管,最初由心脏病学家 Jemery Swan 发明,核心部件包括多腔的导管、可充气的小球囊

（容积约 1.5ml）以及测压、测温组件等。球囊充满气体时,导管就会顺着静脉血流通过右心,进入肺动脉,这一设计使得右心导管放置可以在床旁完成,而不需 X 线引导。

### 三、肺动脉导管的放置

肺动脉导管的放置过程和中心静脉穿刺相类似,一般经套管鞘,从锁骨下静脉或颈内静脉位置置入。导管的远端腔连接压力传感器以测定血压。导管穿过套管鞘进入上腔静脉时出现静脉波形,此时应将 1.5ml 气体充入球囊,导管继续前进,导管尖端的位置可根据远端腔记录的压力波形来判断（图 56-1）。

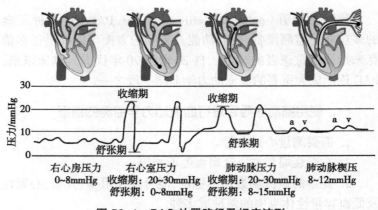

**图 56-1　PAC 放置路径及相应波形**
a、v 波为肺动脉楔压的压力波形,反映左房压力

1. 出现低平的静脉压波形表明导管尖端进入上腔静脉;导管尖端继续前行入右心房时,该波形无变化。

2. 导管尖跨越三尖瓣进入右心室后,出现搏动性波形。高压（收缩压）反映右室收缩功能,低压（舒张压）等于右房压。

3. 导管尖跨越肺动脉瓣进入主肺动脉后,压力波形中舒张压迅速上升,收缩压保持不变。舒张压的上升是肺循环血管阻力造成的。

4. 随着导管在肺动脉中前进,搏动性波形逐渐过渡到非搏动波形,其压力值一般来说等同于肺动脉舒张压,此即肺动脉楔压(简称楔压),反映左心充盈压。

5. 当楔压出现时,不应再继续向前放置导管。将球囊放气,则搏动性波形应该重新出现。最后,固定导管,保持球囊处于放气状态。

### 四、一些基本参数

#### (一)楔压

将球囊缓慢充气直到搏动性波形消失,则可在肺动脉导管尖端测得楔压(见图 56-1)。肺动脉高压患者中,楔压低于肺动脉舒张压,否则二者大致相等。

#### (二)楔压的波形

楔压代表左心的静脉压。图 56-1 放大的楔压部分展示了与右心静脉压相似的典型静脉波形。a 波由左心房收缩产生,v 波由左心室收缩、冲击关闭的二尖瓣产生。这些波形组分往往很难分辨,但在二尖瓣反流的患者中 v 波会很明显。

#### (三)楔压的原理

楔压的原理如图 56-2 所示。当肺动脉中的球囊充气、阻断血流(Q=0)时,在导管尖与左心房之间形成一段静止的血柱,因此导管尖测得的楔压($P_W$)等于肺毛细血管压($P_C$)和左心房压($P_{LA}$)。即如果 Q=0,则 $P_W=P_C=P_{LA}$。若二尖瓣功能正常,则左心房压(楔压)也等于左室舒张末期压/充盈压。因此,除外二尖瓣病变后,楔压可用于测定左室充盈压。

#### (四)楔压与静水压

楔压与肺毛细血管静水压并不完全等同。楔压是在血流被阻断的情况下测定的。当球囊被放气,血液重新开始流动

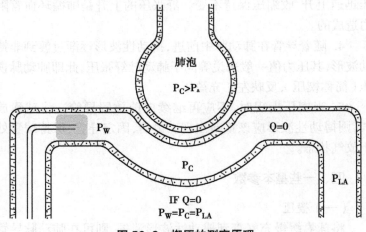

**图 56-2　楔压的测定原理**

时,肺毛细血管压力($P_C$)会高于左心房压($P_{LA}$),二者的差值取决于血流速($Q$)和肺静脉血流阻力($RV$),即:

$$P_C - P_{LA} = Q \times RV$$

由于楔压与左心房压相等,上述公式中可用楔压($P_W$)代替左心房压($P_{LA}$),得:

$$P_C - P_W = Q \times RV$$

因此楔压与毛细血管静水压不相等,其差值即为驱动肺静脉血回流入左心的压力梯度。此压力差的具体数值不详,因为 $RV$ 难以测定。然而,楔压与毛细血管静水压的差值在危重患者中可能增大,因为低氧、内毒素血症以及急性呼吸窘迫综合征等常见情况可导致肺静脉收缩(即增大了 $RV$)。

### 五、热稀释法测定心排血量

热稀释法是较为方便常用的测定心排血量的方法,测得心排血量后,PAC 的监测能力得到显著提升,能获得的参数数量从 2 个 ( 即中心静脉压和楔压 ) 增加到至少 10 个, 此外, 还可以对心功能及循环氧输送进行生理上的评价。

将一定量 ( 10ml 左右 ) 温度低于血液的葡萄糖溶液或盐水 ( 一般为 0℃ ) 迅速经导管近端注入右心房。冷液体与血液在右心混合后, 低温血液被射入肺动脉, 流经导管末端的温度传感器。温度传感器记录血流温度随时间的变化, 曲线下面积与肺动脉血流速成反比。若忽略心内分流, 则肺动脉血流速即等于心排血量。监测模块可计算出温度 – 时间曲线下面积, 进而计算出心排血量。为了尽可能避免测量误差对真实结果的影响, 每次测定心排血量时均连续测量 3 次。若连续 3 次测定值相差 <10%, 则取平均值即可。若连续测量值之间差异超过 10%, 则结果可能不可信。

正常的热稀释曲线及常见疾病状态下的曲线示例如图 56-3 所示。

高心排血量时的曲线 ( 图 56-3B ) 急剧上升, 之后有一短暂的峰值平台, 之后迅速下降。

低心排血量时的曲线 ( 图 56-3C ) 上升和下降均平缓。注意与高心排血量时相比, 低心排血量时的曲线下面积更大 ( 即曲线下面积与流速呈负相关 )。

三尖瓣反流在正压机械通气中较为常见, 此时示踪剂随之反流, 产生长而低平的热稀释曲线 ( 图 56-3E ), 可能导致心排血量被低估。

示踪剂分流可导致心排血量被高估, 右向左分流时, 一部分低温示踪剂直接分流, 导致热稀释曲线在时间轴上被压缩, 类似于图 56-3B 中间的高心排血量图。左向右分流时, 热稀释曲线同样缩短, 因为分流的血液增大了右心室容积, 稀释了注入的示踪剂溶液。

分流还会导致基线温度的漂移 ( 图 56-3F )。

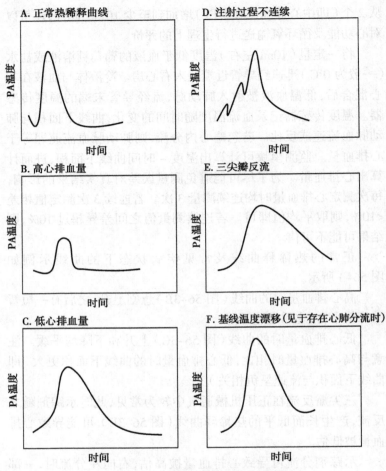

图 56-3　不同热稀释曲线的图形

PA: 肺动脉

## 六、血流动力学参数

PAC 提供了许多关于心功能及循环氧输送的信息。本节简要介绍可通过 PAC 测定的血流动力学参数。这些参数的信息见表 56-1。

表 56-1　肺动脉导管（PAC）常用参数及正常值范围

| 参数 | 缩写 | 正常值范围 |
| --- | --- | --- |
| 中心静脉压 | CVP | $0\sim5$mmHg |
| 肺动脉楔压 | PAWP | $6\sim12$mmHg |
| 心排血指数 | CI | $2.4\sim4.0$L/$(min \cdot m^2)$ |
| 射血分数 | SI | $20\sim40$ml/$m^2$ |
| 体循环血管阻力指数 | SVRI | $25\sim30$mmHg/$(L \cdot min \cdot m^2)$ |
| 肺血管阻力指数 | PVRI | $1\sim2$mmHg/$(L \cdot min \cdot m^2)$ |
| 氧输送 | $DO_2$ | $520\sim570$ml/$(min \cdot m^2)$ |
| 氧摄取 | $VO_2$ | $110\sim160$ml/$(min \cdot m^2)$ |
| 氧提取率 | $O_2ER$ | $0.2\sim0.3$ |

上述血流动力学参数的定义和推导如下：

（一）体型

心排血量与代谢率相关，而基础代谢率是用体表面积（body surface area，BSA）计算的。BSA 可通过下式计算，正常体型成人的 BSA 约 1.7$m^2$。

$$BSA(m^2) = 0.006\ 1 \times 身高(cm) + 0.012\ 4 \times$$
$$体重(kg) - 0.009\ 9$$

通常使用表 56-1 的参数评估心功能及平均动脉压。一般情况下，根据 BSA 校正的参数被称为"指数（index）"。

（二）中心静脉压

若 PAC 放置正确，则其近端应位于右心房，此处记录的压力应是右房压（right atrial pressure，RAP）。右房压等于上腔静脉压，二者统称中心静脉压（central venous pressure，CVP）。若三尖瓣功能正常，CVP 应等于右室舒张末期压（right ventricular end-diastolic pressure, RVEDP)。

$$CVP=RAP=RVEDP$$

CVP 用于测量右室充盈压。CVP 的正常范围是 0~5mmHg，坐位时可为负压。

## （三）肺动脉楔压（PAWP）

PAWP 可用于测定左房压（left atrial pressure, LAP），二尖瓣功能正常时，LAP 等于左室舒张末压（left ventricular end diastolic pressure, LVEDP），此时有下式：

$$PAWP=LAP=LVEDP$$

楔压等于左室充盈压，略高于 CVP，楔压正常值为 6~12mmHg。

## （四）心排血指数

热稀释法测定的心排血量（cardiac output, CO）等于 1 分钟内心脏的平均射血量。CO 除以体表面积（BSA）后的数值称为心排血指数（cardiac index, CI）。

$$CI=CO/BSA$$

对于中等体型的成人，心排血指数约为心排血量的 60%，其正常范围为 2.4~4.1L/（min·m²）。

## （五）每搏指数

心脏每个搏动射出的血量称为每搏输出量（简称搏出量）。搏出量等于 1 分钟内心脏的平均射血量（心排血量）除以心率（HR）。若用心排血指数（CI）为分子，则此时得到的不是搏出量而是每搏指数（stroke index, SI）。

$$SI=CI/HR$$

每搏指数用于衡量一个心动周期中的心脏收缩功能。成人正常值为 20~40ml/m²。

## （六）体循环血管阻力指数

由于体循环阻力受血流影响，且不同位置的阻力不同，因此体循环血管阻力（systemic vascular resistance, SVR）很难直接测量。体循环血管阻力指数（SVRI）是对体循环血压和血流量关系的整体评估。SVRI与主动脉到右心房的压力差（MAP-CVP）直接相关,且与心排血指数（CI）呈负相关。

$$SVRI=(MAP-CVP)/CI$$

SVRI 以 $mmHg/(L \cdot min \cdot m^2)$ 为单位表示。

### （七）肺血管阻力指数

肺血管阻力（pulmonary vascular resistance, PVR）与体循环血管阻力有着相似的局限性。肺血管阻力指数（PVRI）是肺部血压和血流量关系的整体评估,可由肺动脉至左心房的血压差除以心排血量求得。因为肺动脉楔压等于左房压,所以经过肺部的血压梯度等于肺动脉压和楔压的差值（PAP-PAWP）。

$$PVRI=(PAP-PAWP)/CI$$

与 SVRI 相似, PVRI 也可以 $mmHg/(L \cdot min \cdot m^2)$ 为单位表示。

以下介绍的氧输送、氧摄取等指数可用于评估全身氧气供应和氧气消耗。

### （八）氧输送

动脉血中氧气输送的速率称作氧输送（$DO_2$）,其值等于心排血量（或 CI）和动脉血氧含量（$CaO_2$）的乘积。

$$DO_2=CI \times CaO_2$$

$CaO_2$ 是血红蛋白浓度（Hb）和血红蛋白氧饱和度（$SaO_2$）的函数：$CaO_2=1.3 \times Hb \times SaO_2$。因此, $DO_2$ 的表达式可以改写为：

$$DO_2=CI \times (1.3 \times Hb \times SaO_2)$$

$DO_2$ 以 $ml/(min \cdot m^2)$ 为单位（若使用心排血指数而非心排血量）,其正常值见表 56-1。

### （九）氧摄取

氧摄取（$VO_2$）,也称为氧消耗,是组织从全身毛细血管中摄取氧气的速率。$VO_2$ 是心排血量（或 CI）和混合静脉血氧含量差（$CaO_2-C\bar{v}O_2$）的乘积。此处的静脉血指的是肺动脉中的"混合"静脉血。

$$VO_2=CI \times (CaO_2-C\bar{v}O_2)$$

若将 $CaO_2$ 和 $C\bar{v}O_2$ 用其指数表示,则 $VO_2$ 的表达式可以改写为:

$$VO_2=CI \times 1.3 \times Hb \times (SaO_2-S\bar{v}O_2)$$

其中 $SaO_2$ 和 $S\bar{v}O_2$ 分别表示动脉及混合静脉血中的血红蛋白氧饱和度。$VO_2$ 以 $ml/(min \cdot m^2)$ 为单位(若使用心排血指数而非心排血量),其正常值见表 56-1。

$VO_2$ 过低[$<100ml/(min \cdot m^2)$]提示有氧代谢受损。

**(十)氧提取率**

氧提取率(oxygen extraction ratio, $O_2ER$)是全身微循环中氧被摄取的部分所占的比例,等于氧摄取与氧输送之比。

$$O_2ER=VO_2/DO_2 (\times 100\%)$$

$O_2ER$ 反映了氧输送与氧摄取之间的平衡。其正常值约 25%,也就是说全身毛细血管所输送的氧中 25% 被摄取入组织。

## 七、血流动力学参数的应用

不同类型的血流动力学障碍在不同的患者个体中的表现千差万别,但多数血流动力学问题可以通过分析以下三组血流动力学参数得到鉴别。表 56-2 列举了常见的休克类型中心脏充盈压(CVP 或 PAWP)、心排血量(CO)及体循环血管阻力指数(SVRI)等参数的变化。

表 56-2 常见休克的血流动力学参数变化

| 参数 | 分布性休克 | 低血容量性休克 | 心源性休克 |
|---|---|---|---|
| CVP 或 PAWP | 降低 | 降低 | 升高 |
| CO | 升高 | 降低 | 降低 |
| SVRI | 降低 | 升高 | 升高 |

血流动力学各项参数的变化可以用于识别血流动力学异常及其大致种类,但不能体现血流动力学异常对组织氧合的影响。加入 $VO_2$ 参数可以在一定程度上克服这一缺点。临床中,休克定义为组织灌注障碍,即组织氧合不能满足有氧代谢的需要。$VO_2$ 值过低可以作为有氧代谢中氧气供应不足的间接证据,因此,$VO_2$ 值低于正常支持休克的诊断。比如在心源性休克和代偿期心力衰竭中,CVP 均升高,CI 均降低,SVRI 均升高,而前者 $VO_2$ 降低,后者 $VO_2$ 正常,可资区分。

包括肺动脉导管在内的血流动力学监测可以提供许多生理信息,以用于患者临床状态的诊断和监测,有多项临床研究或荟萃分析提示这些手段并不改变患者的死亡率,且由于涉及有创操作等原因,可能带来一些额外的风险。但是,临床医师需要明确血流动力学监测只是一种提供有效临床信息的手段,而非治疗,对其使用的重点在于准确获取和理解这些监测手段所提供的信息,并用于患者的诊治之中。同时总是用死亡率来评价临床操作是值得商榷的,如果临床医师根据经验判断患者有进行血流动力学监测的指征,这些监测手段可能对危重患者的诊治带来益处,可以大胆采用。

(范俊平　王京岚)

## 参考文献

［1］Marino P. The ICU Book［M］. 4th ed. Philadelphia PA：Wolters Kluwer Health/Lippincott Williams & Wilkins, 2014.

［2］Pinsky MR. Hemodynamic evaluation and monitoring in the ICU［M］. Chest, 2007, 132（6）：2020–2029.

# 第 57 章

# 中心静脉导管

**培训目标:**

掌握中心静脉导管的应用指征、置管方法以及并发症。

中心静脉置管是临床中尤其是危重症患者诊治中常用的技术之一。通常使用 Seldinger 技术,在导丝帮助下,在中心静脉内埋入相应的导管。根据不同的静脉穿刺部位分为颈内静脉、锁骨下静脉、股静脉置管。导管根据规格又可分为单腔、双腔(粗 / 细)、三腔(粗 / 细)等。

## 一、适应证

1. 外周静脉通路不易建立或不易维持。

2. 需要泵入血管活性药物(如去甲肾上腺素、多巴胺、肾上腺素)或其他对血管有伤害的药物(如肠外营养等)。

3. 治疗液体量大,种类多,时间长。

4. 临时血液净化通路、血流动力学监测等情况。

## 二、中心静脉导管感染的预防

1. 手卫生　置管操作前或管路护理时均需用肥皂或含酒精的消毒液体清洁双手。

2. 物理隔离　置管时尽可能增加物理屏障,采用最大无菌化屏障保护,操作者需戴帽子、无菌手套,穿无菌隔离衣,铺巾范围要足够大。

3. 皮肤消毒　推荐氯己定溶液作为消毒剂,消毒剂涂布后需自然待干。

4. 选择恰当的置管部位　尽量避免股静脉置管,如果技术条件允许,锁骨下静脉置管优于颈内静脉,但机械并发症的风险明显增加。

5. 导管拔除　一旦不再需要,尽快拔除导管。

## 三、穿刺技术要点

### （一）穿刺备物

1. 知情同意书及授权书。

2. 中心静脉导管（一般采用中心静脉导管包）

（1）普通中心静脉导管包内含:穿刺针、导丝、测压器、扩皮器、双腔中心静脉导管、固定器。

（2）粗三腔中心静脉导管包内含:穿刺针、导丝、测压器、扩皮器、刀片、无菌洞巾、三腔中心静脉导管。

（3）帽子、口罩、无菌手套、瓶装 500ml 生理盐水、肝素钠 1~2 支、利多卡因、换药盘、纱球、治疗巾、5ml 注射器、缝线等。

### （二）超声的使用

超声引导可增加静脉穿刺的成功率,减少穿刺次数,缩短穿刺时间,降低穿刺到伴行动脉引起血肿的风险。因此,在充分掌握解剖学定位的基础上,推荐超声引导用于中心静脉穿刺。用力下压超声探头,静脉坍塌,而动脉坍塌不明显,常用于区别静脉与动脉。也可用多普勒模式,使血流更加清晰（图 57-1）。

### （三）颈内静脉穿刺

1. 解剖　颈内静脉位于双侧颈部胸锁乳突肌下方,沿着耳郭到胸锁关节的这条斜线分布,通常位于颈动脉的前外侧,但解剖学关系可有变异。在颈底部,颈内静脉汇入锁骨下静脉形成无名静脉。

右侧颈内静脉径直通往右心房,更常用于置管。左侧颈内静脉因水平走行距离较长,更容易出现导管打折、贴壁等情况。

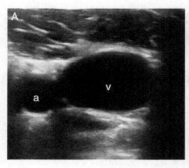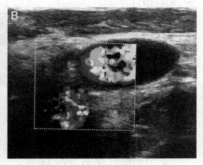

**图 57-1　超声下动静脉形态和区分**

A. a 为动脉；v 为静脉；B. 多普勒下二者
均有血流显示，静脉较动脉更易压瘪

2. 穿刺体位　使头部低于身体 15°时，头稍向对侧偏转使静脉呈直线，有利于穿刺。但头部不宜过度偏转。

3. 体表标志定位法

（1）前入路：首先定位由胸锁乳突肌两个头与锁骨形成的三角区域（图 57-2）。颈内静脉和颈动脉均在此三角区域内。操作者首先触摸到颈动脉搏动，颈动脉的走行一般会靠近中线，与颈内静脉分离开。穿刺针从三角顶端进入（斜面朝上），针头与皮肤呈 45°角，朝同侧乳头方向进针。如果穿刺 5cm 后仍没有穿刺到颈内静脉，退针，往内侧调整后再次进入。

（2）后入路：穿刺点位于颈外静脉与胸锁乳突肌外侧缘的交点上方 1cm。穿刺针从这个点刺入，针尖的斜面朝 3 点钟方向，朝向锁骨上切迹，沿着肌肉薄弱部分进入。

4. 并发症　最常见的并发症是误穿颈动脉。如果动脉被细针穿破，拔针后按压至少 5 分钟。如果导管置入了颈动脉，拔除导管可有致命风险，务必不要拔管，立即请血管外科会诊。其他并发症包括气胸和血胸，但较罕见。留置颈内静脉导管常见并发症是菌血症，发生率 0~2.3/1 000 导管日。

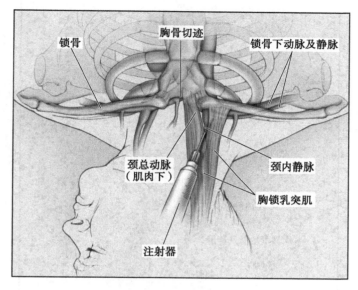

图 57-2 颈内静脉解剖和穿刺路径

图中标注：
- 锁骨
- 胸骨切迹
- 锁骨下动脉及静脉
- 颈总动脉（肌肉下）
- 颈内静脉
- 胸锁乳突肌
- 注射器

## （四）锁骨下静脉

1. 解剖 腋静脉穿过第一肋后被称为锁骨下静脉（图 57-3），在胸腔入口处与颈内静脉汇合形成无名静脉。锁骨下静脉的大部分血管都位于锁骨下方，局部仅高出肺尖部 5mm。由于与筋膜连接紧密，锁骨下静脉与相邻结构固定牢固，直径并不会随着呼吸而变化（与颈内静脉不同）。有学者认为容量下降时锁骨下静脉相对更不容易塌陷。

2. 体位 头低脚高位时锁骨下静脉扩张，有利于置管。不推荐肩膀下方垫放毛巾，会降低静脉的横截面积。

3. 体表标志定位法 锁骨下静脉因锁骨阻挡，超声观察困难，使用较少。一般通过胸锁乳突肌在锁骨上的附着点来定位。锁骨下静脉就在该附着点的下方，从锁骨上或锁骨下进针穿刺都可以到达锁骨下静脉。

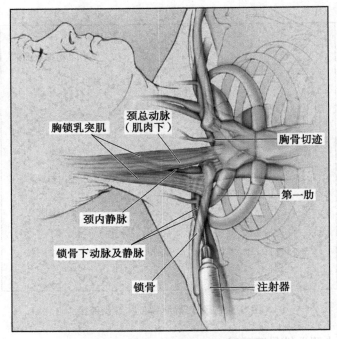

胸锁乳突肌

颈总动脉
（肌肉下）

胸骨切迹

第一肋

颈内静脉

锁骨下动脉及静脉

锁骨

注射器

**图 57-3　锁骨下静脉解剖和穿刺路径**

（1）锁骨下入路：探针从锁骨上标记的长方形外侧缘进入，沿着锁骨下方进针（针的斜面指向12点钟方向），进针方向平行于该长方形的对角线。穿刺几厘米后穿刺针应该就能够进入锁骨下静脉。注意将穿刺针始终贴住锁骨下方，避免穿刺到更深处的锁骨上动脉。确认当穿刺针进入锁骨下静脉之后，旋转针的斜面至3点钟方向以便引导丝能够进入上腔静脉。

（2）锁骨上入路：找到胸锁乳突肌外侧缘与锁骨形成的夹角。探针从此处沿着平分该夹角的方向进入。保持针在锁骨下方，同时针的斜面在12点钟方向，朝着对侧乳头方向进针。穿过皮肤1~2cm后便可以进入锁骨下静脉（比锁骨下入路穿刺距离更近）。穿刺进入静脉后，旋转针的斜面至9点钟方向以便引导丝能够沿着上腔静脉方向前进。

4. 并发症　锁骨下静脉置管会立即出现的并发症有误穿锁骨下动脉、气胸、臂丛神经损伤、膈神经损伤,但总体较为罕见。如误将管置入锁骨下动脉,不能立即拔管,而应放置数日后再考虑拔除,并请血管外科会诊。

与留置导管相关的并发症包括菌血症和锁骨下静脉硬化。对于可能需要透析的患者,避免将锁骨下静脉置管与透析动静脉瘘管放置在同侧手臂上,锁骨下静脉也不适合放置临时透析通路。

**（五）股静脉**

1. 解剖　股静脉是腿部静脉回流最主要的通路。与股动脉和股神经一同位于股三角（图 57-4）。股三角上缘是从髂嵴前上方行走至耻骨联合的腹股沟韧带,位于皮肤上的腹股沟皮肤皱褶的下方。在腹股沟韧带层面,股静脉就位于股动脉的内侧,距离皮肤几厘米。当腿部呈外展位时,股静脉很容易定位和置管。

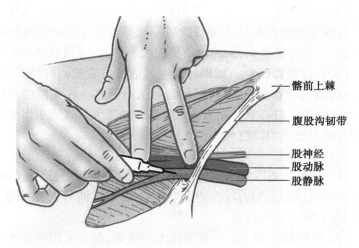

髂前上棘

腹股沟韧带

股神经
股动脉
股静脉

**图 57-4　股静脉解剖和穿刺路径**

2. 体表标志定位法　当无法使用超声辅助时,首先定位股动脉搏动,在搏动点内侧 1~2cm 处穿刺进针（斜面朝向 12 点钟方向）2~4cm 后可以到股静脉。如果股动脉搏动不能触及,画出髂前上棘到耻骨结节的连线,将连线三等分。股动脉位于内侧 1/3 分界点的下方,股静脉就位于该点内侧 1~2cm。这一定位股静脉的方法的成功率为 90%。

3. 并发症　股静脉置管主要并发症有误穿股动脉、股静脉血栓、菌血症等。留置管道导致血栓不罕见,但通常没有症状。但综合各种并发症风险及护理方便程度,仍建议不优选股静脉进行置管。

## 四、相关急性并发症及预防

### (一)静脉空气栓塞

1. 表现　空气进入静脉循环有致死可能,部分患者可以没有临床症状,部分可以表现为突发的呼吸困难、咳嗽。

2. 预防和处理　正压机械通气可以减少空气通过静脉导管进入中心静脉的可能性。头低脚高位插入或移除颈内静脉导管,仰卧位或半卧位插入或移除股静脉导管可以预防空气静脉栓塞。对于呼吸窘迫、胸腔内负压较大的患者,穿刺成功后避免将针头和注射器断开。如果怀疑空气通过导管进入静脉,可以将注射器与导管相连,然后回抽看是否有空气。左侧卧位可以减少空气进入右心室。纯氧吸入可以提高氮气从气泡中出来的速度,减少血流中的空气体积。

### (二)气胸

1. 诊断　通常在锁骨下静脉置管的时候较易出现气胸。如果怀疑气胸,应用力呼气后正立体位拍胸片,同时也可用胸片来判断导管末端的位置。

2. 预防和处理　如果穿刺技术不熟练,避免采用锁骨下静脉入路。进行正压通气的患者,尽量避免锁骨下静脉入路。穿刺完成后常规听诊双侧呼吸音,及时拍摄胸片,确认导管位置,排除气胸可能。如发生气胸,根据气胸体积大小决定处理方式,必要时可请胸外科会诊,放置闭式引流。

(范俊平)

**参考文献**

[ 1 ] Marino P. The ICU Book [ M ]. 4th ed. Philadelphia PA: Wolters Kluwer Health/Lippincott Williams & Wilkins, 2014: 17–40.

[ 2 ] McGee DC, Gould MK. Preventing complications of central venous catheterization [ J ]. N Engl J Med, 2003, 348 ( 12 ): 1123–1133.

# 导管的维护及导管相关并发症的预防

几乎所有危重患者都会插入各种形式的留置导管，这些导管的维护以及不良后果的预防是患者护理的重要组成部分，在一定程度上决定了患者的预后。

## 一、日常导管护理

目前已有指南对导管的日常护理给出了相关指导，内容包括如下几个方面（表 58-1）：

表 58-1　常规导管护理措施推荐

| 措施 | 描述 |
| --- | --- |
| 无菌敷料 | 广泛使用可以直观检查导管插入部位的黏附性透明敷料膜<br>皮肤难以保持干燥的部位推荐无菌纱布敷料<br>黏附透明敷料和无菌纱布敷料在防导管病原定植方面效果相当 |
| 抗菌凝胶 | 除了血液透析导管外，不推荐在导管插入部位使用抗菌凝胶 |

续表

| 措施 | 描述 |
|------|------|
| 更换导管 | 一般建议每 3~4 天更换外周静脉导管,如果没有局部静脉炎的依据(即疼痛、红斑和插入位点周围肿胀),外周导管通常可以保留尽可能长的时间<br>不建议定期更换中心静脉导管、外周中心静脉导管(PICC)、透析导管、肺动脉导管等 |
| 冲洗导管 | 定期冲洗导管,防止血栓堵塞,可使用盐水或肝素盐水(肝素的浓度范围 10~1 000U/ml 不等),动脉导管需要使用加压袋持续泵入冲洗液 |

## 二、非感染性并发症

留置中心静脉导管的非感染性并发症包括导管阻塞、中心静脉血栓性栓塞、上腔静脉或右心房穿孔等。

### (一)导管阻塞

中心静脉导管阻塞可能原因有:导管打折或打结,血栓形成,输注液体中形成不溶性沉积物(药物或无机盐成分),输注液脂肪残留物(丙泊酚或全胃肠外营养)等。血栓形成是导管阻塞最常见的原因,应注意及时、正确地使用肝素盐水冲管和封管。发生阻塞后应尝试恢复导管通畅,首选化学溶解阻塞物的方式,不建议导丝机械性疏通。

如明确为血栓栓塞,可考虑采用阿替普酶等药物进行疏通。

### (二)静脉栓塞

血栓在留置导管的血管内段形成很常见,临床上导管相关血栓中超过 95% 的病例是无症状的。有症状的血栓形成最常见于股静脉导管(约 3.4%)和外周中心静脉导管(PICC)(约 3%)。

### (三)血管穿孔

导管诱发的上腔静脉或右心房穿孔较为罕见,但是可危及生命。如果新近置管或更换导管的患者突然出现胸腔积液或其他异常表现,需警惕上腔静脉等置管走行范围内血管穿孔的可能。

另一种可致死并发症是右心房导管穿孔引起的心脏压塞,首发症状通常是突然出现的呼吸困难,诊断需要依赖心脏超声。一旦发生可以在 1 小时内导致循环衰竭,应立即行心包穿刺引流缓解心脏压塞。

为了避免上述严重并发症,完成置管后需要及时行 X 线检查准确定位中心静脉导管的位置,使导管尖端正好位于或略高于气管隆嵴,大约位于第 2~3 前肋位置,同时,尽量避免左侧颈内静脉置管。

### 三、导管相关血流感染

导管相关血流感染( catheter-related blood stream infection, CRBSI )的定义是,留置血管内导管或拔除导管 48 小时内的患者出现菌血症,同时伴有感染的临床表现,如发热、寒战或低血压等;且除导管外无其他明确的血流感染源( 比如手术切口感染、腹腔内感染、院内获得性肺炎、泌尿系统感染等 ),微生物检查显示外周血培养至少 1 次阳性,或从导管段和外周血培养出相同种类、相同药敏结果的致病菌。各种类型导管的血流感染发生率不同,以千导管留置日来统计,发生率为 2.9~11.3/1 000 导管日,致死率可高达 25%。

#### ( 一 ) 发病机制

感染源既可来自输注含病原体的制品,也可来自导管连接处和接触皮肤处的污染,还可能与微生物在导管内的定植有关。微生物的定植依赖于生物膜( biofilm )的形成。这种生物膜是一种多糖基质形成的包裹物,是微生物的一种保护性屏障,对宿主防御和抗生素治疗有较强的抵抗力。

#### ( 二 ) 临床表现

在导管插入的前 48 小时一般不会出现导管相关感染。临床表现通常是全身非特异性炎症反应的症状,如发热、白细胞增多,或出现导管使用相关的畏寒、寒战,但这些表现并没有特异性,仅凭临床难以诊断 CRBSI,血或导管的培养对于确诊或除外 CRBSI 的诊断是必需的。

## （三）诊断标准

指南中 CRBSI 的诊断标准见表 58-2。

表 58-2　导管相关血流感染（CRBSI）诊断标准

| 诊断 | 诊断标准 |
| --- | --- |
| 确诊标准 | 具备下述一项,可证明导管为感染来源:<br>1）1 次半定量导管培养阳性（每导管节段 ≥15CFU）或定量导管培养阳性（每导管节段 ≥$10^3$CFU）,同时外周静脉血也培养出同一微生物<br>2）从导管和外周静脉同时抽血做定量血培养,两者菌落计数比（导管血:外周血）≥5:1<br>3）从中心静脉导管和外周静脉同时抽血做定性血培养,中心静脉导管血培养阳性报警时间比外周血阳性至少早 2 小时<br>4）外周血和导管出口部位脓液培养均阳性,并为同一株微生物 |
| 临床诊断 | 具备下述任一项,提示导管极有可能为感染的来源:<br>1）具有严重感染的临床表现,导管的定量或半定量培养阳性,但血培养阴性<br>2）除了导管无其他感染来源可寻,并在拔除导管 48 小时内未用新的抗生素治疗,症状好转<br>3）菌血症或真菌血症患者,有发热、寒战和 / 或低血压等表现且至少两个血培养阳性（其中一个来源于外周血）,其结果为同一株皮肤共生菌（如:类白喉菌、芽孢杆菌、凝固酶阴性的葡萄球菌、微小球菌和念珠菌等）,但导管节段培养阴性,且没有其他可引起血行感染的可疑来源 |

| 诊断 | 诊断标准 |
|------|----------|
| 拟诊 | 具备下述任一项,不能除外导管为感染的来源:<br>1)具有导管相关的严重感染表现,在拔除导管和适当抗生素治疗后症状消退<br>2)菌血症或真菌血症患者,有发热、寒战和/或低血压等临床表现且至少有1个血培养阳性(导管血或外周血均可),其结果为皮肤共生菌(如:类白喉菌、芽孢杆菌、丙酸菌、凝固酶阴性的葡萄球菌、微小球菌和念珠菌等),但导管节段培养阴性,且没有其他可引起血行感染的可疑来源 |

### (四)导管相关血流感染的预防

1. 重视医护人员的教育与培训,树立正确的感染预防观念,从导管的放置到护理均采取有助于减少导管相关感染的措施。

2. 应根据病情与治疗需要、操作熟练程度、相关导管并发症的多少来确定导管置管部位(常用深静脉导管相关 CRBSI 危险性为股静脉 > 颈内静脉 > 锁骨下静脉),条件允许时,采用床边超声引导。

3. 定期更换周围静脉导管并不能作为预防静脉炎和静脉导管相关感染的方法,不需要定期更换中心静脉导管,所有血管内导管应尽早拔除。

4. 在满足临床需要的情况下,尽量选择导管接头和管腔最少的中心静脉导管。

5. 在进行导管相关操作时,必须严格无菌操作,正确的手部消毒是减少 CRBSI 的有效措施。

6. 血管内导管置管和局部换药时的皮肤消毒,宜选择 2% 氯己定或 1%~2% 碘酊。

### (五)导管相关血流感染的治疗

当临床出现可能的导管感染表现时,治疗方面主要包括导管本身的处理和抗微生物治疗两个方面。

1. 导管的处理 临床拟诊 CRBSI 时,应综合考虑下列因素来决定导管的处理。这些因素包括:导管的种类、感染的程度和性质、导管对于患者的意义、再次置管可行性及风险、更换导管的额外费用等。

仅有发热的患者(血流动力学稳定,无持续血行感染的证据,无导管局部或迁徙感染灶时)可不常规拔除导管,但应及时判断导管与感染表现的相关性,同时送检导管内血与周围血两份标本进行培养。

怀疑中心静脉导管导致的发热,同时合并严重疾病状态或穿刺部位的脓肿形成时应当立即拔除导管。

中心静脉导管合并金黄色葡萄球菌感染应该立即拔除导管,并需明确是否并发感染性心内膜炎。

对于革兰氏阴性杆菌或念珠菌导致的导管相关菌血症,均建议拔除中心静脉导管。

2. 抗菌药物治疗 一旦怀疑血管内导管相关感染,无论是否拔除导管,除单纯静脉炎外均应采集血标本,并立即进行抗菌药物治疗。

鉴于葡萄球菌是导管相关感染最常见的病原菌,且存在高耐药性,糖肽类抗菌药物应作为导管相关感染经验性治疗的首选药物。

对于危重患者或者免疫功能低下的患者,也应注意覆盖革兰氏阴性杆菌。

真菌血症可导致危重患者病死率明显增加,若考虑导管相关感染的病原微生物是真菌时,应早期给予积极的经验性抗真菌治疗。

金黄色葡萄球菌引起的导管相关感染,抗菌药物疗程至少2周。

一旦诊断为念珠菌导管相关感染,疗程至临床症状消失和血培养最后一次阳性后两周。

目前缺乏关于评估革兰氏阴性杆菌感染后抗菌药物选择

和疗程的研究。根据患者感染严重程度,选择敏感的抗菌药物,必要时联合治疗,一般拔除导管后抗感染治疗 10~14 天。

3. 抗生素选择推荐  如果培养结果证实 CRBSI 的诊断,进一步的抗生素治疗取决于病原菌种鉴定及药敏试验结果。指南推荐的病原特异性抗生素的选用方案如表 58-3 所示。

表 58-3  针对病原体的抗生素选择推荐

| 病原 | 推荐抗生素 | 备选抗生素 |
|------|-----------|-----------|
| 葡萄球菌 | | |
| 甲氧西林敏感 | 萘夫西林或苯唑西林 | 头孢唑林或万古霉素 |
| 甲氧西林耐药 | 万古霉素 | 达托霉素或利奈唑胺 |
| 肠球菌 | | |
| 氨苄西林敏感 | 氨苄西林 | 万古霉素 |
| 氨苄西林耐药但万古霉素敏感 | 万古霉素 | 达托霉素或利奈唑胺 |
| 氨苄西林耐药且万古霉素耐药 | 达托霉素或利奈唑胺 | 奎奴普汀 / 达福普汀 |
| 革兰氏阴性杆菌 | | |
| 不动杆菌属 | 碳青霉烯类[a] | 氨苄西林 / 舒巴坦 |
| 大肠埃希菌和克雷伯菌属 | 碳青霉烯类[a] | 环丙沙星,或氨曲南 |
| 肠杆菌属 | 碳青霉烯类[a] | 头孢吡肟或环丙沙星 |
| 铜绿假单胞菌 | 碳青霉烯类[a]或头孢吡肟,或哌拉西林 / 他唑巴坦 | |
| 念珠菌属 | | |
| 白色假丝酵母菌 | 氟康唑 | 棘白菌素[b] |
| 克柔念珠菌和光滑念珠菌 | 棘白菌素[b] | 两性霉素 B |

注:[a] 碳青霉烯类抗生素包括亚胺培南、美罗培南和多尼培南;[b] 棘白菌素包括卡泊芬净、米卡芬净和阿尼芬净

（范俊平）

## 参考文献

［1］O'Grady NP, Alexander M, Burns LA, et al. Guidelines for the prevention of intravascular catheter–related infections［J］. Clin Infect Dis, 2011, 52（9）: e162–e193.

［2］Mermel LA, Allon M, Bouza E, et al. Clinical practice guidelines for the diagnosis and management of intravascular catheter–related infection: 2009 update by the Infectious Diseases Society of America［J］. Clin Infect Dis, 2009, 49（1）: 1–45.

［3］Marino P. The ICU Book［M］. 4th ed. Philadelphia, PA: Wolters Kluwer Health/Lippincott Williams & Wilkins, 2014: 41–59.

［4］中华医学会重症医学分会. 血管内导管相关感染的预防与治疗指南（2007）［J］. 中华急诊医学杂志, 2008, 17（6）: 597–605

# 第 59 章

## 重症监护患者的肠外营养

推荐使用欧洲肠外肠内营养学会（European Society for Clinical Nutrition and Metabolism, ESPEN）提出的营养评定工具——营养风险筛查（nutrition risk screening, NRS 2002），详见表 59-1，以评分 ≥3 分作为存在营养风险的标准，需要进行营养支持。

表 59-1　肠外营养支持

| 项目 | 推荐意见 | 等级 |
|---|---|---|
| 适应证 | 1）饥饿或喂养不足的 ICU 患者会增加死亡率，患者应该接受营养支持 | ESPEN C 级 |
| | 2）所有患者如果预期 3 天内不能进行正常的营养，应当在 24~48 小时接受肠外营养（如果肠内营养禁忌或不能耐受） | ESPEN C 级 |
| 需要量 | 1）ICU 患者应接受全营养素支持，以满足其需要 | ESPEN C 级 |
| | 2）在急性期，能量供给尽可能达到消耗测量值，以减少负能量平衡 | ESPEN B 级 |
| | 3）在无法间接测量热能的情况下，ICU 患者 2~3 天内达到目标能量 25kcal/（kg·d） | ESPEN C 级 |

| 项目 | 推荐意见 | 等级 |
|------|---------|------|
| 联合应用肠外营养和肠内营养 | 所有患者接受少于目标喂养 2 天后, 应当联合应用肠外营养 | ESPEN C 级 |
| 碳水化合物 | 1）最小量为每天 2g/kg 葡萄糖 | ESPEN B 级 |
| | 2）高血糖（血糖 >10mmol/L）会增加死亡率和感染并发症, 应避免 | ESPEN B 级 |
| | 3）研究显示 ICU 患者血糖控制在 4.5~6.1mmol/L 水平对死亡率的影响有增有减, 目前对血糖水平没有明确的推荐意见 | ESPEN C 级 |
| | 4）严格的血糖管理会产生较高的低血糖发生率 | ESPEN A 级 |
| 脂肪 | 1）长期 ICU 患者脂肪应作为能量的一部分, 并确保必需脂肪酸的供给 | ESPEN B 级 |
| | 2）静脉注射脂肪乳（长链脂肪乳、中链脂肪乳或混合长链 / 中链脂肪乳）浓度为 0.7~1.5g/kg, 12~24 小时内注射完是安全的 | ESPEN B 级 |
| | 3）已有证据表明, 在标准肠外营养中应用混合 LCT/MCT 是安全的 | ESPEN C 级 |
| | 4）危重患者能很好地耐受以橄榄油为基础的脂肪乳 | ESPEN B 级 |
| | 5）已证实在脂肪乳中加入二十碳五烯酸（EPA）和二十二碳六烯酸（DHA）对细胞膜和炎症有影响, 富含鱼油的脂肪乳很可能缩短危重患者的住院时间 | ESPEN B 级 |

续表

| 项目 | 推荐意见 | 等级 |
| --- | --- | --- |
| 氨基酸 | 1）应用肠外营养时,平衡型的氨基酸在 1.3~1.5g/（kg·d）是理想的,同时要保证能量充足 | ESPEN B 级 |
| | 2）ICU 患者实施肠外营养时,氨基酸溶液应包含 0.2~0.4g/（kg·d）的谷氨酰胺 | ESPEN A 级 |
| 微量元素 | 所有的肠外营养配方应包含每天所需的微量元素和维生素 | ESPEN B 级 |
| 输注途径 | 1）满足全部营养需要的高渗性肠外营养,需要通过中心静脉输注 | ESPEN C 级 |
| | 2）<850mOsm/L 的部分营养配方和减轻负能平衡的配方应用于周围静脉 | ESPEN C 级 |
| | 3）如果外周静脉不能满足患者的营养需要,肠外营养需要从中心静脉输入 | ESPEN C 级 |
| 营养液形式 | 肠外营养混合液应当配成"全合一"营养液 | ESPEN B 级 |

（汪劲婷）

## 参考文献

［1］Kondrup J, Allison SP, Elia M, et al. ESPEN Guidelines for Nutrition Screening 2002［J］. Clin Nutr, 2003, 22（4）: 415–421.

［2］Singer P, Berger MM, Van den Berghe G, et al. ESPEN Guidelines on Parenteral Nutrition: Intensive care［J］. Clin Nutr,

2009, 28（4）: 387-400.

［3］Anker SD, Laviano A, Filippatos G, et al. ESPEN Guidelines on Parenteral Nutrition: On Cardiology and Pneumology ［J］. Clin Nutr, 2009, 28（4）: 455-460.

# 第 60 章

## 体外膜氧合

### 一、概述

体外膜氧合（extracorporeal membrane oxygenation，ECMO）是对心脏或肺衰竭患者应用机械装置进行长时间体外呼吸循环支持的技术。通常情况下，机械装置包括氧合器、离心泵、热交换器、插管、连接管路和各种监测装置。根据应用途径不同，主要分为静脉-动脉模式（VA ECMO）和静脉-静脉模式（VV ECMO）。ECMO 的总体适应证是经常规治疗无效的急性、严重的可逆性心脏或肺衰竭。

### 二、静脉-静脉体外膜氧合（VV ECMO）

VV ECMO 通过大静脉将血引出，经体外膜氧合器氧合并清除 $CO_2$ 后仍通过静脉将血回输至右心。VV ECMO 可替代肺的气体交换功能，对于难治性呼吸衰竭患者，是有效的支持措施。

#### （一）VV ECMO 的插管方式

VV ECMO 通常有两种插管方式，一种是引流和回流分别插管，即双部位插管，通常选择股静脉引流、颈内静脉回流（图 60-1）；另一种是单根双腔插管（DLVV ECMO），通常经颈内静脉置入，多用于婴儿和儿童。

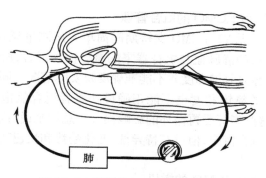

图 60-1　双部位 VV ECMO 示意图

**（二）患者选择**

过去，VV ECMO 仅用于血流动力学稳定的重度呼吸衰竭患者。此后研究发现 VV ECMO 辅助开始后，可迅速降低缩血管药物的需求，这可能与胸腔内压降低、氧合改善和酸中毒缓解有关。目前推荐所有急性呼吸衰竭，除了不能置入合适的静脉插管、顽固性心力衰竭需极大剂量升压药或心脏骤停外，均可使用 VV ECMO 支持。VV ECMO 一般不应用于心脏术后的心力衰竭。

**（三）VV ECMO 的气体交换原则**

VV ECMO 的氧合血和引流静脉血在体内的位置相近，部分回流的氧合血可能直接进入引流管而未进入患者的体循环，这部分血流定义为再循环血流分数。影响再循环的因素包括：

1. ECMO 流量　流量增加时，右心房引流到体外环路的血量随之增加，再循环分数增加。

2. 静脉插管位置　引流管和回流管的尖端直接相对时，再循环分数较高。

3. 自身心排血量　心排血量增加时，进入右心房的氧合血将大部分进入右心室，随后进入左心和体循环，那么再循环比例较低。

4. 右心房血容量　与心排血量类似，右心房容量减少，再循环比例会增加。

### （四）VV ECMO 的氧合管理

目前尚无 VV ECMO 支持期间简单直接测量氧合的方法。因为右心房的静脉血与氧合器来的氧合血相混合，所以肺动脉的混合静脉血氧饱和度并不能准确反映实际情况。同时氧合器前引流管的氧饱和度也不能正确反映患者混合氧饱和度的变化，因为这些指标受再循环的影响很大。总体来说，这些指标有助于评价氧合情况，但没有特异性，变化趋势和快速变化比具体数值更有价值。

### （五）VV ECMO 的撤机

与 VA 模式相比，VV ECMO 的优点是可以在不拔管的情况下试验性撤机，只要中断氧合器的氧供即可，也可以通过逐渐减低 ECMO 流量的方法撤机。

## 三、静脉－动脉体外膜氧合（VA ECMO）

VA ECMO 模式中，心脏和肺的功能被人工器官部分或完全替代。VA ECMO 通过大静脉将血引出，经体外膜氧合器氧合并清除 $CO_2$ 后通过动脉（股动脉、颈总动脉或锁骨下动脉）将血回输至主动脉，与经过肺循环氧合的左心室射血混合（图 60-2）。VA ECMO 主要应用于急性可逆性心力衰竭伴或不伴呼吸衰竭，临床常用于急性暴发性心肌炎、心脏外科围手术期心力衰竭、伴心源性休克的急性心肌梗死以及心脏移植或心脏辅助装置前的过渡，在呼吸监护病房中的应用不多。表 60-1 简要总结了 VA ECMO 和 VV ECMO 的差异。

## 四、抗凝

肝素虽然还远远不是理想的药物，但仍然是目前 ECMO 治疗期间最主要的抗凝药物。监测肝素对全血抗凝效果的最佳指标是活化凝血时间（ACT），而肝素对血浆的抗凝效果监测指标是活化部分凝血活酶时间（APTT）。ACT 目标通常为 180~200 秒，APTT 目标通常为 50~70 秒。

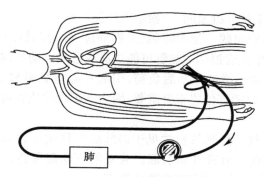

图 60-2 VA ECMO 示意图

表 60-1 VA ECMO 和 VV ECMO 的比较

| 特点 | VA ECMO | VV ECMO |
|---|---|---|
| 插管位置 | 静脉：颈内静脉、股静脉<br>动脉：右颈动脉、腋动脉、股动脉 | 颈内静脉、股静脉 |
| 全身灌注 | 体外血流和心排血量 | 仅心排血量 |
| 循环支持 | 部分或完全支持 | 无直接支持 |
| 动脉压力 | 搏动压力减弱 | 保持搏动压力曲线 |
| 肺动脉压力 | 根据体外分流量降低 | 无影响 |
| 右向左分流 | 降低主动脉 $SaO_2$ | 无影响 |
| 左向右分流 | 可能肺充血或体循环低血压 | 无影响 |
| 心脏影响 | 减少前负荷、增加后负荷、脉压降低、冠状动脉血来自左室血 | 无明显影响 |
| 氧供能力 | 高 | 中等 |

## 五、并发症

### （一）机械并发症

1. 血栓形成　体外管路不同部位血栓形成，可能引起氧合器故障或消耗性凝血病、肺栓塞或体循环栓塞。

2. 插管问题　颈内静脉、上腔静脉、颈总动脉或股动脉都有可能发生血管损伤。插管可能过深或过浅。动脉插管过深进入升主动脉会增加左室后负荷,引起左心室衰竭和心脏顿抑。VV ECMO 时插管位置十分重要,因为不正确的位置可能引起再循环。

3. 气栓　静脉气栓常见于静脉插管移位导致插管的一个或多个侧孔在血管外而引起。大量的气栓需要暂停 ECMO 辅助,排气或重新预冲和替换整个管道。

4. 氧合器故障　可通过检测氧合器前后压力、血小板、血浆游离血红蛋白和纤维蛋白裂解产物等提示氧合器故障而引起消耗性凝血障碍。常常表现为气体交换能力下降。氧合器损坏后应立即更换。

**（二）患者相关并发症**

1. 手术或插管部位出血　很大程度上由于全身肝素化。

2. 其他部位出血　包括颅内出血、消化道出血。同样与全身肝素化有关,治疗措施包括调整抗凝方案和局部止血。

3. 神经系统并发症　包括脑梗死、癫痫。VV ECMO 少于VA ECMO。

4. 血液系统并发症　包括血小板减少和溶血。血小板减少的原因包括生成减少、消耗增加、隔离或转移至血管以及稀释。溶血在长时间 ECMO 辅助中极为常见。

5. 肾功能不全　ECMO 中少尿是常见的。血滤装置可以增加到 ECMO 管路中。

6. 心肺并发症　体循环高压是 ECMO 常见和潜在的严重并发症。

7. 感染　成人 ECMO 治疗期间,培养阳性的感染（包括血培养、痰培养等）发生率为 10%~22%,生存率 <50%。

（江　伟）

**参考文献**

[ 1 ] Weiner-Kronish JP. Critical Care Handbook of the Massachusetts General Hospital[ M ]. 6th ed. Philadelphia, PA: Wolters Kluwer, 2016.

[ 2 ] Meurs KV, Lally KP, Peek G, et al. ECMO: Extracorporeal Cardiopulmonary Support in Critical Care[ M ]. 3rd ed. Ann Arbor, MI: Extracorporeal Life Support Organization, 2005.

## 第 61 章

# 肾脏替代治疗

**培训目标:**

熟悉肾脏替代治疗的原理、模式与临床应用方法。

## 一、概述

急性肾损伤(acute kidney injury, AKI)定义为肾小球滤过率(glomerular filtration rate, GFR)从轻度下降到严重肾衰竭需行肾脏替代治疗(renal replacement therapy, RRT)之间的过程。急性肾损伤分类如表 61-1 所示。约 20% 的住院患者以及高达 65% 的危重症患者发生不同程度的急性肾损伤。根据 RIFLE 标准,危重症患者中约有 35% 可达衰竭标准。本章节主要关注急性肾损伤的肾脏替代治疗。肾脏替代治疗的主要目的为清除体内的溶剂和溶质,其中溶剂即水负荷,溶质包括各种代谢产物、电解质等。

## 二、适应证

传统的肾脏替代治疗指征包括下列五项。目前尚无确切证据证实在尚未满足下列条件前较早行肾脏替代治疗有获益。

1. 容量高负荷,利尿无效。
2. 高钾血症,药物治疗无效。
3. 代谢性酸中毒,药物治疗无效。
4. 可透析清除的药物或毒素中毒。

表 61-1　AKI 分类

| AKI标准 | 血清肌酐（Cr）标准 | | | 尿量标准 |
|---|---|---|---|---|
| | RIFLE | AKIN | KDIGO | |
| R | >1.5倍基线值或GFR降低>25% | 升高≥0.3mg/dl或≥1.5~2倍基线值 | 1.5~1.9倍基线值或升高≥0.3mg/dl（48小时内） | <0.5ml/（kg·h）持续6~12小时 |
| I | >2倍基线值或GFR降低>50% | >2~3倍基线值 | 2~2.9倍基线值 | <0.5ml/（kg·h）持续12小时 |
| F | >3倍基线值或Cr>4mg/dl且急性升高>0.5mg/dl | >3倍基线值或Cr≥4mg/dl且急性升高≥0.5mg/dl或开始RRT | 3倍基线值或血清Cr≥4mg/dl或开始RRT | <0.3ml/（kg·h）持续24小时或无尿12小时 |
| L | 肾衰竭>4周 | | | |
| E | 终末期肾病 | | | |

注：AKIN：急性肾损伤网络；GFR：肾小球滤过率；KDIGO：改善全球肾脏病预后组织；RIFLE：国际急性透析质量行动小组（ADQI）提出的AKI标准，分为R（risk，危险）、I（injury，损伤）、F（failure，衰竭）、L（loss，丧失）、E（end-stage，终末期肾衰竭）；RRT：肾脏替代治疗

5. 进行性加重的氮质血症，尤其出现尿毒症症状，如脑病、心包炎等。

### 三、血管通路

不论采用何种方式给予肾脏替代治疗，都需要在股静脉、颈内静脉或锁骨下静脉建立血管通路。优先选择右侧颈内静脉，因为该血管常常能够保证较高的血流量。血管通路可以是肾脏替代专用双腔或三腔置管。

## 四、治疗方式

### (一)血液透析

血液透析(hemodialysis,HD)清除溶质的原理是弥散,通过半透膜两侧的血液和透析液中的浓度梯度来清除溶质(图61-1)。对于血流动力学稳定的患者,间断血液透析灵活、高效。

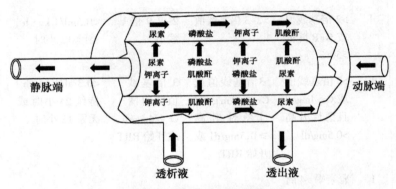

图 61-1　血液透析原理示意图

1. **优点**　对小分子溶质清除较快,通常在数小时内即可清除威胁生命的高钾或有机酸。

2. **缺点**　①对大分子(如炎症因子)清除有限;②血流量需求较高,通常需要维持 200~300ml/min,因此可能增加低血压风险。

### (二)血液滤过

血液滤过(hemofiltration,HF)清除溶质的原理是对流,由静水压梯度驱动含有溶质的液体通过半透膜(图61-2)。血液滤过可以短时间内清除大量液体,但溶质清除速度远低于血液透析。因此,通常需要进行持续血液滤过以有效清除溶质。此外,由于清除溶质的同时还清除了大量液体,所以需要静脉补充不含溶质的液体(置换液)。

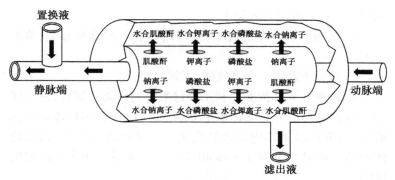

图 61-2　血液滤过原理示意图

目前最常用的持续血液滤过治疗方式是持续静脉－静脉血液滤过（CVVH），由血泵提供滤过的驱动压。

1. 优点　①血液滤过能够更加均匀地清除液体，因此对血流动力学的影响较小；②血液滤过能够清除中－大分子，如某些毒素。

2. 缺点　溶质清除较慢。

**（三）持续静脉－静脉血液透析滤过**

持续静脉－静脉血液透析滤过（CVVHDF）是一种将CVVH 和血液透析结合起来的血液净化方式，能够同时具备血液透析和血液滤过的优点，对大－中分子和小分子都有较好的清除效率。

**（四）血浆置换**

血浆置换（plasma exchange，PE）利用血细胞分离机或血浆膜分离器，将患者的血浆分离并丢弃，而有形成分回输给患者，并补充相应的正常血浆。可用于清除血中的抗原抗体复合物、毒素、炎性介质等，从而治疗某些结缔组织病、神经系统疾病、血液病等。

**五、抗凝**

为延长滤器寿命，在肾脏替代治疗过程中应当考虑抗凝的问题。常用的抗凝方式如下：

1. 普通肝素　全身抗凝,是应用最悠久的抗凝方案,监测APTT 达标。

2. 低分子肝素　全身抗凝,无须监测。

3. 枸橼酸局部抗凝　利用枸橼酸可与钙离子螯合,使得体外管路和滤器中的游离钙水平 <0.4mmol/L,从而实现体外局部抗凝,血液回输至体内前再补充葡萄糖酸钙或氯化钙,以保持体内的游离钙水平在 1.0mmol/L 以上,从而不增加全身出血的风险。

4. 无肝素肾脏替代　血小板低或有出血倾向的患者不宜加用任何抗凝药物。无肝素肾脏替代治疗时,可间断用生理盐水冲洗滤器,以提高滤器寿命。

## 六、并发症

1. 间断血液透析的并发症　包括低血压、透析失衡综合征、心律失常、出血和导管感染。

2. CVVH 的并发症

（1）枸橼酸局部抗凝时可能出现枸橼酸中毒,特别是肝病患者。枸橼酸中毒的表现为血清钙正常或升高、游离钙降低。

（2）全身性抗凝会增加出血风险。

（3）滤器或管路凝血,导致血滤中断和失血。

（4）药物剂量不足或过量,尤其是抗生素,很多药物在CVVH 时的清除率并不清楚。

（5）其他,如感染、代谢性碱中毒、低磷血症等。

（江　伟）

## 参考文献

［1］Weiner-Kronish JP. Critical Care Handbook of the

Massachusetts General Hospital [ M ]. 6th ed. Philadelphia, PA: Wolters Kluwer, 2016.

[ 2 ] Marino PL. The ICU Book [ M ]. 4th ed. Philadelphia, PA: Wolters Kluwer Health/Lippincott Williams & Wilkins, 2014.

## 第 62 章

# 新型冠状病毒肺炎重症与危重症的治疗

> **培训目标：**
>
> （1）熟悉新型冠状病毒肺炎发展为重症与危重症的危险因素。
>
> （2）熟悉新型冠状病毒肺炎重症与危重症的处理原则。

新型冠状病毒肺炎（coronavirus disease 2019，COVID-19）是由新型冠状病毒（SARS-CoV-2）导致的感染性疾病。COVID-19在我国属于按照甲类传染病管理的乙类传染病。COVID-19的传染源是感染 SARS-CoV-2 的患者、潜伏期患者或病毒携带者。主要通过呼吸道飞沫或密切接触传播。人群普遍易感。潜伏期 1~14 天，多为 3~7 天。COVID-19 约 80% 为轻中度患者，约 20% 患者会发展到重症或危重症。重症与危重症患者常导致多系统严重疾病，病死率高，治疗困难。由于 COVID-19 的全球大流行，相关研究加速了对疾病的认识，有关该病的治疗观点也在不断更新之中。

## 一、临床分型

1. 轻型　临床症状轻微，影像学未见肺炎表现。

2. 普通型　具有发热、呼吸道等症状，影像学可见肺炎表现。

3. 重型　成人符合下列任何一条：①出现气促，呼吸频率 ≥30 次 /min；②静息状态下指氧饱和度 ≤93%；③动脉血氧分压（$PaO_2$）/吸氧浓度（$FiO_2$）≤300mmHg（1mmHg=0.133kPa）。海拔超过 1 000m 的地区根据以下公式对 $PaO_2/FiO_2$ 进行校正：$PaO_2/FiO_2$ ×［大气压（mmHg）/760］。肺部影像学显示 24~48 小时内病灶明显进展 >50% 者按照重症管理。

儿童符合下列任何一条可诊断：①出现气促（<2 月龄，呼吸频率≥60 次 /min；2~12 月龄，呼吸频率≥50 次 /min；1~5 岁，呼吸频率≥40 次 /min；>5 岁，呼吸频率≥30 次 /min），除外发热和哭闹的影响；②静息状态下，指氧饱和度≤92%；③有辅助呼吸（呻吟、鼻翼扇动、三凹征）、发绀、间歇性呼吸暂停；④出现嗜睡、惊厥；⑤拒食或喂养困难，有脱水征。

4. 危重型　符合以下情况之一者：①出现呼吸衰竭，且需要机械通气；②出现休克；③合并其他器官功能衰竭需 ICU 监护治疗。

## 二、传染病管理

1. 对于疑似 COVID-19 病例，应该先行隔离，推荐单间负压病房，及时进行 SARS-CoV-2 核酸测定和血液抗体测定，经院内会诊后确诊或仍考虑疑似患者，需在 2 小时内进行网络直报，可将患者转运至定点医院。

2. 医护人员在接触疑似或确诊 COVID-19 患者时，个人防护应按照二级防护要求，包括一次性工作帽、护目镜或防护面屏、医用防护口罩（N95）、防护服、一次性乳胶手套和穿一次性鞋套。如需对患者进行气道操作，如气管插管、支气管镜、鼻咽拭子等，应按三级防护要求穿戴（在二级防护基础上加用全面型呼吸防护器或正压式头套）。

3. 对密切接触者，包括医护人员、护工、其他患者、陪护人员等仔细排查，进行必要的核酸检查和隔离。

## 三、重症与危重症的治疗

1. COVID-19 病情常迅速发展，需要密切加强病情监测，及时给予相应治疗。

（1）对所有重症危重症患者，均需要加强血氧监测。有些患者会出现隐匿性低氧（silent hypoxemia），即缺氧严重但没有明显呼吸困难症状。

（2）常用监测项目包括：生命体征、氧饱和度、意识状态、实验室指标（血常规、尿常规、肝肾功能、乳酸、血糖、电解质、乳酸脱氢酶、心肌损伤标记物、C 反应蛋白、凝血指标、D- 二聚体、动脉血气分析）、心电图、心脏彩超、胸部影像学等。

2. 对于重症和危重症发生的相关危险因素需密切关注和监测，发现问题及时处理。①年龄：老年人出现重症危重症或死亡的风险显著增加；②高度重视基础疾病，如慢性阻塞性肺疾病、高血压、糖尿病、冠心病、慢性肾功能不全以及恶性肿瘤等，均可能导致预后不良；③重点关注与疾病危重症发生高度相关的实验指标，如淋巴细胞计数减少、白介素 -6（IL-6）等炎症因子增高、乳酸脱氢酶增高、D- 二聚体增高、心肌肌钙蛋白增高以及乳酸增加等；④胸部影像学呈进行性进展；⑤密切关注多器官功能，可采用序贯性器官功能评分（sequential organ failure assessment，SOFA）和急性生理与慢性健康评分（APACHE Ⅱ）。

3. 一般治疗。对于重症患者，需给予患者充分的卧床休息和支持治疗。严密监测，及时处理发现的问题。氧气治疗，保障充分的血氧水平。对于基础疾病需要给予充分评估和处理。使患者在最可能有效的生命保障状态下，渡过重症期病程，减少发展为危重症的风险。

4. COVID-19 的抗病毒治疗尚缺乏被证实确切有效的方法，多项临床研究正在进行中。

5. 许多药物治疗方案尚缺乏明确的研究结论，可酌情选用。如：糖皮质激素、人免疫球蛋白、康复者血浆、血液净化、托珠单抗（Tocilizumab，抗白介素 -6 单抗），等。

6. 针对低氧给予氧疗（鼻导管、面罩、高流量氧疗、无创和有创机械通气）。

7. 预防和治疗并发症,加强器官功能的监护,及时发现器官功能下降并给予积极的器官功能支持。

8. COVID-19合并或继发的细菌感染或其他病原感染,在临床上不容易区分和及时诊断。可经验性选用抗生素,并根据临床表现和病原学依据动态调整治疗方案。

9. 重视对静脉血栓风险的评估,若为静脉血栓栓塞症高危患者,建议给予预防性抗凝治疗。

10. 对于合并的基础疾病需要进行充分的评估和治疗。

11. 对症治疗。

### 四、机械通气支持

1. 高流量氧疗治疗后氧合或呼吸困难症状无改善或恶化者,需及时考虑无创或有创机械通气治疗。

2. 对于 $PaO_2/FiO_2$ 为 150~200mmHg 的患者,可以尝试无创机械通气。需要注意,无创机械通气治疗失败率高,治疗过程中应密切观察,如果无效,尽早气管插管进行有创机械通气治疗。

3. 对于 $PaO_2/FiO_2<150mmHg$ 的患者,给予有创机械通气支持。如表现为典型的 ARDS,采用保护性通气策略,可考虑肺复张治疗。COVID-19常出现不典型 ARDS 表现,需要仔细分析原因,监测病情变化和治疗反应,随时调整治疗。

4. 气管插管应由插管经验丰富的医生来完成,推荐使用视频引导喉镜辅助插管,操作医生应当做到三级防护,若非困难气管插管,建议给予快速诱导插管。

在重症监护室,容易产生气溶胶污染的操作或体位还包括气管切开、气管镜应用、开放性吸痰、雾化治疗、气管插管与呼吸机断开时、俯卧位、心肺复苏等,均需要加强个人防护。

5. $PaO_2/FiO_2$ 低于 150mmHg 或表现为重力依赖区病变分布的患者,无禁忌证者,建议俯卧位通气治疗,每天俯卧位持续至少 12 小时。

6. 对于机械通气治疗效果不佳的患者,需要考虑启动体外膜氧合（ECMO）治疗。在最优的通气条件下出现以下之一者需要考虑 ECMO 治疗：①PaO₂/FiO₂<50mmHg 超过 3 小时；②PaO₂/FiO₂ <80mmHg 超过 6 小时；③FiO₂ 1.0，PaO₂/FiO₂ <100mmHg；④动脉血 pH<7.25 且 PaCO₂>60mmHg 超过 6 小时，呼吸频率 >35 次 /min；⑤呼吸频率 >35 次 /min 时，动脉血 pH <7.2 且平台压 >30cmH₂O；⑥合并心源性休克或心脏骤停。

### 五、其他主要器官功能支持

1. 循环支持　密切监测血压、心率、尿量、乳酸等变化，必要时采用无创或有创的血流动力学监测。给予充分的液体复苏，必要时使用血管活性药物，如去甲肾上腺素。如出现心肌酶（肌钙蛋白）和 / 或 NT-proBNP、BNP 增高，需要密切监测心功能，警惕心源性休克及恶性心律失常。

2. 肾功能衰竭和替代治疗　密切监测肾功能、酸碱平衡、电解质等变化，必要时给予连续性肾脏替代治疗。

3. 凝血障碍　对于 D- 二聚体明显增高的患者，需要对凝血障碍和静脉血栓形成进行评估，选择预防或治疗剂量的抗凝治疗。

4. 营养支持。

（徐凯峰）

参考文献

［1］国家卫生健康委办公厅，国家中医药管理办公室. 新型冠状肺炎诊疗方案（试行第 7 版）［EB/OL］.（2020-03-03）［2020-05-23］. http://www.nhc.gov.cn/yzygj/s7653p/202003/46c9294a7dfe4cef80dc7f5912eb1989.shtml.

［2］国家卫生健康委办公厅，国家中医药管理办公室. 新型冠状病毒肺炎重型、危重型病例诊疗方案（试行　第二版）［EB/OL］.（2020-02-14）［2020-05-23］. http://www.nhc.gov.

cn/yzygj/s7653p/202004/c083f2b0e7eb4036a59be419374ea89a.
shtml.

［3］Alhazzani W, Møller MH, Arabi YM, et al. Surviving
sepsis campaign: guidelines on the management of critically ill
adults with coronavirus disease 2019 ( COVID-19 ) ［J］. Crit Care
Med, 2020, 48 ( 6 ): e440-e469.

［4］Phua J, Weng L, Ling L, et al. Intensive care management
of coronavirus disease 2019 ( COVID-19 ): challenges and
recommendations［J］. Lancet Respir Med, 2020, 8: 506-517.

［5］Xie J, Tong Z, Guan X, et al. Clinical characteristics of
patients who died of coronavirus disease 2019 in China［J］. JAMA
Network Open, 2020, 3: e205619.

［6］Zhou F, Yu T, Du R, et al. Clinical course and risk factors
for mortality of adult inpatients with COVID-19 in Wuhan, China: a
retrospective cohort study［J］. Lancet, 2020, 395: 1054-1062.

# 呼吸与危重症医学专科医师规范化
# 培训内容与细则（试行）

按照八部委《关于开展专科医师规范化培训制度试点的指导意见》（国卫科教发〔2015〕97号）要求，制定本细则。

## 一、培训对象

满足下列条件并自愿参与呼吸与危重症医学专科医师规范化培训（以下简称专培）的医师：

1. 完成内科住院医师规范化培训并取得合格证书，拟从事呼吸与危重症医学专科临床工作的医师或需要进一步整体提升专业水平的医师。

2. 具备中级及以上医学专业技术资格，需要参加专科医师规范化培训的医师。

3. 临床医学博士专业学位研究生。

## 二、培训目标

通过全面、系统、严格的理论知识和临床技能培训，使专培医师从经过规范化培训的内科住院医师成长为具有高素质的、合格的呼吸与危重症医学专科医师，能够独立完成呼吸内科疾病及常见危重症的基本操作和临床诊疗工作，同时具备良好的教学能力和临床科研能力。

## 三、培训模式

培训时间为3年（36个月），以临床实践能力培训为主，同时接受相关科室的轮转培训和有关临床科研和教学训练。

## 四、培训内容与要求

### （一）轮转要求

1. 呼吸疾病的诊疗与会诊、危重症患者病情判断与处理。

（1）第一年在病房担任高年资住院医师。

（2）自第二年培训起不再书写大病历，可负责书写会诊报告。

（3）第二年起，听取住院医师进行新患者汇报，并制订初步诊疗方案；带领住院医师完成早查房，上级医师查房时负责汇报诊疗方案。

2. 参加病区值班。

3. 在上级医师指导下完成规定的临床操作。

4. 参与本科室教学工作，协助上级医师完成教学查房。

5. 在上级医师指导下准备教学会议。

6. 对本人、上级医师、下级医师进行定期评价。

7. 完成年度考核及毕业考试。

8. 参加全国、国际或地区学术会议。

### （二）培训内容

| 科室 | 时间 | 内容 |
| --- | --- | --- |
| 呼吸病房 | 14 个月（其中第三年至少 4 个月） | 呼吸疾病的诊疗和会诊；可包括呼吸科住院总医师，不包括大内科住院总医师 |
| 肺功能室、睡眠实验室与支气管镜室 | 2 个月 | 肺功能、心肺运动试验、睡眠实验室与支气管镜室、胸腔操作 |
| 内科 ICU（MICU 或 RICU） | 6 个月 | 急慢性呼吸衰竭的诊治、机械通气与气道管理、内科危重症的诊断与处理、ICU 操作等 |

| 科室 | 时间 | 内容 |
|------|------|------|
| 其他专科 ICU（可包括 CCU、SICU、EICU、NICU 等） | 4 个月 | 外科、妇产科围手术期危重症和心血管疾病危重症的诊断与处理；急性代谢紊乱，包括处理药物过量与中毒的诊断与处理等，及相关诊疗技术 |
| 科研与机动 | 10 个月 | 包括科研、休假和机动时间，可以安排其他相关科室轮转 |

注：门诊轮转可根据情况自行安排

**（三）病种要求**

1. 呼吸系统疾病

（1）慢性气道疾病，包括慢性阻塞性肺疾病、支气管哮喘、支气管扩张症等。

（2）肺部感染性疾病，包括分枝杆菌、真菌，以及免疫抑制引起的特殊感染。

（3）肺部肿瘤，包括原发和转移性肿瘤。

（4）弥漫性间质性肺疾病。

（5）肺血管疾病。

（6）肺血栓栓塞与其他肺栓塞性疾病，如羊水、空气、脂肪栓塞。

（7）胸膜疾病。

（8）纵隔疾病。

（9）睡眠呼吸障碍。

（10）与职业、放射、环境有关的肺疾病。

（11）医源性呼吸疾病，包括药物引起的肺损害等。

（12）吸入性肺损伤与肺创伤。

（13）全身疾病的肺部表现，包括结缔组织病或原发于其他器官的疾病。

2. 危重症的处理和器官支持

（1）呼吸衰竭，包括急性呼吸窘迫综合征、慢性阻塞性肺疾病的急慢性呼吸衰竭、神经肌肉疾病等。

（2）大咯血的止血与气道维护。

（3）急性代谢紊乱，包括处理药物过量与中毒。

（4）脓毒症与脓毒症休克。

（5）过敏性休克与过敏状态的处理。

（6）心血管疾病危重症。

（7）多器官功能衰竭。

（8）危重症状态下的血液和凝血功能变化。

（9）危重症状态下的免疫抑制问题。

（10）危重症营养。

（11）危重症状态下的肾脏疾患，包括电解质紊乱、酸碱失衡与急性肾损伤。

（12）危重症状态下肌松剂、镇静剂、止痛剂的使用。

（13）危重症状态下医源性损伤的及早察觉和预防。

（14）围手术期危重症情况管理。

（15）产科患者危重症情况管理。

**（四）技能操作**

| 技能操作名称 | 例数 / 例 |
| --- | --- |
| 气管镜检查 | ≥100，其中包括 50 例活检 |
| 呼吸机管理（仅限有创机械通气） | ≥50 |
| 气管插管 | ≥50 |
| 胸腔置管 | ≥20 |
| 中心静脉穿刺置管 | ≥50 |
| 动脉插管 | ≥20 |
| 危重症超声 | 可根据各单位具体条件决定 |
| 肺功能检查与结果报告 | ≥100 |
| 心肺运动试验 | ≥10 |
| 14 导联睡眠试验报告 | ≥100 |

### （五）专业学习

每周 1~2 次，要求在一年之内完成以下系列讲座。

1. 专业理论

（1）气道疾病，包括哮喘、气管炎、肺气肿、支气管扩张。

（2）肺部感染，包括结核、真菌、免疫抑制引起的特殊感染。

（3）肺部肿瘤，包括原发与转移。

（4）弥漫性间质性肺疾病。

（5）胸膜与纵隔疾病。

（6）肺栓塞与其他肺栓塞性疾病，如羊水、空气、脂肪栓塞。

（7）全身疾病的肺部表现，包括结缔组织病相关的肺部损害。

（8）与职业、放射及环境有关的肺疾病。

（9）肺血管疾病，包括原发性与继发性肺动脉高压、血管炎、肺出血综合征。

（10）睡眠呼吸问题。

（11）医源性呼吸疾病，包括药物引发的疾病。

（12）危重症患者气道管理。

（13）吸入性损伤与肺创伤。

（14）大咯血止血与气道维护。

（15）脓毒症与脓毒症休克。

（16）急性代谢紊乱，包括处理药物过量与中毒。

（17）呼吸衰竭，包括急性呼吸窘迫综合征，慢性阻塞性肺疾病的急、慢性呼吸衰竭，神经肌肉疾病。

（18）过敏性休克与过敏反应处理。

（19）心血管疾病危象。

（20）休克。

（21）危重症情况下的免疫抑制、代谢、营养、内分泌问题。

（22）危重症情况下的血液与凝血功能变化。

（23）危重症情况下的肾脏问题，包括电解质紊乱、酸碱失衡与急性肾衰竭。

（24）严重器官功能紊乱所导致的危重症情况，包括消化道、神经系统、内分泌、血液、肌肉骨骼、免疫系统乃至于感染与恶性肿瘤。

（25）多器官功能衰竭。

（26）危重症情况下肌松剂、镇静剂、止疼剂的使用。

（27）围手术期危重症情况管理，包括血流动力学与呼吸功能监测与支持。

（28）危重症情况对患者及家属的心理与情感的影响。

（29）产科患者危重症情况管理。

（30）及早察觉预防危重症情况下的医源性错误。

（31）临终关怀。

2. 其他相关知识　掌握生物医学、临床科学、流行病学、社会学、行为科学各方面的知识，以及本学科领域的新进展，包括已明确的和正在发展中的知识，并应在临床实践中加以应用。

（1）相关临床知识。

1）经皮气管切开。

2）体外膜氧合（ECMO）。

3）心包穿刺。

4）肾脏替代治疗。

5）肺移植的指征、并发症、效果评价及长期管理。

6）危重症常用检查的适应证、禁忌证、并发症、局限性、结果解读。

7）危重症情况下药物吸收、代谢与排泄。

8）危重症与呼吸疾病常用的影像技术，包括危重症超声。

9）呼吸治疗技术的实施与管理。

（2）基础科学知识，重点包括遗传学、细胞与分子生物学、胚胎学、生理学、病理生理学、免疫学的进展。

（3）ICU 管理的原则与技术。

（4）解决问题的科学方法，根据证据作出临床决策。

（5）监督和领导特殊类型照护，包括呼吸管理病房、肺功能实验室。管理内容包括技术操作的质量控制、质量保证和效率标准。

（6）危重症医学有关的伦理、经济学与法律知识。

（7）重大灾难下的危重症认识与管理，包括化学与生物制剂泄漏等。

（8）危重症对患者及其家属的心理与精神影响。

3. 教学会议系列

| 类型 | 内容 | 要求 |
| --- | --- | --- |
| 教学大查房 | 包括病例汇报、诊疗方案、最终诊断及简单文献综述 | 每周一次，每次由一名专培医师主持 |
| 胸外科共同病例讨论会 | 有胸外科医师共同参与的病例讨论或教学查房 | 每月一次 |
| 多学科肺肿瘤讨论会 | 有肿瘤内科、放疗科等相关专业医师共同参与的病例讨论或教学查房 | 每月一次 |
| 病理讨论会 | 有病理科医师参与讨论 | 每月一次 |
| 胸腔影像讨论会 | 有影像专业医师参与讨论 | 每月一次 |
| 重要文献讨论会 | 国内外最新指南、近期国外重要临床研究、基础医学相关领域重大进展等 | 每月一次 |
| 诊疗质量改善讨论会 | 经验交流与死亡病例讨论会 | 每月一次 |
| 床旁教学查房 | | 每天 |

### （六）科研与教学活动

1. 参与科研工作。

2. 专培期间以第一作者发表至少一篇论著和一篇综述。

3. 参与住培医师、医学生的临床教学工作。

## 五、培训记录

要求轮转、操作、教学等培训相关内容均有可查询的记录。

## 六、综合能力培训

### （一）自我学习能力

必须有能力评估自己管理患者的水平，学会利用科学依据，通过自我评估与不断学习来提高自己的能力；发现自己知识与能力上的长处、不足与局限性，选择适合自己的学习方法并付诸实践；制订学习与提高的目标；以提高实践水平为目标，利用质量改进方法系统分析自己的临床实践。

1. 让固定形式的评估回馈成为日常活动的常规部分。

2. 查找文献并进行批判性阅读，然后利用文献证据解决所管理患者的健康问题。

3. 利用信息技术优化学习。

4. 参与各方面的教育活动。

5. 学会向患者介绍各项操作的使用指征、技术及并发症，并获得针对性的知情同意。

### （二）人际交流能力

必须掌握人际交流技术，以利于与患者、家属及同事有效地交流信息，促进合作。

1. 可以与不同文化社会背景的患者、家属乃至公众进行有效交流。

2. 与医生同事、其他医卫工作者以及与健康有关的中介人员进行有效交流。

3. 能够有效地作为医卫团队的成员或领导者参与工作。

4. 能够向其他医生或医卫人员提供咨询。

5. 保持全面、及时与清晰的病历记录。

### （三）敬业精神

专培医师必须保证执行专业职责，遵守伦理道德原则。

1. 具有同情心，人品正直，尊重他人。

2. 满足患者的需求高于满足自己的利益。

3. 尊重患者的隐私与自主权。

4. 向患者、社会以及行业负责。

5. 理解尊重患者的多元性并付诸行动。患者的多元性包括年龄、性别、文化背景、种族、宗教、残障，及性取向等。

6. 以最高道德标准约束自己行为，包括与其他医生及医卫工作者保持恰当的人际界限与业务关系，避免工作中的任何利益冲突。

7. 以人道与专业价值观为基础，保持不断学习与关怀他人的态度。

### （四）充分利用系统资源的能力

1. 在不同的医疗形式与体制下都能有效地实施本专业的工作。

2. 能够在整个体制范围内协调患者的医疗，包括转诊。

3. 在处理具体病例时应重视费用、风险－效益分析，以及个体与群体的关系。

4. 推崇最高医疗质量以及最佳医疗体制。

（1）能够与非医学专业工作者合作，提高患者安全，改善医疗质量。

（2）积极参与发现体制错误及解决办法。

（3）学习掌握技术，能够组建、管理、领导 ICU。

（4）学习掌握技术，能够组建、管理、领导呼吸治疗团队。

## 七、参考书目

1. Goldman L, Schafer AI. Goldman's Cecil Medicine［M］.

23rd ed. Philadelphia, Pa: Saunders Elsevier, 2008.

2. Joseph L. Harrison's Pulmonary and Critical Care Medicine [M]. New York, N.Y.: McGraw-Hill Medical, 2013.

3. 王辰. 呼吸与危重症医学 2015—2016[M]. 北京：人民卫生出版社, 2016.

## 八、纪律与权利

专培医师是专培基地和专科基地医师队伍的一部分，应严格遵守国家法律法规和基地的规章制度，执行培训计划，按时完成专培日志等培训信息登记，并享受相关待遇。对于在专培过程中出现的问题，专培医师应与基地协商解决，并有向中国医师协会呼吸与危重症医学专科委员会申诉的权利。

## 九、说明

本细则由中国医师协会呼吸与危重症医学专科委员会负责修订和解释。